D. Buck-Gramcko/R. Hoffmann/R. Neumann
Der handchirurgische Notfall

Bibliothek für Handchirurgie

Herausgegeben von
D. Buck-Gramcko und H. Nigst

Der handchirurgische Notfall

Operative Versorgung und Nachbehandlung für Unfallchirurgen
in Klinik und Praxis

Dieter Buck-Gramcko
Reimer Hoffmann
Rüdiger Neumann

221 Abbildungen

Hippokrates Verlag Stuttgart 1983

CIP-Kurztitel der Deutschen Bibliothek

Buck-Gramcko, Dieter:
Der handchirurgische Notfall : operative Versorgung u. Nachbehandlung für Unfallchirurgen in Klinik u. Praxis / Dieter Buck-Gramcko ; Rüdiger Neumann ; Reimer Hoffmann. – Stuttgart : Hippokrates Verlag, 1983.
(Bibliothek für Handchirurgie)
ISBN 3-7773-0599-5
NE: Neumann, Rüdiger:; Hoffmann, Reimer:

Anschriften der Verfasser:

Prof. Dr. med. Dieter Buck-Gramcko
Leitender Arzt der Abteilung für
Handchirurgie und Plastische Chirurgie
Berufsgenossenschaftliches Unfallkrankenhaus
Bergedorfer Straße 10
2050 Hamburg 80

Dr. med. Reimer Hoffmann
Plastic Surgery Unit, Canniesburn Hospital
Glasgow/Schottland
ab August 1983: Oberarzt der Handchirurgischen Abteilung
Krankenhaus Elim
Hohe Weide 17
2000 Hamburg 19

Dr. med. Rüdiger Neumann
Chefarzt der Handchirurgischen Abteilung
Krankenhaus Elim
Hohe Weide 17
2000 Hamburg 19

Anschriften der Herausgeber:

Prof. Dr. med. Dieter Buck-Gramcko
Leitender Arzt der Abteilung für
Handchirurgie und Plastische Chirurgie
Berufsgenossenschaftliches Unfallkrankenhaus
Bergedorfer Straße 10
2050 Hamburg 80

Prof. Dr. med. Henry Nigst
Leiter der Abteilung für Chirurgie der Hand
und der Peripheren Nerven des chirurgischen
Departementes der Universität Basel
Kantonsspital
Spitalstraße 21
CH-4031 Basel

Zeichnungen von Gerhard Kohnle, Stuttgart

ISBN 3-7773-0599-5

Wichtiger Hinweis

Medizin als Wissenschaft ist ständig im Fluß. Forschung und klinische Erfahrung erweitern unsere Kenntnisse, insbesondere was Behandlung und medikamentöse Therapie anbelangt. Soweit in diesem Werk eine Dosierung oder eine Applikation erwähnt wird, darf der Leser zwar darauf vertrauen, daß Autoren, Herausgeber und Verlag größte Mühe darauf verwandt haben, daß diese Angaben genau dem Wissensstand bei Fertigstellung des Werkes entspricht. Dennoch ist jeder Benutzer aufgefordert, die Beipackzettel der verwendeten Präparate zu prüfen, um in eigener Verantwortung festzustellen, ob die dort gegebenen Empfehlungen für Dosierung oder die Beachtung von Kontraindikationen gegenüber der Angabe in diesem Buch abweicht. Eine solche Prüfung ist besonders wichtig bei selten verwendeten Präparaten oder solchen, die neu auf den Markt gebracht worden sind.

© Hippokrates Verlag GmbH Stuttgart 1983
Jeder Nachdruck, jede Wiedergabe, Vervielfältigung und Verbreitung, auch von Teilen des Werkes oder von Abbildungen, jede Abschrift, auch auf fotomechanischem Wege oder im Magnettonverfahren, in Vortrag, Funk, Fernsehsendung, Telefonübertragung sowie Speicherung in Datenverarbeitungsanlagen, bedürfen der ausdrücklichen Genehmigung des Verlages. Printed in Germany 1983. Satz und Druck: Druckerei P. Schäuble, Stuttgart.

Inhalt

Vorwort 7

Allgemeiner Teil

I	Anamnese und Untersuchung von Handverletzten	9
II	Präoperative Maßnahmen	15
III	Anästhesie	18
IV	Allgemeine operative Technik	26
V	Verbandstechnik und Ruhigstellung	37
VI	Postoperative Maßnahmen	43
VII	Aufklärung	45
VIII	Kunstfehler	47

Spezieller Teil

IX	Fingerspitzenverletzungen	51
X	Fingernagelverletzungen	63
XI	Traumatische Amputationen	67
XII	Replantationen	75
XIII	Beugesehnenverletzungen	84
XIV	Strecksehnenverletzungen	97
XV	Nervenverletzungen	110
XVI	Gefäßverletzungen	117
XVII	Frakturen	123
XVIII	Verrenkungen und Bandverletzungen der Gelenke	137
XIX	Weichteilverletzungen	151
XX	Hochdruckeinspritzverletzungen	161
XXI	Thermische und chemische Hautschäden	166
XXII	Komplexe Handverletzungen	175
	– Quetschungen	175
	– Walzenverletzungen	175
	– Explosionsverletzungen	179
	– Sägeverletzungen	182
XXIII	Infektionen	183
XXIV	Nachbehandlung	189
	– Krankengymnastik	189
	– Ergotherapie	191

Formulare zur Einverständniserklärung 201
Literatur 209
Sachverzeichnis 210

Vorwort

Die Chirurgie der Hand ist zu einem wesentlichen Teil Traumatologie. Wie bei allen Verletzungen, spielt die Erstversorgung eine entscheidende Rolle für den Ablauf der gesamten Behandlung. Wird sie korrekt durchgeführt, sind alle Voraussetzungen für ein gutes Ergebnis vorhanden, soweit die Art der Verletzung es zuläßt. Bleibt die Erstversorgung jedoch hinter den Erfordernissen zurück, ist es später auch für den Erfahrenen schwer, die Fehler wieder auszugleichen. Der Unfallverletzte wird an den Folgen der unzureichenden primären Behandlung zu leiden haben. Derartige Schicksale verringern zu helfen, ist ein Anliegen dieses Buches.
Die Hand ist ein im beruflichen und privaten Alltag gleichermaßen exponiertes Organ. Die komplizierte Anatomie der Hand, die leichte Verletzbarkeit ihrer anatomischen Strukturen, die Schwierigkeiten bei deren Wiederherstellung sind Gründe, die eine Spezialisierung der Handchirurgie förderten. Spezialisierung bedeutet jedoch auch Entwicklung und Beherrschung besonderer Behandlungsmethoden, die in ihren vielfältigen Einzelheiten und abgestuften Indikationen vom Nicht-Spezialisten nicht mehr übersehen werden können. Es ist der Wunsch und die Absicht der Autoren dieses Buches, ihren ärztlichen Kollegen aus der Allgemeinchirurgie, Unfallchirurgie, Orthopädie und Plastischen Chirurgie Richtlinien zur Verfügung zu stellen, die ihnen bei der Erstversorgung Handverletzter behilflich sein können. Das Studium der einzelnen Kapitel soll nicht nur durch praktische Anleitungen die Durchführung einer korrekten Primärbehandlung erleichtern, sondern auch Hinweise auf Komplikationsmöglichkeiten und besondere Schwierigkeiten geben, die den erstversorgenden Chirurgen zu einer Verlegung des Patienten an eine Spezialabteilung veranlassen können. Eine kurze Aufzählung der notwendigen Behandlungsvoraussetzungen mag hierbei ebenso behilflich sein wie die Zusammenfassung der jeweiligen Behandlungsgrundsätze.
Das Buch basiert auf 20jährigen Erfahrungen, die an der seit 1963 bestehenden Abteilung für Handchirurgie und Plastische Chirurgie am Berufsgenossenschaftlichen Unfallkrankenhaus Hamburg gesammelt werden konnten. Wir haben uns bemüht, diese Erfahrungen in kurzgefaßter und anschaulicher Form zusammenzustellen, um auch dem unter Zeitdruck stehenden Leser einen Überblick vermitteln zu können. Abschweifungen in wissenschaftliche Debatten und die Einbeziehung von Autorennamen und Literaturhinweisen schienen uns für diesen Zweck entbehrlicher Ballast. Besonderer Wert wurde auf die Hervorhebung praktisch wichtiger Dinge gelegt, die erfahrungsgemäß oft als „unwesentliche Kleinigkeiten" unerwähnt bleiben, aber doch einen merklichen Einfluß auf das Ergebnis haben können. Am Kapitel „Postoperative Nachbehandlung" waren Mitarbeiterinnen der Abteilungen für Physiotherapie und Ergotherapie unserer Klinik wesentlich beteiligt (*M. Honigmann, R. Grabhorn*). Ohne das treue und beständige Wirken aller an der Behandlung Handverletzter beteiligter Mitarbeiter, der Ärzte, Schwestern und Pfleger im OP, auf den Stationen und in der Ambulanz, der Physio- und Ergotherapeuten, der Röntgenassistentinnen, Fotografinnen und Sekretärinnen, hätten die Grundlagen für dieses Buch nicht geschaffen werden können. Ihnen allen sagen wir Dank. Ebenso möchten wir dem Hippokrates-Verlag und seinen Mitarbeitern im Rahmen der Thieme-Verlagsgruppe danken für die Unterstützung bei der Veröffentlichung und die gute Ausstattung dieses Buches.

Hamburg, im Februar 1983

Dieter Buck-Gramcko   *Reimer Hoffmann*   *Rüdiger Neumann*

Allgemeiner Teil

I Anamnese und Untersuchung von Handverletzten

Anamnese

Die Untersuchung eines Handverletzten beginnt bei der Anamnese. Diese sollte kurz und zielgerichtet sein.

Wobei ist der Unfall passiert?

Liegt ein *Arbeitsunfall* vor, ist es erforderlich, den Patienten einem D-Arzt bzw. einer für berufsgenossenschaftliche Heilverfahren zugelassenen Klinik zu überweisen. Der D-Arzt hat zu entscheiden, ob eine speziell handchirurgische Behandlung erfolgen muß. Dabei darf nicht „groß" oder „klein" das Kriterium der Überlegung sein. Bereits die Beugesehnenverletzung eines Fingers ist ein §-6-Fall. Ebenso kann die Gelenkfraktur eines Fingers ein nur vom Spezialisten zu bewältigendes Problem darstellen.

Bei *Privatunfällen* sollte selbstverständlich nach denselben medizinischen Kriterien verfahren werden. Nur schreibt in diesen Fällen, anders als beim Arbeitsunfall, der Versicherungsträger nicht das Behandlungsverfahren vor. Auch kassenärztlich versicherte Patienten können aber von BG-Unfall-Krankenhäusern und deren Spezialabteilungen behandelt werden.

Wodurch ist die Verletzung entstanden?

Diese Frage ist nicht nur für das Erstellen des Unfallberichtes von routinemäßiger Bedeutung, sondern wird auch in vielen Fällen das weitere operative Vorgehen beeinflussen.

Bei glatten *Schnittverletzungen* durch Glasscherben oder Messer ist es wichtig zu erfragen, ob möglicherweise eine primäre Kontamination vorliegt (Schlachtermesser, Fischmesser). Auch in diesen Fällen wird man die primäre Versorgung durchführen, jedoch durch systemische Gabe von Antibiotika die Infektionsgefahr mindern. Bei Schnittverletzungen mit Beugesehnendurchtrennungen im Bereich der Fingergrundglieder ist von Bedeutung, in welcher Stellung sich die Finger im Moment des Unfalles befanden. Waren die Finger gestreckt, kann man davon ausgehen, daß der distale Sehnenstumpf in Höhe der Wunde zu finden ist. Waren sie zur Faust geschlossen, liegt der proximale Sehnenstumpf meist wenig zurückgezogen im Hohlhandbereich, während der distale Stumpf der tiefen Beugesehne weit von der Wunde entfernt im distalen Fingerbereich zu finden sein wird. Die Sehnennaht im letzteren Fall ist ungleich schwieriger und macht eine ausgedehntere Schnitterweiterung erforderlich. Ausgedehnte Schnittverletzungen, vornehmlich auf der Beugeseite des Handgelenkes, kommen bei *Suizidpatienten* vor. In den meisten Fällen ist es angezeigt, diese Patienten primär und definitiv zu versorgen, bevor man sie einer adäquaten psychiatrischen Behandlung zuführt, da Spätversorgungen meistens zu schlechteren Ergebnissen führen. Oft erweist sich nach psychiatrischem Konsil ohnehin eine nervenärztlich-stationäre Behandlung als nicht erforderlich.

Bei *Quetschverletzungen,* insbesondere Walzenquetschungen, ist das zu erwartende ausgedehnte Ödem (Tatzenhand) ebenso in Rechnung zu stellen wie auch schlecht oder nicht durchblutete Hautanteile. Dies macht oft plastisch-chirurgische Maßnahmen erforderlich, um einen primären Wundverschluß zu gewährleisten. Die dafür erforderlichen Operationsvorbereitungen (Narkose, Abdecken des für eine Stiellappenplastik vorgesehenen Areals, etwaige zusätzliche Assistenz) sollten vor dem Eingriff getroffen werden.

Liegt eine *Spritzpistolenverletzung* vor, muß jeder Ambulanzarzt hellhörig werden. Denn hierbei ist die Diskrepanz zwischen sichtbarer Verletzung, die oft nur punktförmig ist, und bereits angerichtetem Schaden in der Tiefe besonders groß. Die Ausdehnung läßt sich nur in Fällen, wo kontrastgebende Stoffe injiziert wurden, durch eine Röntgenaufnahme dokumentieren.

Wann ist der Unfall passiert?

In der Handchirurgie gibt es keine starre „6-Stunden-Regel". Die Tatsache, daß Patienten oft erst über mehrere Stationen zum Handchirurgen gelangen, bringt es mit sich, daß erst nach acht und mehr Stunden ein vielstündiger Eingriff beginnen kann. Allein in der Replantationschirurgie, und hier speziell bei Abtrennungen im proximalen Handbereich und weiter körpernah, wird der Zeitfaktor entscheidend. Wegen der lebensbedrohlichen Komplikation (Crush-Niere, Tourniquet-Syndrom durch den Muskelzerfall) dürfen in solchen Fällen zwischen Zeitpunkt des Unfalls und Wiederanschluß an die Blutzirkulation nicht mehr als sechs Stunden vergehen. Bei abgetrennten Fingern liegen die Dinge anders. Da sich an Fingern keine Muskulatur befindet, die zugrunde gehen kann, ist ein sehr viel größerer zeitlicher Spielraum gegeben. Korrekte Kühlung des Amputats vorausgesetzt, kann in Ausnahmefällen noch nach 16 bis 20 Stunden erfolgreich replantiert werden.

Medizinische Anamnese

Der Allgemeinzustand eines Handverletzten muß selbstverständlich vor jeder Versorgung in Betracht gezogen werden. Bei alten Menschen – als Grenze sei das Rentenalter gesetzt – und bei Patienten mit erheblichen Stoffwechsel- und Herz-Kreislauferkrankungen muß man sehr sorgfältig und individuell abwägen, ob man eine Maximalversorgung durchführt, die oft monatelanger konzentrierter Nachbehandlung bedarf. Bei schweren Fingerquetschungen wird man sich bei diesen Verletzten eher zu einer Amputation entschließen als bei jungen bzw. gesunden Patienten. Das gleiche gilt für die Indikation zur Replantation. Hoher Blutverlust, Gabe von Blutkonserven, längere Bettruhe nach Stiellappenplastiken können bei dieser Patientengruppe zu Komplikationen führen, die in keinem Verhältnis zu der durch die Handverletzung zu erwartenden Behinderung stehen.

Begleitschäden

Bei *Handverletzungen durch Explosion* muß man gezielt nach Begleitverletzungen an Augen und Ohren fahnden und nach Möglichkeit entsprechende Konsiliaruntersuchungen veranlassen. Es passiert durchaus, daß Patienten mit beidseits perforierenden Augenverletzungen zur „handchirurgischen Versorgung" verlegt werden.
Stromverletzte bedürfen eines internistischen Konsils vor der Operation.
Bei *polytraumatisierten Patienten* kann es vorkommen, daß die augenfälligste Verletzung im Bereich der oberen Extremität liegt (abgetrennte Hand, abgetrennter Arm). Bevor hier der Ruf nach Replantation laut wird und eine eilige Verlegung in die Wege geleitet wird, ist es zwingend erforderlich, andere, insbesondere lebensgefährliche innere Thorax- oder Bauchverletzungen auszuschließen! Geschieht dies nicht, kann das für den Patienten einen Flug in die Katastrophe bedeuten.

Untersuchung von Handverletzten

Jeder Handverletzte muß vor der operativen Versorgung gründlich untersucht werden. Dies in erster Linie, um das *gesamte* Ausmaß der Schädigung zu erfassen und das chirurgische Vorgehen zu planen. Aufgrund der Untersuchung sollte der verantwortliche diensthabende Chirurg (Oberarzt) entscheiden, ob er die Primärversorgung durchführt oder den Patienten an eine Handchirurgische Abteilung weiterleitet. Auf keinen Fall darf man es darauf ankommen lassen, die Diagnose erst intraoperativ zu stellen. Es ist für Arzt und Patient eine böse Überraschung, wenn erst während des Eingriffes erkannt wird, daß die Wiederherstellung der verletzten Strukturen die Möglichkeiten der erstbehandelnden Klinik übersteigt.

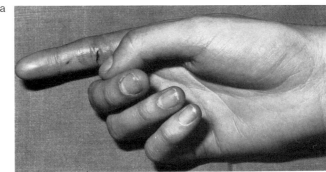

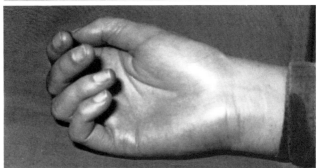

Abb. 1 (a) Durchtrennung beider Zeigefingerbeugesehnen trotz kleiner Wunde nach Schnittverletzung: die aktive Beugung in Mittel- und Endgelenk ist aufgehoben. (b) Korrekte Fingerstellung durch den normalen Muskeltonus unmittelbar nach Wiederherstellung beider Beugesehnen

In aller Regel soll der Patient im Liegen untersucht werden. Der Arm ruht dabei auf einem Tisch neben der Untersuchungsliege. Ein einfaches Analgetikum kann verabreicht werden, Lokalanästhetika, Leitungsanästhesien oder gar eine Narkose „zur Schmerzbekämpfung" sind kontraindiziert. Auch darf der Patient nicht stark sediert werden. Er soll wach und gut ansprechbar bleiben. Die Untersuchung erfolgt unter sterilen Kautelen. Die Abnahme des Notverbandes geschieht erst im Operations-Vorbereitungsraum.

Bei der Befunderhebung geht man nach den üblichen Regeln vor: Inspektion, Palpation, Funktionsprüfung. Bei Knochen- und Gelenkverletzungen sowie bei Fremdkörperverdacht erfolgt zusätzlich eine Röntgenuntersuchung in mindestens zwei Ebenen (wegen Knochenüberlagerungen ist oft eine dritte Ebene erforderlich). Hierbei sind keine Kompromisse zulässig. Technisch unzureichende Aufnahmen müssen wiederholt werden.

Inspektion

Zunächst werden Haut und Wunde inspiziert. Es ist weder erforderlich noch zulässig, in der Wunde mit Instrumenten zu manipulieren. Gequetschte und verschmutzte Wundränder oder Wunden mit Weichteildefekten machen ein anderes Vorgehen notwendig als glatte und saubere Schnittverletzungen. Die topographische Lage der Wunde läßt Rückschlüsse darauf zu, welche Gebilde durchtrennt sein könnten. Man muß sich jedoch vor dem Trugschluß hüten, daß bei einer kleinen Wunde wenig, bei einer großen Wunde viel zerstört ist (Abb. 1 a). Die Inspektion erlaubt ferner eine Orientierung über den Durchblutungszustand der Hand oder einzelner Hautpartien. Dazu kann es erforderlich sein, stark verschmutzte Wunden, z. B. ölverschmierte Fingerkuppen, vorsichtig zu säubern. Bereits die äußere Betrachtung der Fingerstellung kann die Diagnose einer Sehnenverletzung sichern. Bei der Durchtrennung beider Beugesehnen wird der Finger infolge Überwiegens der Extensoren gestreckt (Abb. 1 a, b), bei Durchtrennung der extrinsischen Fingerstrecksehnen infolge Überwiegens der Flexoren (in den

Grundgelenken) gebeugt gehalten. Bei klaffenden Wunden sind häufig Sehnen-, Nerven- oder Arterienstümpfe sichtbar. Auch gröbere Fehlstellungen der Finger bei Frakturen, Verrenkungen oder Bandzerreißungen sind unschwer zu erkennen. Genauer hinsehen muß man dagegen, um geringe Rotationsfehlstellungen bei Fingerfrakturen festzustellen. Am einfachsten geschieht dies bei gebeugten Fingern. Normalerweise zeigen alle Langfinger in dieser Stellung auf das Kahnbein.

Palpation

Auch bei schwerverletzten Händen ist eine Sensibilitätsprüfung grundsätzlich möglich, sofern ein Minimum an Kooperation seitens des Patienten vorhanden ist. Am besten orientiert man den Patienten über den durchzuführenden Test vorher an der gesunden Hand (leichtes Kneifen mit einer chirurgischen Pinzette oder besser Prüfung der Zweipunktediskrimination mit einer aufgebogenen Büroklammer bzw. anatomischen Pinzette). Als Ergänzung zur Beurteilung der Fingerdurchblutung durch Inspektion dient das Betasten zur Prüfung des Turgors sowie des kapillären Refluxes.

Funktionsprüfung bei Sehnenverletzungen

Auch für die Durchführung der diagnostischen Funktionstests ist Ruhe erforderlich. Man muß dem Patienten Gelegenheit geben, sich auf *einen* Untersucher einzustellen. Jede Art von Hektik verwirrt den Patienten und macht es ihm fast unmöglich, den gezielten Aufforderungen des Arztes nachzukommen.
Bei Verletzungen der Beugeseite der Hand, des Handgelenkes oder des Unterarmes muß jede Beugesehne einzeln geprüft werden. Die Aufforderung „Bewegen Sie die Finger" ist völlig unzureichend, da durch Wackelbewegungen im Grundgelenk dem Ungeübten selbst bei Durchtrennung beider Beugesehnen eines Fingers intakte Verhältnisse vorgetäuscht werden können. Die Profundussehnen werden durch gleichzeitige Fixierung der Mittelgelenke, die Superfizialissehnen der Langfinger III–V durch Fixierung der Nachbarfinger in Streckstellung geprüft. Optimal, wenngleich nicht in jedem Fall durchführbar, ist die Funktionsprüfung gegen Widerstand zur Erkennung einer Sehnenteildurchtrennung. Eine teildurchtrennte Profundussehne (Superfizialissehne) vermag das Endgelenk (Mittelgelenk) wohl zu beugen, nicht aber gegen Widerstand; hierbei treten Schmerzen auf. Gesunde Beugesehnen können durch ein adäquates Trauma rupturieren: es resultiert also ein Funktionsausfall ohne offene Verletzung. Ferner können erkrankte Beugesehnen und Strecksehnen (Tendosynovitis, PCP) spontan rupturieren und einen Unfall vortäuschen. Dies muß durch die Anamnese und weitere Untersuchungen (Labor, Histopathologie) abgeklärt werden. Verletzungen der Sehnen auf der Streckseite sind oft nicht so eindeutig zu diagnostizieren, insbesondere, wenn sie distal des Grundgelenkes lokalisiert sind, wo ein diffiziler Streckmechanismus existiert. Bei Durchtrennung mehrerer extrinsischer Langfingerstrecksehnen resultiert ein deutlicher Streckausfall in den Grundgelenken bei erhaltener Streckfähigkeit der Mittel- und Endgelenke. Bei Durchtrennung der Extensordigitorum-Strecksehne lediglich eines Langfingers kann der Streckausfall infolge der Connexus intertendinei gering sein. Strecksehnenverletzungen am Finger sind oft Folge eines stumpfen Traumas. Die Ruptur der langen Daumenstrecksehne kann Folge einer Radiusfraktur sein (s. S. 105).(Näheres über Funktionstests bei Sehnenverletzungen siehe Kapitel XIII und XIV.)

Funktionsprüfung bei Nervenverletzungen

Funktionstests bei Nervenverletzungen zur Feststellung der motorischen Ausfälle haben bei frischen Unfällen keine so entscheidende Bedeutung. Zur Diagnose, ob ein Nerv komplett oder teildurchtrennt ist, dient in erster Linie der Nachweis von Sensibilitätsausfällen im autonomen Versorgungsgebiet (Abb. 2). Dennoch sollte die motorische Funktionsfähigkeit überprüft werden, insbesondere z. B. zur Feststellung, ob bei Läsion des N. medianus eine volle palmare Abduktion möglich ist (Innervationsvariante durch N. ulnaris!). Nur allzu gern schreibt man sonst bei einer späteren Nachuntersuchung die kräftige Opposition der „exzellenten" eigenen Nervennaht zu.

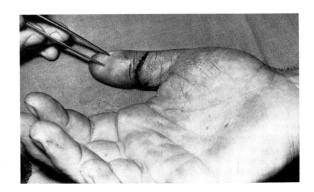

Abb. 2 Prüfung des Zweipunkteunterscheidungsvermögens bei Verletzung der Daumenbeugeseite

Funktionsprüfung bei Gelenkverletzungen

Im Rahmen der Bewegungsprüfung müssen auch verletzte Gelenke auf ihre Stabilität geprüft werden. Dazu versucht man, die Gelenke seitlich abzuwinkeln (Abb. 3a, b). Bei Seitenbandrissen besteht eine derartige Aufklappbarkeit, wobei der Vergleich mit der gesunden Seite erforderlich ist, da die physiologische Bandfestigkeit individuell sehr unterschiedlich sein kann. Abnorme Hyperextension spricht bei Vorliegen eines adäquaten Traumas für einen Riß der palmaren Platte. Es ist manchmal schwierig, eine frische von einer alten Bandverletzung zu unterscheiden, insbesondere wenn das betreffende Gelenk durch eine erneute Verletzung (Distorsion, Prellung) geschädigt wurde und die pathologische Beweglichkeit dem Patienten zum ersten Mal auffällt. Eine frische Bandverletzung geht meist mit einer erheblichen Schwellung und Schmerzen beim Aufklappen einher. Eine alte Bandverletzung läßt sich dagegen fast immer völlig schmerzfrei manipulieren. Da meist eine operative Revision unumgänglich ist, muß der intraoperative Befund für die versicherungsrechtlichen Konsequenzen besonders eindeutig dokumentiert werden.

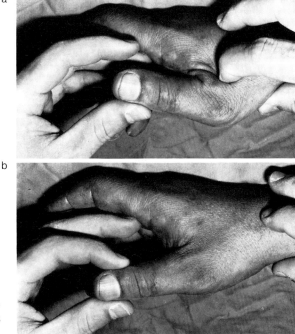

Abb. 3 (a, b) Aufklappbarkeit des Daumengrundgelenkes nach ulnar bei Zerreißung des radialen Seitenbandapparates

Röntgenuntersuchung

Die Röntgendiagnostik ist heutzutage eine Selbstverständlichkeit. Lediglich in Fällen, wo es sich eindeutig ausschließlich um Weichteilverletzungen ohne Verdacht auf Fremdkörperbeteiligung handelt, kann darauf verzichtet werden. Die Röntgenuntersuchung muß mindestens in **zwei** aufeinander senkrechten Ebenen erfolgen (wir führen die Röntgenuntersuchung der Hand regelmäßig in drei Ebenen durch). Unter Umständen sind Spezialeinstellungen notwendig. Bandverletzungen sollten durch gehaltene Aufnahmen dokumentiert werden. Die Röntgenbilder müssen von ausreichender technischer Qualität sein. Kompromisse sind hier fehl am Platze, da sie zu schwerwiegenden und oft nicht wiedergutzumachenden Behandlungsfehlern führen können (s. S. 47 ff.).

Dokumentation

Wie jeder ärztliche Befund, so muß auch das Ergebnis der Untersuchung einer verletzten Hand *schriftlich* niedergelegt werden, am einfachsten in Form eines sofortigen Diktats auf Band. Diese schriftliche Dokumentation ist nicht nur eine medizinische, sondern auch eine juristische Notwendigkeit. Es empfiehlt sich darüber hinaus, wenn irgend möglich, von schwereren Handverletzungen Farbfotografien anzufertigen.

II Präoperative Maßnahmen

Ob eine größere handchirurgische Versorgung in der erstbehandelnden Klinik vorgenommen werden sollte, hängt nicht allein von den Kenntnissen und Fähigkeiten des Chirurgen ab. Ein Mindestmaß an Infrastruktur zur Durchführung solcher Eingriffe muß gewährleistet sein. Dazu gehören ein handchirurgisches Grundinstrumentarium nebst den wichtigsten zusätzlichen Instrumenten, Grundkenntnisse des Pflegepersonals hinsichtlich Organisation und Assistenz, sowie die Möglichkeit einer adäquaten, intensiven postoperativen Physiotherapie. Die Wahrscheinlichkeit, ein schlechtes Ergebnis zu erzielen, wächst mit der Zahl der Kompromisse, die man einzugehen bereit ist.

Operationsplanung

Jede Operation beginnt mit der Planung. Ziel aller Maßnahmen vor dem Eingriff ist es, den Ablauf der Operation möglichst störungsfrei zu gestalten. Routinemäßiges Vorgehen ist dabei eine große Erleichterung und Zeitersparnis. Die Entscheidung, wo operiert wird, sollte nicht von Fall zu Fall getroffen werden. Handchirurgische Notfalleingriffe erfordern Zeit, Ruhe und die gleiche Asepsis wie in der übrigen Unfallchirurgie. Eine belebte chirurgische Ambulanz, auch deren ruhigstes Eckchen, ist dafür ein denkbar schlechter Ort. Deshalb gehen wir auch mit kleineren Notfällen immer in den Operationssaal.

Operationsvorbereitung

Der Patient wird im Vorbereitungsraum vollständig entkleidet und erhält ein OP-Hemd, Mütze und Mundschutz. Ringe werden von der verletzten Hand entfernt. Bei größeren Eingriffen wird Blut entnommen zur Bestimmung des Blutbildes, Blutzuckers, der Elektrolyte und eventuell der Blutgruppe. Blutkonserven müssen erforderlichenfalls in ausreichender Zahl bereitgestellt werden. Die laborchemischen Untersuchungen führen wir aus anästhesiologischer Indikation durch, da gelegentlich eine in Leitungsanästhesie begonnene Operation in Allgemeinanästhesie fortgesetzt werden muß. Vor längeren Eingriffen sollte der Patient unbedingt Wasser lassen, da dies sonst mit Sicherheit gerade in dem Moment notwendig wird, wo man mit der mikrochirurgischen Präparation beginnt! Bei stark verschmutzten Wunden und drittgradig offenen Frakturen beginnen wir bereits präoperativ mit einer Breitband-Antibiotikatherapie. Diese wird für mindestens drei Tage fortgesetzt. Vor jeder Plexusanästhesie legt man eine Verweilkanüle, um im Bedarfsfall unverzüglich Medikamente oder Infusionen verabreichen zu können. Bei weiter peripher gelegenen Blockaden verzichten wir darauf.

Lagerung

Zur Lagerung des Patienten müssen die normalen OP-Tische durch eine dicke Schaumgummilage gepolstert werden, um dem Patienten längeres Liegen erträglich zu machen. Der zu operierende Arm wird auf einen ausreichend großen, feststehenden Handtisch gelagert, der in gleicher Höhe wie der OP-Tisch an diesem festgeschraubt wird. Die Kante des OP-Tisches darf nicht gegen den Oberarm drücken (Abb. 1). Zur Vorbereitung der Blutleere wird das Tourniquet am Oberarm angebracht, wobei auf eine gute Polsterung durch eine Moltonbinde zu achten ist (Abb. 2).

Wundbehandlung und Hautdesinfektion

Sobald die Anästhesie zu wirken beginnt, wird die verletzte Hand mit einer indifferenten, antiseptischen Seifenlösung gründlich gesäubert und die Wunde ausgewaschen. Tritt dabei eine stärkere Blutung auf, wird mittels des schon liegenden Tourniquets eine kurzfristige Blutsperre an-

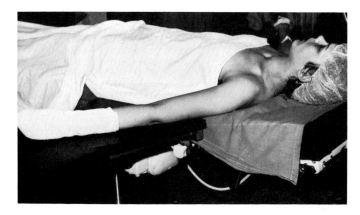

Abb. 1 Lagerung des Armes auf dem Handtisch

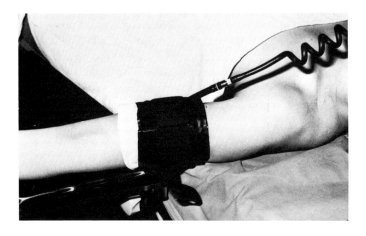

Abb. 2 Oberarm mit pneumatischer Blutleeremanschette, gepolstert durch eine Moltonbinde, die auch gegen petechiale Blutaustritte durch leicht auftretende Scherkräfte beim Aufpumpen der Manschette schützt

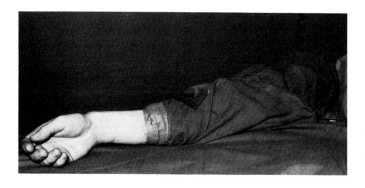

Abb. 3 Abdeckung des Armes mit sterilem Stoffärmel („Armling"), der distal mit einem Klebestreifen unverschiebbar gehalten wird

gelegt. Anschließend wird die Wunde mit physiologischer Kochsalz- oder Ringerlösung gründlich ausgespült.
Für die chirurgische Hautdesinfektion stehen viele Präparate zur Verfügung: auf alle Fälle empfiehlt es sich, ein farbloses Desinfiziens zu verwenden, damit man den Durchblutungszustand der Haut sowohl während als auch nach der Operation einwandfrei beurteilen kann. Wir verwenden Benzin zum Entfetten der Haut und 70%igen Alkohol oder ein entsprechendes Hautdesinfiziens. Beim Abwaschen ist darauf zu

achten, daß der Alkohol nur auf die Haut, aber nicht in die offene Wunde gelangt. Die Alkoholflüssigkeit darf auch keinesfalls unter die Blutleeremanschette laufen, da es sonst zu unangenehmen Hautschädigungen kommen kann.

Abdeckung

Für die Operation wird der Patient ganz abgedeckt, nicht nur die verletzte obere Extremität. Auch bei Operationen an nur einem Finger soll die ganze Hand sichtbar bleiben. Ist eine größere Hautentnahme oder eine Hautlappenplastik vorgesehen, werden die entsprechenden Entnahmeareale mit abgewaschen und abgedeckt. Uns hat sich der sogenannte „Armling" sehr bewährt, ein steriler Stoffärmel, der über den Arm gezogen und distal mit einem zirkulären Klebeband unverschieblich befestigt wird (Abb. 3). So hat man erheblich mehr Spielraum, den verletzten Arm und die Hand zu drehen, ohne daß dabei die Sterilität gefährdet wird. Über dem Armling läßt sich die Extremität bequem blutleer entwickeln; man spart etwa 10 Minuten Blutleerezeit, wenn man steril auswickelt.

Wenn man den Patienten, der sich ja völlig unvorbereitet in einer für ihn unbekannten Situation wiederfindet, in das Geschehen mit einbezieht, ihm also die Dinge, die um ihn und mit ihm passieren, erklärt, ist das nicht nur eine humane Geste, sondern der erste Anstoß, den Patienten zum aktiven „Mitmachen" zu motivieren.

III Anästhesie

Eine ausreichende Anästhesie, die es erlaubt, ohne Zeitdruck zu arbeiten, ist eine der Vorbedingungen für erfolgreiches Operieren an der Hand. Mit wenigen Ausnahmen führen wir sämtliche Eingriffe der dringlichen Handchirurgie in Leitungsanästhesie durch. Dies hat viele Vorteile. Nach kurzer Voruntersuchung können selbst Verletzte, die kurz vor dem Unfall gegessen haben oder bei denen aus medizinischen Gründen eine Allgemeinanästhesie kontraindiziert bzw. erst nach längerer Diagnostik möglich wäre, betäubt werden. Kinder bis zum 12. Lebensjahr operieren wir in Allgemeinanästhesie, desgleichen Erwachsene, wenn an beiden Händen gleichzeitig operiert werden muß oder wenn größere Hauttransplantatentnahmen bzw. Fernlappenplastiken notwendig sind.

Die Leitungsbetäubung an der oberen Extremität kann durch einige Übung von jedem Chirurgen erlernt werden, so daß auch operiert werden kann, wenn ein Anästhesist nicht verfügbar ist. Die Leitungsanästhesie kommt daher dem unverzögerten organisatorischen Ablauf einer Notfallversorgung entgegen. Auch dem Patienten wird bei langwierigen Eingriffen die zusätzliche Belastung einer vielstündigen Narkose erspart.

Die Nachteile der Versorgung in Leitungsanästhesie, ein wacher, unter Umständen ängstlicher Patient, Beschwerden durch langes Liegen und damit verbundene Unruhe, lassen sich durch fürsorgliche Betreuung und leichte Sedierung kompensieren. Wer die Leitungsanästhesie im Bereich des Armes und der Hand anwendet, muß sie allerdings beherrschen, anderenfalls ist eine Inhalationsnarkose vorzuziehen. Wer sich jedoch um die Chirurgie der Hand bemüht, wird die erforderlichen Techniken rasch meistern.

Welche Lokalanästhetika?

Eine Vielzahl von Lokalanästhetika werden angeboten. In unserer täglichen Praxis kommen wir mit vier Medikamententypen aus:
    Mepivacain (Scandicain) 1 + 2 %ig
    Prilocain (Xylonest) 1 + 2 %ig
    Bupivacain (Carbostesin) 0,5 %ig
    Etidocain (Duranest) 1 %ig

Adrenalinzusätze verwenden wir nicht. Mepivacain und Prilocain sind für uns die Mittel der Wahl bei nahezu allen Leitungsanästhesien für Operationen bis zu etwa vier Stunden. Bupivacain (mit und ohne CO_2-Zusatz) und Etidocain dienen als Langzeit-Lokalanästhetika. Über die Pharmakologie und Physiologie der Lokalanästhetika orientiere sich der Leser in einschlägigen Werken. Die in diesem Kapitel angegebenen Dosierungsvorschläge entheben den Benutzer nicht der Notwendigkeit, die Beipackzettel genau zu studieren und in eigener Verantwortung zu handeln.

Allgemeine Technik

Bei der Verabreichung eines Lokalanästhetikums sind sterile Kautelen selbstverständlich. Die scharf geschliffenen Nadeln sollen nicht zu lang sein. Verbogene Nadeln können abbrechen, stumpfe oder solche mit Widerhaken an der Spitze zu erheblichen Traumatisierungen führen. Wir verwenden nahezu ausschließlich 16er Kanülen. Die Spritzen wähle man nicht zu groß. Eine 20 ml-Spritze, voll aufgezogen, ist nur sehr umständlich und mühevoll zu handhaben. Ein Schraub- oder Bajonettverschluß sichert vor Lösen der Kanüle beim Zurückziehen oder Injizieren und dabei eintretendem unkontrollierbaren Mengenverlust des Anästhetikums. Um eine intravasale Lage der Kanüle zu erkennen, aspiriert man vor der Injektion und dreht die Kanüle langsam um 180 Grad. So wird eine intravasale Injektion vermieden. Bei Plexusanästhesien ist ein sicherer intravenöser Zugang erforderlich, um bei Auftreten von Unverträglichkeitsreaktionen sofort Gegenmaßnahmen einleiten zu können. Eine Infektion am Ort der vorgesehenen Injektion ist in jedem Fall eine Kontraindikation.

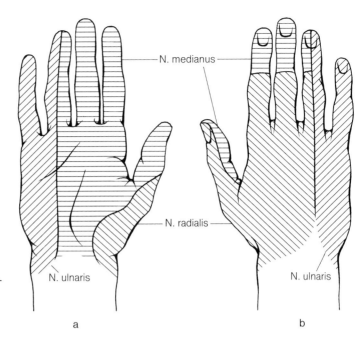

Abb. 1 (a, b) Die sensiblen Versorgungsgebiete der Armnerven im Handbereich

Infiltrationsanästhesie

Da jeder Finger sowie jeder andere Bereich der Hand entsprechend seiner sensiblen Versorgung (Abb. 1) durch eine periphere Leitungsbetäubung schmerzunempfindlich gemacht werden kann, gibt es eigentlich keine Indikation mehr für die „örtliche Betäubung". Durch Einspritzung von Lokalanästhetikum in die Umgebung der Wunde quillt das Gewebe, verwischen die anatomischen Gebilde, und lokale Zirkulationsstörungen sind die Folge. Dadurch kann die Heilung beeinträchtigt werden. Die Infiltrationsanästhesie hat daher lediglich eine Berechtigung bei der Versorgung oberflächlicher Hautwunden.

Periphere Leitungsanästhesie in Kombination mit der Oberarmblutleere

Diese Kombination von Nervenblockade am Handgelenk und Blutleere am Oberarm hat sich für kleine, zeitlich abschätzbare Eingriffe sehr bewährt. Normalerweise kann die auf 250 mm Hg aufgepumpte Manschette für 20 bis 30 Minuten toleriert werden. Man vermeidet so jedes Risiko der Plexusanästhesie und hat alle Vorteile einer vollkommenen Blutleere.

Oberstsche Leitungsanästhesie an der Fingerbasis

Die *Oberst*sche Anästhesie ist eines der am häufigsten angewandten Verfahren und muß von jedem in einer Ambulanz tätigen Assistenten sicher beherrscht werden. Es gibt bei richtiger Anwendung der Technik keine Versager. In dieser Betäubung können einfache Verletzungen des Mittel- und Endgliedes (am Daumen nur des Endgliedes) vorgenommen werden. Bei Verletzungen in diesem Bereich, die zeitlich aufwendigere Maßnahmen erfordern (bis hin zur Replantation), ist die Plexusanästhesie unumgänglich. Eine Abschnürung der Fingerbasis zur Aufrechterhaltung der Blutleere soll zur Vermeidung von Schädigungen des Gefäß-Nervenbündels nicht länger als 30 Minuten währen.

Technik: Von dorsal her wird auf beiden Seiten der Grundgliedbasis eingestochen und zunächst ein kleines Depot zur Ausschaltung der streck-

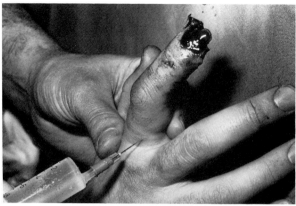

Abb. 2   *Oberst*sche Leitungsanästhesie

seitigen Nerven gesetzt (Abb. 2). Dann wird die Nadel nach palmar vorgeschoben bis in die Höhe des Gefäß-Nervenbündels. Die richtige Lage läßt sich mit dem Finger, der von palmar her das Grundglied stützt, gut palpieren. Beidseits werden etwa 2 ml einer 1%igen Mepivacain- oder Prilocainlösung injiziert (Adrenalinzusatz ist absolut kontraindiziert!). Bei richtiger Lage der Kanülenspitze merkt man sofort, wie sich das lockere Bindegewebe mit Flüssigkeit füllt.

Wirkungseintritt: 5 Minuten

Komplikation: Bei Verwendung von Adrenalinzusatz kann es zur Fingergangrän kommen. Bei Verwendung von zu großen Mengen Lokalanästhetikum kann es zu einer Druckschädigung der Nerven und Arterien kommen (Gefühlsstörung, Thrombose).

Kontraindikation: Durchblutungsstörungen der Finger

Mittelhand-Leitungsanästhesie

Durch Umspritzen der Fingernerven weiter proximal im Mittelhandbereich lassen sich auch Grundglied und Grundgelenksbereich schmerzfrei machen.

Technik: Wie *Oberst*sche Anästhesie. Auf beiden Seiten werden 3–4 ml 1%iges Mepivacain oder Prilocain benötigt.

Wirkungseintritt: 5–10 Minuten

Komplikation: Wie *Oberst*sche Anästhesie

Kontraindikation: Wie *Oberst*sche Anästhesie

Leitungsanästhesie im Handgelenksbereich

Die Ausschaltung der Nerven am Handgelenk erfolgt entweder zusätzlich bei nicht vollständiger Plexusbetäubung oder eigenständig für kurzdauernde Eingriffe im entsprechenden Versorgungsgebiet. Die dabei erhaltene Fingermotorik kann je nach Eingriff ein Vor- oder Nachteil sein. Sämtliche Handgelenksblockaden können sinnvoll miteinander kombiniert werden.

Medianus-Blockade

Der Mittelnerv verläuft auf der Beugeseite des Handgelenkes zwischen den Sehnen des Palmaris longus und Flexor carpi radialis etwa 0,5 bis 1 cm unter der Haut.

Technik: Der Einstich erfolgt 1 bis 1,5 cm proximal der Handgelenksbeugefalte in nach distal schräger Richtung von etwa 45 Grad (Abb. 3). Unmittelbar subkutan setzt man ein Depot von 1–2 ml zur Ausschaltung des R. palmaris. Dann geht man langsam in die Tiefe, bis Parästhesien angegeben werden. Der Nerv wird mit 6–8 ml 1%igem Mepivacain oder Prilocain umspritzt.

Leitungsanästhesie im Handgelenksbereich

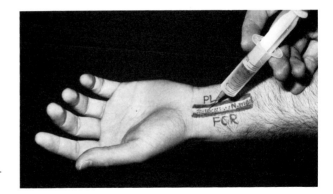

Abb. 3 Medianusblockade am Handgelenk

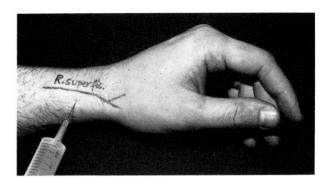

Abb. 4 Blockade des oberflächlichen Radialisastes am Handgelenk

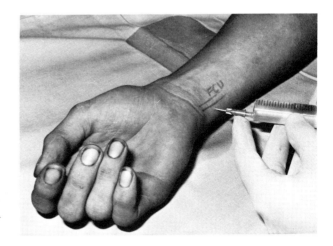

Abb. 5 Blockade des N. ulnaris am Handgelenk

Wirkungseintritt: 10–15 Minuten

Komplikation: Anhaltende Nervenirritation durch Verletzung eines Faserbündels

Kontraindikation: keine

Radialis-Blockade

Die Hautäste des Speichennerven am Handgelenk lassen sich durch subkutane Infiltration der radialen Handgelenkszirkumferenz ausschalten. Man spritzt etwa 5 ml 1%iges Mepivacain oder Prilocain (Abb. 4).

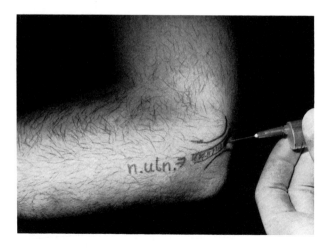

Abb. 6 Blockade des N. ulnaris im Sulcus ni. ulnaris am Ellenbogen

Wirkungseintritt: 5 Minuten

Komplikation: Nervenirritation durch Traumatisierung

Kontraindikation: keine

Ulnaris-Blockade

Der Ellennerv wird normalerweise einschließlich seines dorsalen Hautastes blockiert.

Technik: Die Einstichstelle liegt unmittelbar radial oder ulnar von der Sehne des Flexor carpi ulnaris, unter der der Nerv liegt (Abb. 5). Auch hier soll die Injektion von etwa 5 ml 1%igem Mepivacain oder Prilocain erst nach Angabe von Parästhesien erfolgen. Der dorsale Ast wird nach Zurückziehen der Kanüle und Vorschieben nach ulnar-dorsal ausgeschaltet.

Wirkungseintritt: 5–10 Minuten

Komplikation: Wie N. medianus und radialis

Kontraindaktion: keine

Leitungsanästhesie am Ellenbogengelenk

Klinisch relevant ist in dieser Höhe lediglich die Möglichkeit der selektiven Blockade des Ellennerven. In unserer Praxis wird diese Form der Leitungsanästhesie allerdings weniger zur Therapie als zur Diagnostik angewandt (Ausschaltung des N. ulnaris zur eindeutigen Funktionstestung des N. medianus bei Mischinnervation).

Technik: Der Ellennerv läßt sich im Sulcus ulnaris hinter dem ulnaren Oberarmknochen eindeutig tasten. Schon bei der Palpation kann man Parästhesien auslösen („Musikantenknochen"). Man fixiert den Nerven zwischen den Fingern und injiziert nach Auslösen von Parästhesien mit der feinen Nadel ca. 5 ml 1%iges Mepivacain oder Prilocain (Abb. 6).

Wirkungseintritt: ca. 10–15 Minuten

Komplikation: siehe oben

Kontraindikation: keine

Plexusanästhesie

Zur Betäubung des Plexus brachialis gibt es verschiedene Wege: den subaxillären, den supraklavikulären und den interskalenären Zugang. Letzterer wird nur in seltenen Fällen, insbesondere bei Eingriffen am Oberarm, verwandt und spielt für die Handchirurgie keine wesentliche Rolle. Da dieses Verfahren in unserer Klinik nicht benutzt wird, soll es hier nicht beschrieben werden.
Die Plexusanästhesie ist diejenige Leitungs-

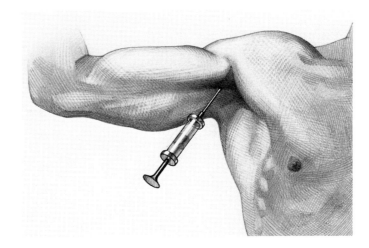

Abb. 7 Technik der subaxillären Leitungsanästhesie (Näheres im Text)

anästhesie, in der der allergrößte Teil der frischen Handverletzungen versorgt wird. Die zuvor beschriebenen Möglichkeiten weiter peripherer Nervenblockaden dienen nur zur Versorgung von überschaubar kleinen Verletzungen.

Ob man die supraklavikuläre oder subaxilläre Technik wählt, hängt zuallererst davon ab, welche Methode man am zuverlässigsten beherrscht und mit welcher man die besten Erfahrungen hat. In geübter Hand sind beide Möglichkeiten geeignet, auch bei langdauernden Eingriffen eine ausreichende Anästhesie zu gewährleisten. Folgende Vorteile der supraklavikulären Plexusanästhesie haben bei uns dazu geführt, daß wir sie nahezu ausschließlich anwenden:
1. Der rasche Wirkungseintritt. Nach Setzen der Plexusanästhesie, nach der chirurgischen Händedesinfektion und dem Abdecken des Patienten kann in aller Regel unverzüglich mit der Operation begonnen werden.
2. Die relativ sichere Analgesie auch im Oberarmbereich über einen längeren Zeitraum. Dadurch wird meistens die Blutleeremanschette zwei Stunden und länger (bei erneutem Auswickeln) toleriert.

Die Gefahr eines Pneumothorax wird allgemein übertrieben. Bei Durchführung in einwandfreier Technik (s. unten) liegt die Pneumothoraxrate bei 2–3%. Zumeist handelt es sich um nicht therapiebedürftige Mantelpneus.

Subaxillärer Zugang

Der Patient liegt in Rückenlage. Der zu betäubende Arm wird im Schultergelenk rechtwinklig abduziert und im Ellenbogengelenk gebeugt. Die A. axillaris läßt sich hoch in der Axilla unter dem M. pectoralis major tasten. Ein bis zwei Querfinger nach distal liegt die Einstichstelle (Abb. 7). Die Nadel wird schräg, etwa um 30 Grad, nach proximal gerichtet. Beim langsamen Vorschieben in die Tiefe bemerkt man einen deutlichen Widerstand, die Faszienumhüllung der Gefäß-Nerven-Scheide. Dieser Raum setzt sich zur Halsregion hin fort. Liegt die Nadelspitze innerhalb der Gefäß-Nerven-Scheide, so übertragen sich die Pulsationen der A. axillaris auf die Nadel, die pulssynchron wippt. Ein Auslösen von Parästhesien ist bei dieser Technik nicht erforderlich. Wichtig ist aber, daß ein ausreichendes Volumen (40 ml) an Lokalanästhetikum langsam injiziert wird. Nur so läßt sich erreichen, daß das Medikament auch die weiter kranial, d. h. oberhalb der ersten Rippe, gelegenen Plexusbezirke erreicht. Es empfiehlt sich hier eine Mischung von Mepivacain und Prilocain (normal) bzw. Bupivacain (Langzeit). Um zu vermeiden, daß das Lokalanästhetikum zu rasch nach distal abfließt, kann man distal der Einstichstelle vorübergehend einen Stauschlauch anlegen oder die Gefäß-Nerven-Scheide digital komprimieren.

Wirkungseintritt: 15–30 Minuten

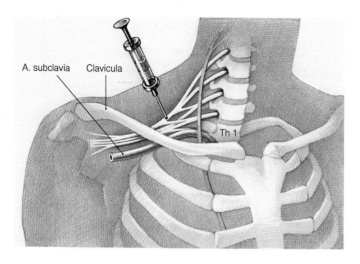

Abb. 8 Schematische Darstellung der Topographie des Plexus brachialis im Supraklavikularbereich

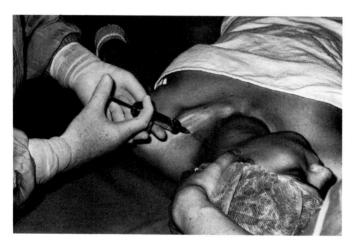

Abb. 9 Lagerung und Technik der supraklavikulären Plexusanästhesie (Näheres im Text)

Komplikation: Intravasale Injektionen, häufig unzureichende Toleranz der Blutleeremanschette am Oberarm, Hämatombildung und dadurch bedingte Druckschädigung des Nerven, traumatische Nervenläsion mit motorischen und/oder sensiblen Ausfallserscheinungen

Kontraindikation: Schultersteife, massive Adipositas

Supraklavikulärer Zugang

Die Lagerung des Patienten ist hierbei der Schlüssel zum leichten Erfolg. Der Patient liegt auf dem Rücken, der Kopf ist tiefgelagert und zur gesunden Seite geneigt und gedreht. Dem Zug am Arm in seiner Längsachse folgt das Schlüsselbein und gibt den Zugang zum Plexus besser frei (Abb. 8). Mit einer 16er Nadel wird nach Palpation des Plexus zwischen Scalenus anterior und medius in dorso-medio-kaudaler Richtung eingestochen. Der Einstich erfolgt 1 bis 1 $^1/_2$ Querfinger oberhalb der Schlüsselbeinmitte unmittelbar medial der oberflächlichen Jugularvene (Abb. 9). Bei schlanken Personen liegen die Nervenstränge unmittelbar unter der Haut. Trifft man nicht darauf, so erreicht man mit der Nadel die erste Rippe. Zwischen ihr und der Haut verläuft der Plexus, der nun mit der tastenden Nadel gesucht wird. Die mit einem Schraubgewinde versehene 10 ml-Spritze muß immer gefüllt sein, damit es beim Anstechen der

Pleura nicht zum Pneumothorax kommt. Bei der Richtungsänderung geht man mit der Nadel nur von vorn nach hinten, keinesfalls von medial nach lateral. Bei muskulösen, mehr noch bei adipösen Patienten liegt der Plexus sehr viel tiefer, und beim Vortasten muß man die Nadel „bis zum Heft" einstechen. Bleibt man an der topographisch richtigen Stelle, ist keine Pneugefahr gegeben. Diese entsteht meistens bei unkontrolliertem Herumstochern. Die supraklavikuläre Methode macht die Angabe von Parästhesien, möglichst im Gebiet aller Armnerven, erforderlich. Man ist also auf ein Minimum an Kooperation seitens des Patienten angewiesen. Es empfiehlt sich daher auch, den Patienten über die Art und Methode (natürlich auch die Komplikationsmöglichkeiten und Risiken) der Anästhesie zu unterrichten. Man tut gut daran, ihm auch einige Vokabeln wie „Unterarm, Ellenbogen, Oberarm usw." an die Hand zu geben, da im entscheidenden Moment so mancher Patient im wahrsten Sinne „sprachlos" ist.

Eine objektive Kontrolle ist durch das infolge der Nervenreizung auftretende Muskelzucken gegeben.

Die nach dieser Beschreibung durchgeführte Plexusanästhesie kann als sicheres und nach einiger Übung schnell durchzuführendes (3–4 Minuten) Verfahren bezeichnet werden.

Die Dosierung für den „normalen" Plexus beträgt 15 ml 2%iges und 10 ml 1%iges Mepivacain oder Prilocain, für den „Langzeitplexus" werden 5 ml 2%iges Mepivacain oder Prilocain und 20 ml 0,5%iges Bupivacain (mit oder ohne CO_2-Zusatz) oder 1%iges Etidocain benötigt.

Zur Vermeidung von neuralgischen Beschwerden verordnen wir regelmäßig über 10 Tage 3 × 1 Dragee Neuro-Demoplas und weisen die Patienten an, die Schulter-Armregion warm zu halten.

Wirkungseintritt: 5–10 Minuten

Komplikation: Pneumothorax, Neuralgien im Schulter/Armbereich, Hämatombildung, traumatische Nervenläsion mit motorischen und/oder sensiblen Ausfällen.

Kontraindikation: Keine doppelseitige Anwendung, Patienten mit Thorakoplastiken, Lungenresektionen, ausgedehnten Pleuraschwielen, Patienten mit ausgeprägtem HWS-Syndrom und/oder Schulter/Armbeschwerden.

Kombination Plexusanästhesie und Allgemeinanästhesie

Bei ausgedehnteren Handverletzungen, die es erforderlich machen, an anderen Körperstellen zu operieren (Beckenkammspanentnahme, Nerven- oder Sehnentransplantatentnahme, Fernlappenplastik), beginnen wir die Operation in Plexusanästhesie und geben lediglich für den kurzen Zeitraum der Gewebsentnahme oder Lappenhebung eine Allgemeinanästhesie. Ein Übergehen auf Allgemeinnarkose ist auch erforderlich, wenn bei sehr langwierigen Operationen (z. B. Replantationen) der Patient nicht mehr auf dem trotz Polsterung harten OP-Tisch zu liegen vermag.

IV Allgemeine operative Technik

Handchirurgische Operationen werden im Sitzen durchgeführt. Der Armtisch muß so hoch sein, daß die Präparation bequem erfolgen kann, ohne daß es im Verlauf der Operation zu Zwangshaltungen und der damit verbundenen raschen Ermüdung kommt. Die Unterarme des Operateurs stützen sich auf den Tisch und ermöglichen so ein sicheres Handhaben der Instrumente. Eine spezielle Führung der Präparierschere zwischen Daumen und Mittelfinger hat sich dabei sehr bewährt, indem dadurch auch ein in Richtung auf den Operateur gerichtetes Spreizen und Schneiden ermöglicht wird, ohne daß der Unterarm vom Tisch abgehoben werden muß (Abb. 1).

Als Sitzgelegenheit dienen fahrbare, drehbare und in ihrer Höhe verstellbare Hocker, die durch eine Bremse arretiert werden können. Der Assistent sitzt dem Operateur gegenüber, die Instrumentenschwester an der Stirnseite des Tisches. In unserer Klinik ist es üblich, daß häufig die OP-Schwestern die Aufgaben der Assistenz mitübernehmen. Dies geschieht nicht aus Ärztemangel, sondern um das OP-Personal für die wegen ihrer zeitlichen Dauer und (aus der Sicht des nur mittelbar Beteiligten) Eintönigkeit oft unbeliebten handchirurgischen Versorgungen zu motivieren (Abb. 2).

Bei Operationen auf der Beugeseite der Hand oder Finger ersetzt die *Bleihand* einen weiteren Assistenten. Die Finger werden mit Gummibändern fixiert (Abb. 3).

Um kleine und kleinste Strukturen besser zu erkennen und damit zu bewahren, empfiehlt es sich, routinemäßig eine *Lupenbrille* zu benutzen. Zur Naht von Nerven und kleinsten Blutge-

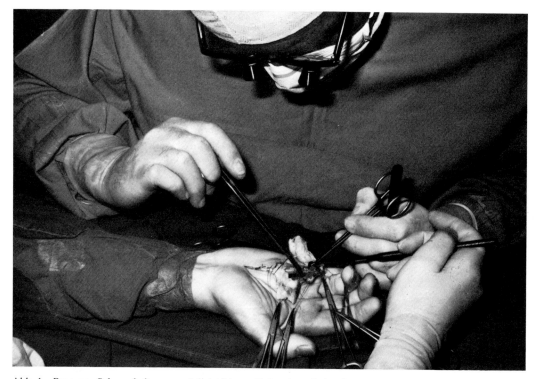

Abb. 1 Bequeme Scherenhaltung ermöglicht feinstes Präparieren bei aufgestützten Unterarmen

Allgemeine operative Technik

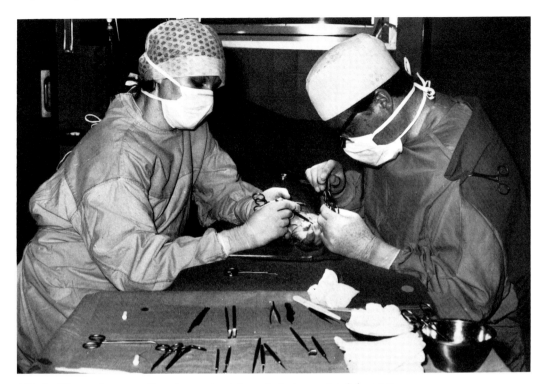

Abb. 2   Sitzanordnung von Operateur und assistierender Instrumenten-Schwester

fäßen sollte im Interesse einer optimalen Versorgung ein Mikroskop hinzugezogen werden. Das Operieren unter Sicht der Lupenbrille bedarf einiger Übung, so daß dies zweckmäßigerweise zunächst bei ganz einfachen Eingriffen trainiert wird. Später wird man dieses Hilfsmittel nicht mehr missen wollen. Bewährt hat sich eine 2 bis 2$^{1}/_{2}$-fache Vergrößerung, wobei der Arbeitsabstand dem Wunsch des Operateurs entsprechend von 20 bis 40 cm gewählt werden kann.

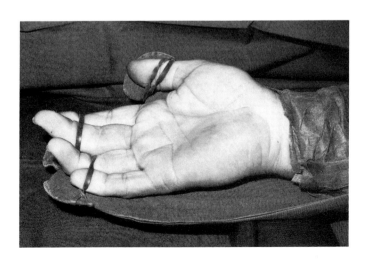

Abb. 3   Mit einem Überzug versehene Bleihand zur Fixation der Hand

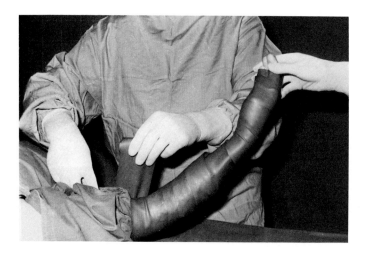

Abb. 4   Steriles Auswickeln des Armes mit Esmarch-Binde

Blutleere

Die diffizile Anatomie der Hand mit der Vielfalt der Strukturen auf kleinstem Raum macht die Blutleere zu einem absoluten Gebot in der Handchirurgie. Lediglich bei infektiösen Prozessen verzichten wir darauf und legen statt dessen eine Blutsperre (d. h. ohne Auswickeln mit Esmarch-Binde) an. Voraussetzung für eine gefahrlose Anwendung einer Blutleere sind geeichte Blutleeregeräte. Die Eichung des Manometers muß regelmäßig überprüft werden. Die Druckmanschette darf bei Erwachsenen nicht schmaler als 8 cm sein und wird mit einem Moltontuch unterpolstert (Kap. II, Abb. 2). Beim Abwaschen ist zur Vermeidung einer Hautreizung streng darauf zu achten, daß das zur Polsterung benutzte Moltontuch nicht feucht wird. Das Auswickeln geschieht mittels einer Esmarch-Gummibinde (Abb. 4). Bei umschriebenen Verletzungen wird die Wunde mit sterilen Kompressen bedeckt und darüber ausgewickelt. Bei ausgedehnten Verletzungen der gesamten Hand wird nach kurzem Hochhalten erst am Handgelenk mit dem Auswickeln begonnen. Um durch eine restliche Blutfüllung das Identifizieren von Blutgefäßen zu erleichtern, beendet man das Auswickeln etwa eine Handbreit vor der Manschette. Keinesfalls dürfen als Manschettenersatz Gummibinden oder Stauschläuche Verwendung finden, weil dies durch den nicht überprüfbaren Druck auf schmaler Fläche zu Nervenschädigungen führt.

Eine so angelegte Blutleere kann ohne Risiko für zwei Stunden (bei Kindern bis zu drei Stunden) belassen werden. Zwischendurch ist der Druck – auch bei den geeichten Geräten – zu überprüfen. Ist über diesen Zeitpunkt hinaus eine Blutleere erforderlich, muß man für etwa 30 Minuten die Blutzirkulation freigeben. In diesen Fällen bewährt sich erneut der bereits zuvor erwähnte Armling (s. Seite 16) zum Abdecken der Extremität, da nun während der Operation ohne jedes Problem ein zweites Mal steril ausgewickelt werden kann. Die zweite Blutleere belasse man nicht länger als eine Stunde, da gesicherte Untersuchungen über eine zulässige Höchstdauer hierfür noch nicht vorliegen. Für die Blutleere am Fingergrundglied benutzen wir einen sterilen Handschuhfinger, der von distal nach proximal aufgerollt wird (Abb. 5).

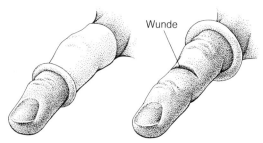

Abb. 5   Fingerblutleere durch Aufrollen eines sterilen OP-Handschuhfingers

Instrumentarium

Zur Versorgung von Handverletzungen ist nicht das gesamte Spezialinstrumentarium, wie es für das große Spektrum der elektiven Eingriffe benötigt wird, erforderlich. Allerdings ist es auch nicht mit einigen wenigen feinen Instrumenten getan.

Grundinstrumentarium

Das *Skalpell* soll klein und handlich sein und eine sehr scharfe Klinge haben. Wir kommen in der Regel mit 15er und 11er Klingen aus.
Die *Präparierschere* dient einerseits zum Spreizen des Gewebes, wodurch die einzelnen Strukturen von einander getrennt und identifiziert werden. Andererseits werden die Gewebsstrukturen mit der Schere durchtrennt. Dies geschieht um so atraumatischer, je schärfer die Schneide ist. Diesen beiden Anforderungen wird eine feine Schere gerecht, die nicht nur scharf, sondern deren Spitze abgerundet ist und bei der die Außenkanten der Branchen stumpf sind. Durch einen langen Scherengriff wird das Operationsfeld so wenig wie möglich verdeckt, und die Spreiz- und Schneidebewegungen können fein dosiert werden.
Obwohl zur Vermeidung von Durchblutungsstörungen und von mehrfachen kleinsten Quetschungen durch häufigeren Pinzetten- und Hakendruck die Wundränder mit *Haltefäden* versehen werden, sind für die oberflächliche, mehr noch aber für die tiefe Präparation *Wundhaken* unentbehrlich. Mit feinen Ein- und Zweizinkern lassen sich die Wundränder anheben. Die Strukturen in der Tiefe stellt man am besten mit *Langenbeck*-Haken dar. Alle Wundrandhaken müssen ebenfalls langstielig sein, um das Operationsfeld nicht unnötig zu verdecken. Stumpfe Einzinker in verschiedener Größe dienen zum Beiseitehalten von Sehnen oder Nerven (Sehnenhaken, Nervenhäkchen). Kräftige spitze Einzinkerhaken dienen zur Manipulation von Knochenfragmenten. Mit Pinzetten, auch wenn sie fein sind, läßt sich leicht eine Gewebsquetschung verursachen. Daher sind sie nur gezielt einzusetzen und sollen möglichst Gewebeteile fassen, die ohnehin später exzidiert werden. Zusätzlich zu den feinen chirurgischen und anatomischen *Pinzetten* benutzen wir auch außerhalb der eigentlichen Mikrochirurgie sehr häufig die Mikropinzetten.

In Zusammenarbeit mit der Firma LINK, Hamburg, wurde von uns folgender Vorschlag für das Zusammenstellen eines handchirurgischen Grundinstrumentariums ausgearbeitet:

2 Skalpellklingenhalter
2 chirurgische Pinzetten
1 anatomische Pinzette
1 Präparierschere, abgesetzt
1 Präparierschere, fein
1 Fadenschere, fein und spitz
2 Wundrandhaken, zweizinkig
  (6 mm-Biegung)
2 Wundrandhaken, zweizinkig
  (3 mm-Biegung)
2 Einzinkerwundrandhaken, scharf
  (3,8 mm-Biegung)
2 Blatthaken 5 × 17 mm
1 Blatthaken 6 × 25 mm
1 Wundhaken, halb tief,
  zweizinkig
1 Gabelhaken, halb tief,
  zweizinkig
1 Wundhaken, einzinkig, stumpf
  (7 mm-Hakenbiegung)
1 Wundhaken, einzinkig, stumpf
  (9 mm-Hakenbiegung)
1 Wundhaken, einzinkig, stumpf
  (3,8 mm-Hakenbiegung)
1 Nadelhalter
1 Wundhaken, halb tief,
  geschlossen
1 Wundhaken, halb tief,
  durchbrochen
6 Fadenhalte- und Gefäßklemmen
2 Gewebefaßklemmen, fein
4 Gewebefaßklemmen, kräftig

Zusätzliche Instrumente

Für die Osteosynthese kleiner Knochen liegt von verschiedenen Firmen geeignetes Osteosynthesematerial sowie ein Spezialinstrumentarium vor (Platten, Schrauben, Schraubenzieher, Gewindeschneider usw.). Zur Darstellung der Knochen und des Handskeletts empfehlen sich speziell für

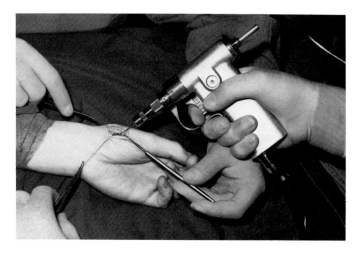

Abb. 6 Handliche Bohrmaschine für die Handchirurgie

diese Zwecke entwickelte *Knochenhebel* in verschiedener Breite und Krümmung. Bohren läßt sich von Hand mittels eines Handbohrfutters, was bezüglich der Traumatisierung durch Hitze gewisse Vorteile hat, oder mittels einer *Bohrmaschine*. Hier nun sind die in der Unfallchirurgie gebräuchlichen Bohrmaschinen äußerst unhandlich. Da die *Kirschner*-Drahtfixierung – sei es temporär oder definitiv – nach wie vor eine große Bedeutung bei der Fixierung des Handskelettes hat, ist es von unschätzbarem Wert, über ein handliches Gerät zu verfügen. Wir benutzen eine Maschine mit pistolenähnlichem Griff, mit der man die mühelos eingeschobenen *Kirschnerdrähte* fixieren und in der Länge ständig verändern kann (Abb. 6).

Zur Hautentnahme gibt es eine Vielzahl von *Dermatomen*. Für alle Zwecke gerüstet ist man mit dem Humby-Messer, das in verschiedenen Größen lieferbar ist (auch für Linkshänder!). Druckluft- und Elektrodermatom erfordern etwas mehr Aufwand, sind aber in gleicher Weise geeignet.

Das *Mikroinstrumentarium* umfaßt neben Mikroschere, Mikronadelhalter und Mikropinzetten eine ganze Reihe weiterer Spezialinstrumente, auf die in diesem Zusammenhang nicht näher eingegangen werden soll. Für die Präparation von Nerven und Gefäßen (bis hin zu den oft recht dünnen Aa. radialis und ulnaris am Handgelenk) sind Mikroinstrumente zu empfehlen. Werden im Rahmen der Versorgung einer Verletzung Nervennähte durchgeführt und steht ein Mikroskop nicht zur Verfügung, so sollte zumindest durch den Gebrauch der Mikroinstrumente ein Höchstmaß an atraumatischem Vorgehen gewährleistet sein. Nahtmaterial, wie es in der Nervenchirurgie Anwendung findet, ist nur mit solch feinen Instrumenten zu benutzen.

Nahtmaterial

Den Erfordernissen einer atraumatischen Operationstechnik muß auch das Nahtmaterial entsprechen. Wir verwenden an der Hand nahezu ausschließlich atraumatische, monofile Nylonfäden der Stärken 5-0 und 6-0 (1 metric und 0,7 metric). Geflochtene Fäden der Stärke 4-0 (1,5 metric) mit doppelt armierter, kurzer, gerader Nadel benutzen wir zur Naht gleichkalibriger Sehnenstümpfe. Uns scheint der Knoten des geflochtenen Fadens hierbei sicherer und die Gefahr einer Dehiszenz somit geringer zu sein. Die Drahtnaht ist nach Entwicklung reißfester Kunststoffäden überholt und findet bei uns nur noch Anwendung als Schlaufe am Fingernagel zur Befestigung des Gummibandes bei dynamischer Beugesehnennachbehandlung nach *Kleinert*. Resorbierbares organisches Nahtmaterial (Catgut) ist an der Hand wegen der starken Gewebsreaktion kontraindiziert. Synthetische resorbierbare Fäden finden jedoch zunehmend Verwendung, vor allem wenn die Resorptionszeit lang ist, so daß auch Sehnen und Ligamente damit versorgt werden können. Für die Mikro-

Inzisionen

chirurgie wurden monofile Kunststoffäden der Stärken 10–0 und 11–0 (0,2 bzw. 0,1 metric) entwickelt.

Inzisionen

Bei geschlossenen wie offenen Verletzungen müssen bei der Wahl des Haut- bzw. Erweiterungsschnittes folgende Gesichtspunkte berücksichtigt werden:
– die Blutversorgung der Haut
– die Richtung des Wundverlaufes im Hinblick auf die Vermeidung von Narbenkontrakturen, bei Kindern noch mit zusätzlicher Berücksichtigung des weiteren Wachstums
– die Exposition der zu erwartenden Narben für spätere mechanische Belastung
– die gestörte Sensibilität in der Umgebung der Wunde bei weiterer Unterminierung
– die Vermeidung des direkten Übereinanderliegens einer Sehnen-, Nerven- oder Gefäßnaht mit der Wunde bzw. Narbe durch lappenbildende Schnitte
– die durch die Schnittführung erreichte Übersichtlichkeit des Operationsfeldes.

Wegen der Gefahr einer Narbenkontraktur dürfen Fingergelenkbeugefalten, Hohlhand- und Handgelenkbeugefalten nicht senkrecht überkreuzt, Zwischenfingerfalten nicht quer durchschnitten werden. Die richtige Schnittführung

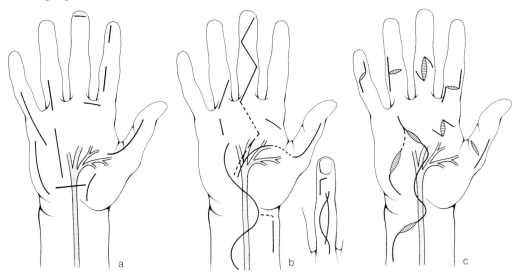

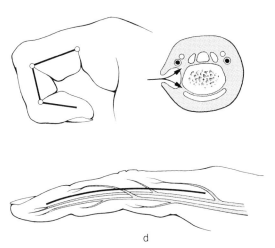

Abb. 7 (a) Verbotene Schnittführungen: Senkrechtes Überkreuzen von Gelenkbeugefalten, Querschnitte in Zwischenfingerfalten, in der Interthenarfalte sowie Schnitte an der Fingerkuppe; (b) korrekte Schnittführungen: Zickzack- oder wellenförmige (lappenbildende), S- oder L-förmige Inzisionen auf der Beuge- und Streckseite; (c) Erweiterung akzidenteller Wunden: bajonett-, wellen- oder Z-förmig oder als Mediolateralschnitt ohne direkten Zusammenhang mit der Wunde am Daumen; (d) Mediolateralschnitt als Verbindung der Endpunkte der Beugefalten am Finger, dorsal von den Gefäßnervenbündeln, deren Verbindungen zur beugeseitigen Haut erhalten bleiben müssen – ebenso wie die Äste zur Streckseite (aus: *Buck-Gramcko, D.* und *Dietrich, F. E.*: Allgemeine Operationstechnik. In: Handchirurgie, hrsg. v. *H. Nigst, D. Buck-Gramcko* und *H. Millesi*, Band I. Georg Thieme Verlag, Stuttgart/New York 1981)

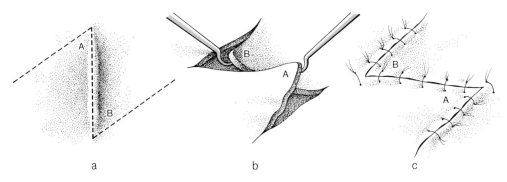

Abb. 8 Umlagerung des Wundrandverlaufes durch Z-Plastik

sollte immer bogen-, S-, L-, bajonett- oder zickzackförmig sein (Abb. 7 a–d). Die Erweiterungsschnitte müssen dem Rechnung tragen und entsprechend den oben angegebenen Regeln einer der Selektivschnittführungen möglichst nahe kommen. Laufen Verletzungswunden in Längsrichtung über Gelenke, sollte nach Möglichkeit primär bereits eine Z-Plastik durchgeführt werden (Abb. 8 a–c).

Muß auch grundsätzlich der Schnitt lang genug sein, um eine gute Übersichtlichkeit des Operationsgebietes und damit der verletzten Strukturen zu gewährleisten, so darf er dennoch über das absolut notwendige Maß nicht hinausgehen. Jede unnötige Schnitterweiterung führt zu zusätzlichen Narben und Verwachsungen; sie ist deshalb möglichst zu vermeiden und kann besonders bei Verletzungen der Beugesehnen im Fingerbereich das Ergebnis stark beeinträchtigen. Am Finger ist es daher durchaus erwünscht, den Schnitt schrittweise – nach Exploration der Verletzung – zu erweitern. Nach Legen des Hautschnittes sollte das Skalpell gewechselt und die Darstellung der tieferen Strukturen in der Weise begonnen werden, daß die subkutane Gewebsschicht an der Haut verbleibt. So treten auch bei weiterem Unterminieren keine Durchblutungsstörungen auf. Von Wundrandexzisionen ist bei glatten Schnittverletzungen abzusehen. Bei gequetschten oder zerfetzten Wundrändern erfolgt die Wundrandexzision äußerst sparsam. Danach werden die Instrumente gewechselt.

Atraumatische Operationstechnik

Neben anderen, bereits erwähnten Faktoren, spielt die individuelle Fähigkeit eines Operateurs, kenntnisreich und vor allem gewebeschonend zu operieren, die entscheidende Rolle hinsichtlich des Erfolges handchirurgischer Bemühungen. Bakterielle Infektionen, die an der Hand oft katastrophale Folgen haben, entstehen leichter bei Durchblutungsstörungen, z. B. nach weiträumiger Unterminierung der Wundränder. Nekrosen, die auch durch grobe, überflüssige Pinzettenhandhabung zustande kommen können, und Hämatome aufgrund unzureichender Blutstillung haben ausgedehnte Narbenbildung zur Folge.

Das Ziel der atraumatischen Operationstechnik ist die möglichst weitgehende Vermeidung von postoperativen Verwachsungen und Vernarbungen, die die Funktion der Hand stark beeinträchtigen können.

Das atraumatische Operieren besteht neben den Grundprinzipien der schonenden Gewebsbehandlung in vielen kleinen Details und stellt Anforderungen an die Selbstdisziplin des Chirurgen. Die Operationshandschuhe werden vor Beginn der Operation mit Alkohol sorgfältig von Puder gereinigt, um Fremdkörperreaktionen zu vermeiden. Wundränder werden grundsätzlich mit Haltefäden oder feinen Wundrandhaken, nicht aber mit der Pinzette gehalten. Der Operateur achtet darauf, daß der Assistent die Wundrandhaken nur für die unbedingt erforderliche Zeit mit sanftem Zug einsetzt. Durch die OP-Lampen wird das Operationsfeld ständig ausge-

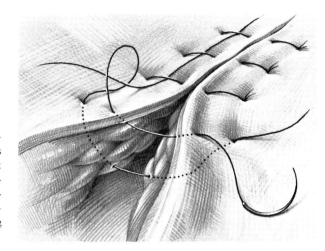

Abb. 9 Hautverschluß durch Rückstichnaht und Einlegen eines Ziehfadens, der das Entfernen der Fäden sehr erleichtert (aus: *Buck-Gramcko, D.* und *Dietrich, F. E.:* Allgemeine Operationstechnik. In: Handchirurgie, hrsg. von *H. Nigst, D. Buck-Gramcko* und *H. Millesi,* Band I. Georg Thieme Verlag, Stuttgart/New York 1981)

trocknet, weshalb auf ausreichende Befeuchtung zu achten ist. Getupft wird nur vorsichtig und mit angefeuchteten Tupfern oder schmalen Kompressen zur Vermeidung von Schäden der feinen Oberflächenstrukturen durch mechanische Irritation und Austrocknung, die später Anlaß zu Narbenreaktionen sein können. Ligaturen kleinerer Gefäße müssen unterbleiben; besser ist die Mikrokoagulation, weil dadurch weniger Nekrosen entstehen.

Nach Öffnen der Blutleere wird die Hand hochgehalten und die Wunde mit warmen, feuchten Kompressen komprimiert. Hier macht sich Geduld bezahlt, da erst nach etwa 10 Minuten der Effekt der reaktiven Hyperämie abklingt und sich die Lumina der kleinsten Gefäße verschlossen haben. Falls eine Redonsaugdrainage erforderlich ist (Charrière 8 bis 10), wird diese außerhalb der Wunde herausgeleitet. Dabei achte man auf die mögliche Verletzung von Nerven oder Gefäßen durch den Spieß. Wir nähen die Redondrainagen nicht an.

Die Hautnaht darf nicht unter Spannung stehen, sonst sind postoperative Wundheilungsstörungen vorprogrammiert. Läßt sich ein spannungsfreier Verschluß nicht erzielen, muß eine Hautverschiebung durch Lappenplastik oder aber eine freie Hautübertragung durchgeführt werden. Wir bevorzugen die Rückstichnahttechnik. Die Wundränder werden dabei „auf Stoß" gebracht, ohne daß es allerdings zu einer Einschnürung kommt. Durchblutungsgefährdete Wundzipfel werden durch eine intrakutane Rückstichnaht in den passenden Wundwinkel gebracht (Abb. 8c). Eine große Erleichterung beim späteren Entfernen der Wundnähte ist das Einlegen eines Ziehfadens. Dabei wird ein geflochtener Faden (3–0 bzw. 2 metric) parallel zur Wundnaht locker in die Schlaufe der Rückstichnaht gelegt (Abb. 9).

Nach dem Hautverschluß spülen wir die Wunde noch einmal kurz an, indem mit einer stumpfen Kanüle zwischen zwei Hautnähten eingegangen wird. Dadurch sollen Blutkoagula aus dem Schlauch herausgedrückt werden. Danach wird die Wunde erneut komprimiert und die Vakuumflasche angeschlossen.

Technik der Transplantatentnahme

Im Rahmen der Notfallversorgung ist gelegentlich die Notwendigkeit von Transplantatentnahme gegeben. In erster Linie handelt es sich dabei um Hauttransplantate. Wenn auch in weitaus geringerem Maß, können bei Primärversorgungen auch Entnahmen von Sehnen-, Knochen- und Nerventransplantaten erforderlich werden. Auf die Möglichkeit, durch Venentransplantate Defekte von Arterien zu überbrücken, sei nur hingewiesen.

Zur Indikation der primären Gewebsübertragungen wird in den speziellen Kapiteln Stellung genommen. An dieser Stelle sollen lediglich die verschiedenen Entnahmetechniken beschrieben werden.

Haut

Vollhaut, d. h. ein Hauttransplantat in der gesamten Hautdicke ohne Subkutangewebe, erfordert für die problemlose Einheilung einen guten Wundgrund. Bezüglich Schrumpfungstendenz, Belastbarkeit und Aussehen sind Vollhauttransplantate, die in ihrer ursprünglichen Spannung eingenäht werden, optimal. Als Entnahmestelle dient bei kleinen Defekten die Handgelenksbeugeseite (Abb. 3, S. 53), bei größeren Defekten die Leistenbeuge, da hier durch die Verschieblichkeit der Haut ein primärer Wundverschluß des Defektes immer möglich ist. Die Unterarmbeugeseite sollte – nicht nur bei Frauen – als Entnahmestelle für Vollhaut wegen der entstehenden Narben nicht gewählt werden. Von den zu deckenden Flächen werden Schablonen aus dünnem Schaumstoff oder angefeuchteten Kompressen hergestellt und in der Leistenbeuge so angeordnet, daß insgesamt möglichst eine annähernd ovale Exzision erfolgen kann. Die Umrisse der Schablonen werden mit der Skalpellspitze durch Umfahren markiert, so daß sie später problemlos voneinander getrennt und identifiziert werden können. Die Hebung eines Vollhauttransplantates geschieht mit einem scharfen Skalpell, das im Verlauf der Präparation notfalls durch ein frisches ersetzt wird. Eine Ecke des Transplantates wird mit einem feinen Einzinker angehoben und gespannt (Abb. 3, S. 53). Keinesfalls darf man mit einer Pinzette oder Klemme „zupacken", es sei denn, man entfernt diesen traumatisierten Hautzipfel anschließend. Ein größeres, halb abpräpariertes Vollhauttransplantat läßt sich auch sehr atraumatisch zwischen Daumen und Zeigefinger fixieren. Verbleiben am Transplantat einige Reste von subkutanem Fettgewebe, werden diese mit einer Schere sorgfältig entfernt. Abgeledertete Haut läßt sich, sofern sie nicht zu stark traumatisiert ist, nach Entfetten als Vollhauttransplantat verwenden.

Spalthauttransplantate sind um so besser, je dicker sie sind. Lediglich bei sehr schlechtem Wundgrund (bei primären Versorgungen dürfte das nur in seltensten Fällen der Fall sein) sind dünne Spalthauttransplantate angebracht. Dreiviertel dicke Spalthaut kombiniert den Vorteil der problemlosen Einheilung gegenüber Vollhaut mit der recht guten Belastbarkeit und relativ geringen Schrumpfungstendenzen. Außerdem stehen am Oberschenkel und Gesäß große Entnahmebezirke zur Verfügung, so daß auch größere Flächen bedeckt werden können. Auch von der Unterarmbeugeseite lassen sich Transplantate bis zu einer Größenordnung 5 × 10 cm gewinnen; bei Frauen sollte wegen der zu erwartenden Narbe jedoch möglichst eine weniger sichtbare Entnahmestelle benutzt werden. Die Technik der Transplantatentnahme entscheidet über die Güte des Transplantates und damit die Einheilung. Entscheidend ist, daß man eine gleichmäßige Dicke erhält. Mit dem Druckluft- bzw. Elektrodermatom läßt sich die Schichtdicke recht gut einstellen, wobei allerdings Erfahrungswerte eine gewisse Rolle spielen. Der Auflagedruck spielt keine so große Rolle wie beim Humby-Messer, dessen Handhabung deshalb mehr Übung verlangt. In jedem Fall muß der Druck gleichmäßig sein. Man sollte sich von der Beschaffenheit des Transplantates überzeugen, sobald einige Zentimeter des Streifens gehoben sind (Abb. 10). Die Fixierung der Hauttransplantate erfolgt nach exakter Einpassung in den Defekt mit feinen Nähten, wobei fortlaufende Nähte erheblich zeitsparend sind. An Stellen, wo durch den Verband keine ausreichende Kompression des Transplantates auf seinen Untergrund erfolgen kann, wenden wir den Überknüpfverband an (Fingerspitzen, Hohlhandmitte, siehe auch Abb. 2c, Seite 52).

Sehne

Die Verwendung eines primären Sehnentransplantates stellt die absolute Ausnahme in der Primärversorgung der Hand dar. In erster Linie wäre hier bei Defekten an ein Brückentransplantat zu denken. Als Transplantat geeignet, falls vorhanden, ist die Sehne des M. palmaris longus. Auf andere Sehnen zurückzugreifen, halten wir im Rahmen einer Erstversorgung nicht für vertretbar. Die Palmaris longus-Sehne wird von

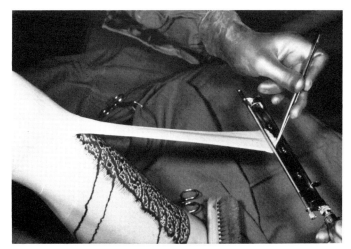

Abb. 10 Entnahme von dicker Spalthaut mit dem *Humby*-Messer (aus: *Buck-Gramcko, D.* und *Dietrich, F. E.:* Allgemeine Operationstechnik. In: Handchirurgie, hrsg. von *H. Nigst, D. Buck-Gramcko* und *H. Millesi,* Band I. Georg Thieme Verlag, Stuttgart/New York 1981)

a

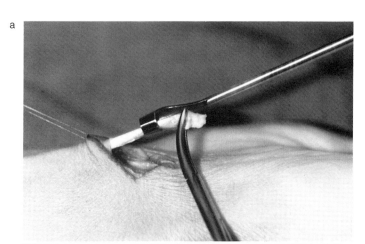

Abb. 11 (a, b) Entnahme der Sehne des M. palmaris longus am Handgelenk mit dem Sehnenstripper (aus: *Buck-Gramcko, D.* und *Dietrich, F. E.:* Allgemeine Operationstechnik. In: Handchirurgie, hrsg. von *H. Nigst, D. Buck-Gramcko* und *H. Millesi,* Band I. Georg Thieme Verlag, Stuttgart/New York 1981)

b

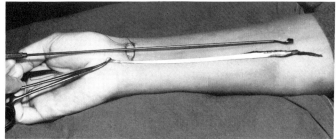

einem etwa 1 cm langen Querschnitt in der Handgelenksbeugefalte freigelegt, durchtrennt und mit einem Sehnenstripper, der mit Drehbewegungen über der Sehne nach proximal vorgeschoben wird, im muskulären Bereich abgeschnitten. Ist kein Sehnenstripper vorhanden, kann die Entnahme auch von mehreren kleinen Querinzisionen aus durchgeführt werden. Das Sehnengleitgewebe muß erhalten bleiben, während Muskelgewebsreste entfernt werden (Abb. 11 a, b).

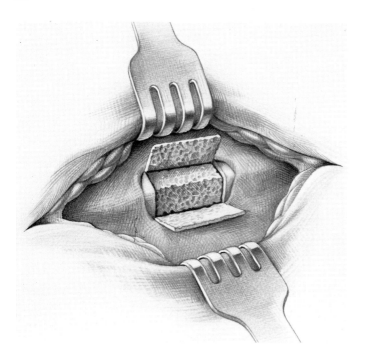

Abb. 12 Knochenentnahme am Darmbein unter Erhaltung des Beckenkammes, der nach vorangegangenem Aufklappen als Deckel wieder die Entnahmestelle verschließt (aus: *Buck-Gramcko, D.* und *Dietrich, F. E.:* Allgemeine Operationstechnik. In: Handchirurgie, hrsg. von *H. Nigst, D. Buck-Gramcko* und *H. Millesi*, Band I. Georg Thieme Verlag, Stuttgart/New York 1981)

Nerv

Die Verwendung von primären Nerventransplantaten bei Frischverletzungen ist nur dann angezeigt, wenn es sich um eine glatte Defektläsion handelt. Ein solches Vorgehen wäre auch nur in der Hand eines geübten Nervenchirurgen erlaubt. Als Tranplantat dient der N. suralis bzw. der N. cutaneus antebrachii ulnaris, letzterer für den Fingernervenbereich. Der N. suralis, der neben der V. saphena parva hinter dem Außenknöchel verläuft, wird in Blutleere von mehreren kleinen Querinzisionen in der gewünschten Länge herauspräpariert (s. Abb. 5, S. 114). Den N. cutaneus antebrachii ulnaris stellt man von einem bogenförmigen Längsschnitt über der ulnaren Beugeseite des proximalen Unterarmdrittels dar.

Knochen

Bei komplexen Handverletzungen kommt es nicht selten zu Knochendefekten, insbesondere im Mittelhandbereich. Hier ist die Interposition eines autologen Knochentransplantates im Rahmen der definitiven Erstversorgung von großem Vorteil. Voraussetzung hierfür ist jedoch ein sicherer Wundverschluß, notfalls durch plastisch-chirurgische Maßnahmen. Wir erhalten ausreichende Mengen an Spongiosa bzw. kortikospongiösen Spänen aus dem Beckenkamm. Vom Griffelfortsatz der Speiche kann lediglich eine geringe Menge Spongiosa von minderer Qualität gewonnen werden. Beim Zugang zum Beckenkamm muß der Hautast des N. iliohypogastricus geschont werden. Wir verziehen die Haut nach medial und inzidieren über dem Beckenkamm. Dadurch kommt die Narbe weit nach lateral zu liegen. Mit scharfen Meißeln wird am Darmbeinkamm ein Deckel angehoben und die Spongiosa entweder mit dem scharfen Löffel portionsweise oder mit dem Meißel als Block entnommen (Abb. 12). Unschwer läßt sich auch ein kortikospongiöser Span (je nach Bedarf mit einer oder beiden Kortikalislamellen) nach Maß herausmeißeln. Der Knochendeckel wird anschließend zurückgeklappt und nach Faszienverschluß ein Redondrain gelegt.

V Verbandstechnik und Ruhigstellung

Der Verband dient dazu, die Operationswunden steril abzudecken, durch wohldosierte Kompression Blutansammlungen zu verhindern und Blut und Serum aufzusaugen. Durch ausreichende Polsterung werden zudem Druckschädigungen der Haut und Nerven vermieden.
Die Ruhigstellung ermöglicht die optimale Heilung der genähten bzw. fixierten Strukturen bei gleichzeitiger minimaler Beeinträchtigung der unverletzten Gebilde. Eine korrekte Immobilisierung mindert die Gefahr postoperativer Schwellung und Ödembildung und trägt zur Schmerzlinderung bei. Durch Freilassen der unverletzten Finger und Gelenke wird dem Patienten ein frühestmöglicher Beginn aktiver Übungen erlaubt.
Eine weitestgehende Standardisierung ist auch für die Verbandstechnik an der Hand von Vorteil. Da der Verband Bestandteil der Operation ist, wird er selbstverständlich unter sterilen Bedingungen angelegt.

Wundverband

Saubere Wunden werden mit Salbentüll frei von antiseptischen Zusätzen bedeckt. Die Wundgaze sollte möglichst geringe Mengen von Salbenzusätzen enthalten, da diese eine Mazeration der Wundränder begünstigen. Aus dem gleichen Grund wird auch nur die Wunde, nicht aber größere Bezirke unverletzter Haut damit bedeckt. Auf die Gaze werden Mullkompressen gelegt, die sich der Form der Hand oder der Finger anpassen sollen. Zur Vermeidung einer Hautmazeration werden in sämtliche Zwischenfingerfalten ausgezogene Mullkompressen gelegt, in die erste Zwischenfingerfalte unter Umständen mehrere, damit der Daumen nicht in eine Adduktionsstellung gezogen werden kann (Abb. 1). Die Handkanten werden mit Kompressen abgepolstert, um Druckschäden der sensiblen Radialis- bzw. Ulnarisäste zu vermeiden. Die Fixierung der Kompressen geschieht durch Anwickeln mit

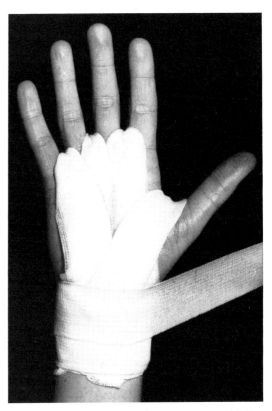

Abb. 1 Standardverband mit ausgezogenen Mullkompressen in den Zwischenfingerfalten

einer 4 cm breiten elastischen Binde unter leichtem Zug, beginnend am Handgelenk. Schnürende, zirkuläre Touren um die Mittelhand sind gefährlich, Achtertouren um den Handteller dagegen nicht. Lediglich die verletzten Finger werden in die elastische Wickelung mit einbezogen. Da in der Regel die Ruhigstellung in gebeugter Stellung erfolgt, werden die betroffenen Finger durch sie von dorsal umschlingende Touren bereits in eine vorläufige Beugestellung gebracht (Abb. 2). In den eher seltenen Fällen, wo eine Streckstellung der Finger gewünscht wird, verfährt man in umgekehrter Weise. Der Unterarm wird bis zum Handgelenk in Synthetikwatte leicht gepolstert. Anschließend wird der gesamte

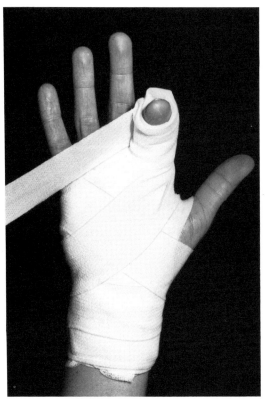

Abb. 2 Wickelung der elastischen Binde in Achtertouren um Mittelhand und Handgelenk und in spiraligem Verlauf um den operierten Finger, der dadurch bereits in leichte Beugestellung gezogen wird

Verband mit einer Papierbinde umwickelt, um ein Ankleben der Gipsschiene am Verband zu verhindern.

Immobilisierung

In der postoperativen Ruhigstellung sowohl nach Erstversorgungen als auch nach Wahloperationen legen wir nur Gips*schienen* an. Zirkuläre Gipsverbände halten wir – auch wenn sie gespalten werden – für gefährlich, da sie bei der immer auftretenden Schwellung nicht genügend nachgeben und so nicht nur die periphere Durchblutung beeinträchtigen, sondern auch erhebliche Schmerzen auslösen können. Andererseits sind Aluminium- oder andere biegsame Metallschienen nur ein sehr unvollkommener Gipsersatz, da sie unzureichend immobilisieren und Stellungsänderungen durch den Patienten selbst zulassen. Holzspatel als Fingerschienen richten nur Unheil an, da sie die Fingergrundgelenke in die unter allen Umständen zu vermeidende Streckstellung bringen.

Die Gipsschiene wird meistens dorsal angelegt und muß lang genug sein. Nach proximal soll sie bis eben unterhalb des Radiusköpfchens reichen, nach distal unmittelbar bis über die Grundgelenksknöchel hinaus, falls eine Ruhigstellung der Grundgelenke entbehrlich ist (Abb. 3). Nur die verletzten Finger werden geschient; eine Immobilisierung von Nachbarfingern ist eine Ausnahme, zum Beispiel bei Verletzungen von Beugesehnen, deren Nähte durch aktive Bewegungen der Sehnen der Nachbarfinger unter Spannung geraten können. Eine Ruhigstellung der Gelenke von Hand und Fingern ist immer nachteilig für die spätere Beweglichkeit. Deshalb muß so kurz wie möglich und vor allem in einer Stellung immobilisiert werden,

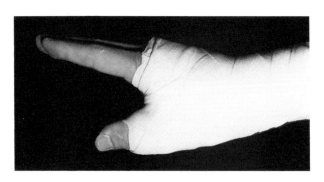

Abb. 3 Die dorsale Unterarmgipsschiene reicht nach distal unmittelbar bis über die Grundgelenksknöchel und ermöglicht gute Grundgelenksbeweglichkeit

Immobilisierung

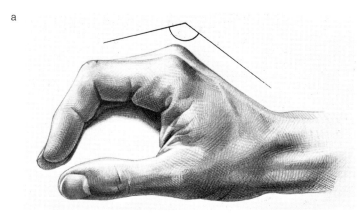

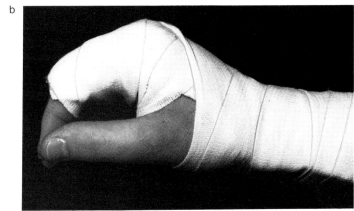

Abb. 4 Funktionsstellung der Hand (a) ohne und (b) mit Gipsschiene (nach: *Buck-Gramcko, D.* und *Dietrich, F. E.:* Verbandstechnik. In: Handchirurgie, hrsg. von *H. Nigst, D. Buck-Gramcko* und *H. Millesi,* Band. 1. Georg Thieme Verlag, Stuttgart/New York 1981)

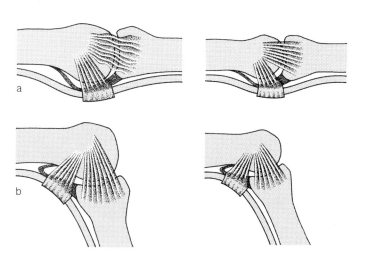

Abb. 5 Schematisierte Darstellung des Seitenbandapparates in Streck- und Beugestellung am Grundgelenk (links) und am Mittelgelenk (rechts): (a) Am Grundgelenk in Extension erschlafft, (b) in Flexion gespannt, am Mittelgelenk in beiden Positionen gespannt (aus: *Buck-Gramcko, D.* und *Dietrich, F. E.:* Verbandstechnik. In: Handchirurgie, hrsg. von *H. Nigst, D. Buck-Gramcko* und *H. Millesi,* Band I. Georg Thieme Verlag, Stuttgart/New York 1981)

die später die Wiederherstellung eines möglichst vollständigen Bewegungsausmaßes ermöglicht. Falls die Art der Verletzung keine Abweichung von der Norm erfordert (siehe Spezialkapitel), geschieht dies in der sogenannten *Funktionsstellung* der Hand. Das Handgelenk steht dabei in 30 Grad Streckung und leichter ulnarer Abduktion, die Grundgelenke in 50–60 Grad Beugestellung, während die Mittelgelenke in 30–40 Grad, die Endgelenke in 10–20 Grad

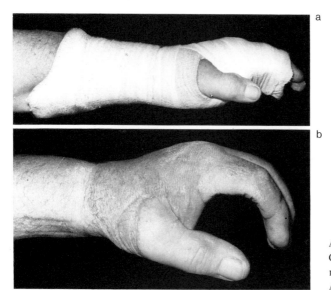

Abb. 6 Fehlerhafte Ruhigstellung mit Grundgelenken in Streckstellung (a); maximale Beugemöglichkeit des Patienten nach Abnahme des Verbandes (b)

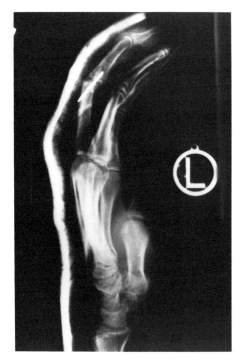

Abb. 7 Fehlerhaft angelegte Gipsschiene: Das Grundgelenk des operierten Fingers steht trotz Biegung der dorsalen Gipsschiene in Streckstellung, da ihre Biegung zu weit distal liegt (aus: *Buck-Gramcko, D.* und *Dietrich, F. E.:* Verbandstechnik. In: Handchirurgie, hrsg. von *H. Nigst, D. Buck-Gramcko* und *H. Millesi,* Band I. Georg Thieme Verlag, Stuttgart/ New York 1981)

Beugung gebracht werden sollen (Abb. 4). Verbleiben die Grundgelenke in stärkerer Streckstellung, so schrumpfen die in dieser Position erschlafften Kollateralbänder, was zu einer irreversiblen Beugebehinderung führen kann (Abb. 5). Hier werden die meisten iatrogenen Schäden verursacht (Abb. 6). Eine leicht gebogene dorsale Gipsschiene bedeutet keinesfalls, daß die Grundgelenke ebenfalls ausreichend gebeugt sind (Abb. 7).

Wir bevorzugen seit einigen Jahren die sogenannte *Intrinsic-plus-Stellung,* das heißt maximale Beugung der Grundgelenke bei nur unwesentlicher Flexion der Mittel- und Endgelenke, da sie für die Grundgelenke noch günstiger ist (Abb. 8). Sie wird auch „Sicherheits-Stellung" (safety position) genannt.

Der Stellung des Daumenstrahles ist ebenfalls Beachtung zu schenken. Falls eine Ruhigstellung in Betracht kommt, erfolgt sie in palmarer Abduktion von 30 Grad und leichter Oppositionsstellung (Abb. 3, 4 und 8a); Grund- und Endgelenk sollen in 15–20 Grad Beugung stehen.

Bei palmar angelegten *Unterarmgipsschienen* ist die Beugestellung der Fingergelenke schwieriger aufrechtzuerhalten, da dies im wesentlichen durch die Binde geschieht. Ein häufiger Fehler besteht darin, daß die distale Gipsbegrenzung

Immobilisierung

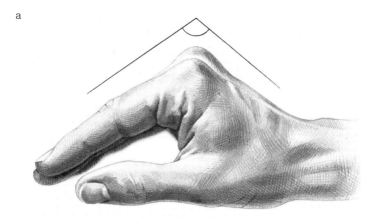

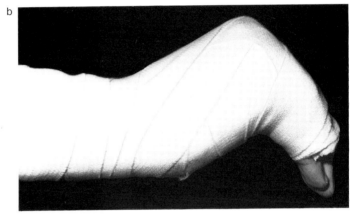

Abb. 8 Bevorzugte Immobilisations-Position der Hand: (a) Intrinsic-plus-Stellung, (b) mit Gipsschiene von der Ulnarseite her gesehen (Abb. 8a. nach: *Buck-Gramcko, D.* und *Dietrich, F. E.:* Verbandstechnik. In: Handchirurgie, hrsg. von *H. Nigst, D. Buck-Gramcko* und *H. Millesi,* Band I. Georg Thieme Verlag, Stuttgart/New York 1981)

beziehungsweise der Knick der Schiene zu weit distal – jenseits des Grundgelenkes – liegt und die Grundgelenke somit nicht mehr gebeugt werden können beziehungsweise zu sehr gestreckt verharren. Das Grundgelenk liegt in Höhe der distalen Hohlhandfalte und nicht – wie manchmal fälschlicherweise angenommen wird – in Höhe der Grundgliedbeugefalte! (Abb. 9).

Hand- und Fingergelenke werden nach Anlegen der Gipsschiene vom Operateur in die gewünschte Stellung gebracht und so lange gehalten, bis der Gips hart ist. Befolgt man dies nicht, so macht man oft genug die böse Erfahrung, daß die Finger im noch weichen Gips langsam wieder in die Streckstellung geraten. Dann ist es oft wegen der Schmerzhaftigkeit (keine Anästhesie mehr!) unmöglich, einen neuen Gips mit korrektem Sitz anzumodellieren.

Die von uns häufig benutzten *Fingergipsschienen* („Knubbelgips") bei Knochen- und/oder Weichteilverletzungen im Fingerbereich, legen wir nicht primär, sondern erst nach 4–5 Tagen an, wenn die Wunde primär heilt und kein Handrückenödem vorhanden ist. Primär wird zunächst eine Unterarm-Fingergipsschiene angelegt, um das Handgelenk in korrekter Position zu halten und die gefährliche Schmerzschonhaltung mit Beugestellung des Handgelenkes und Neigung zu Fingergelenks(über)streckung zu vermeiden. Die Fingerschiene besteht aus einem Hohlhandteil und läuft schmal, passend für die Palmarseite eines oder mehrerer Finger, nach distal bis in den Bereich des Endgliedes. Auch hier ist die Intrinsic-plus-Stellung anzustreben.

Bei Anlage von *Oberarmgipsschienen* soll der Unterarm in Mittelstellung in bezug auf die Drehungen eingestellt sein; einige Grade Pronation sind ebenfalls zulässig. Das proximale Schienenende soll in Höhe des Delta-Ansatzes reichen,

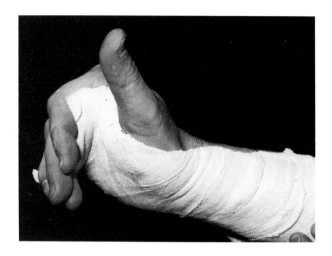

Abb. 9 Korrekt angepaßte palmare Unterarmgipsschiene mit Knick in Höhe der Grundgelenke

da es bei kürzerer Schiene leicht zu Beschwerden am Oberarm durch die ungünstige Hebelwirkung kommen kann.

Bei ambulanten Patienten spalten wir grundsätzlich sämtliche Verbandsschichten bis auf die Haut und wickeln die Schiene mit einer elastischen Binde wieder an. Ischämische Kontrakturen entstehen nicht nur bei zirkulären Gipsen, sondern auch durch zu straff angelegte oder infolge Schwellung zu straff gewordener Verbände! Bei stationären Patienten ist dies wegen der Möglichkeit jederzeitiger Kontrolle nicht zwingend erforderlich. Bei ausgedehnteren Verletzungen, besonders im Falle von Quetschungen, die erfahrungsgemäß zu erheblicher postoperativer Schwellung neigen, sollte man in jedem Fall den Verband spalten, nicht zuletzt nach der Devise „besser gleich als morgens um vier". Die Gipskontrolle innerhalb von 24 Stunden ist obligat und sollte bei ambulanten Patienten stets, wenn nicht durch den Operateur, so doch in der Klinik oder Praxis, in der der Eingriff ausgeführt wurde, erfolgen. Man kontrolliert den Durchblutungszustand der Finger, überzeugt sich vom Nichtvorhandensein von Kompressionssymptomen der Haut oder der Nerven und führt gegebenenfalls, zum Beispiel bei stark durchgeblutetem Verband, den ersten Verbandswechsel durch.

Die vorgesehene Dauer der Ruhigstellung richtet sich nach der Art der Verletzung. Sie kann zum Beispiel vom Operateur im Operationsbericht festgelegt werden (Näheres siehe Spezialkapitel).

Beim *Verbinden nach Stiellappenplastiken* ist darauf zu achten, daß der Lappenstiel nicht durch zirkuläre Verbände stranguliert wird. Der Lappen selbst bleibt verbandsfrei, so daß er mit einem Blick inspiziert werden kann. Die Ruhigstellung muß so erfolgen, daß der Lappenstiel nicht abgeknickt wird. Dies geschieht durch Unterpolsterung mit Sandsäcken oder Tüchern. Auch kann vorübergehend eine Fixation des Armes mit einer Gipsschiene oder nach Art eines Desault-Verbandes erforderlich sein.

VI Postoperative Maßnahmen

Postoperative Komplikationen müssen rechtzeitig erkannt und Gegenmaßnahmen unverzüglich getroffen werden. Um dies zu gewährleisten, ist eine nahtlose postoperative Kontrolle anzustreben. Am leichtesten ist das möglich durch stationäre Aufnahme des Patienten, wenn auch nur für einige Tage. Ambulante Patienten sollten in jedem Fall vom Operateur bzw. der behandelnden Klinik oder Praxis weiterbetreut werden. Die Vielfalt der handchirurgischen Techniken und die speziellen Erfordernisse des Einzelfalles lassen dies geboten erscheinen.

Hochlagerung und aktive Bewegung

Zur Vermeidung von venösen Abflußstörungen und um die Schwellneigung möglichst gering zu halten, wird die gesamte Extremität – nicht nur die Hand – unmittelbar postoperativ hochgelagert. Dies kann auf verschiedene Weise geschehen. Wir fixieren den Unterarm mit einer gepolsterten, breiten Ledermanschette und hängen ihn so an einem Bettgalgen auf (Abb. 1). Das Ellenbogengelenk darf dabei nur leicht angewinkelt, jedoch nicht abgeknickt werden. Diese Anordnung wird in den ersten 24 Stunden ständig, danach für drei bis vier Tage nachts belassen. Tagsüber wird der Arm dann auf einem Armbänkchen gelagert und der Patient angewiesen, den ganzen Arm mindestens 10mal in der Stunde für etwa 10 Sekunden senkrecht hochzuhalten; dabei sollen die Finger – soweit nicht immobilisiert – aktiv voll bewegt werden (Abb. 2). Die unverletzten Finger und Gelenke, vor allem auch das Schultergelenk, werden vom ersten postoperativen Tag an aktiv und kräftig bewegt. Die verhängnisvolle Armschlinge, das „Totentuch des Schultergelenks", ist absolut kontraindiziert. Ambulante Patienten müssen darauf ausdrücklich hingewiesen werden! Durch die aktiven Übungen (Muskelpumpe) wird die Blutzirkulation weiter gefördert. Die Patienten werden bei den Visiten über die Art und Notwendigkeit

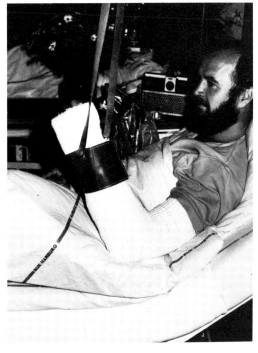

Abb. 1 Hochlagerung der operierten Hand bei Bettruhe

dieser ersten Gymnastik immer wieder belehrt. In speziellen Fällen (z. B. dynamische Schienungsbehandlung nach *Kleinert* bei Beugesehnenverletzungen) wird von Anfang an eine Krankengymnastin hinzugezogen. Gerade dabei sind die ersten Tage entscheidend. Bei Beugesehnenverletzungen, die ausnahmsweise im Faustgips ruhiggestellt werden, müssen die verletzten Finger vom Arzt unter Entlastung der Sehnennähte frühzeitig passiv durchbewegt werden, um Gelenkeinsteifungen zu verhindern (siehe Kapitel XIII).
Routinemäßig werden der Durchblutungszustand der Finger sowie der Verband auf mögliche Druckschädigung hin untersucht. Gegebenenfalls wird der Gips aufgebogen. Nach Replantationen erfolgt zusätzlich zur klinischen Kontrolle (Farbe, Kapillarreflux, Turgor der

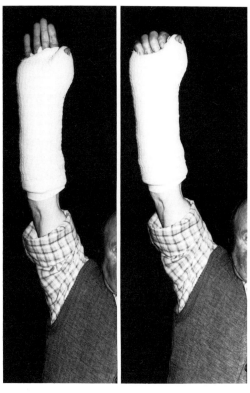

Abb. 2 Elevation des gesamten Armes und aktives Bewegen der unverletzten Finger („Boberger Gruß")

chen einer Infektion zu erkennen, zögern wir nicht, nach Abstrichentnahme mit einem Antibiotikum (in der Regel Cephalosporin) zu beginnen. In den sehr seltenen Fällen einer putriden Infektion werden einzelne oder auch sämtliche Fäden entfernt und alles eitrige Sekret entleert.
Gelegentlich treten nach längeren Eingriffen in supraklavikulärer Plexusanästhesie mehr oder weniger starke Schulter/Armschmerzen auf. Diese sind nur zum Teil auf eine Reizung des Armnervengeflechts zurückzuführen. Patienten mit einem HWS-Syndrom neigen besonders zu diesen Beschwerden. Durch die langdauernde Zwangshaltung des Armes während der Operation kommt es zu Muskelverspannungen, die durch leichte Bekleidung und Zugluft in den Krankenzimmern noch verstärkt werden. Wir geben daher allen Patienten nach einer Plexusanästhesie vorbeugend für 10–14 Tage ein Neuro-Analgetikum (Neuro-Demoplas). Die Schulterregion wird mit einem Moltontuch warmgehalten. Treten die Beschwerden tatsächlich auf, kommen physikalische Maßnahmen hinzu. Diese Anwendungen (Fangopackungen, Massage) bleiben streng auf die Schulter/Oberarmregion begrenzt.

Fingerspitzen) bei uns die objektive Temperaturkontrolle.

Schmerzen

Treten Schmerzen auf, wird zunächst der Verband bis auf die Haut gespalten. Bleiben die Schmerzen auch nach Gabe eines leichten Analgetikums bestehen, so muß unverzüglich ein Verbandswechsel durchgeführt werden. Bei uns gilt der Leitsatz: „Wer über Gips- oder Verbandsdruck klagt, hat grundsätzlich recht – bis das Gegenteil bewiesen ist."
Blutverkrustete und dadurch starre Kompressen, die zu Strikturen führen, sind eine häufige Ursache postoperativer Schmerzen. Rötungen und Schwellungen lassen sich durch lokale Eisanwendung günstig beeinflussen. Sind frühe Zei-

Verbandswechsel

Im Gegensatz zu elektiven handchirurgischen Eingriffen, nach denen bei ungestörtem postoperativen Verlauf der Erstverband meist erst nach einer Woche entfernt wird, erfolgt nach Verletzungen ein Verbandswechsel schon innerhalb der ersten 48 Stunden. Durch Überknüpfverband geschützte Hauttransplantate werden dabei jedoch nicht inspiziert. Dies geschieht erst nach fünf bis sieben Tagen. Ist die Wunde reizlos, wird der Verbandswechsel im Abstand von zwei Tagen wiederholt, dabei das Volumen des Verbandes schrittweise reduziert. Drainagen werden nach 24 Stunden erstmals, danach in etwa dreistündigem Intervall minimal angezogen, um die Perforationen am Schlauchende wieder freizulegen, so daß der Blut- und Sekretabfluß ungestört erfolgen kann. Nach 36–48 Stunden werden sie vollständig entfernt.

VII Aufklärung

Jeder chirurgische Eingriff stellt den Tatbestand einer schweren Körperverletzung dar und bleibt nur straffrei, wenn der Patient in den Eingriff eingewilligt hat. Die Voraussetzung für eine rechtsgültige Einwilligung ist eine Aufklärung des Patienten über die Art der Operation und deren voraussehbaren typischen Folgen und Risiken. Nur nach sorgfältiger Aufklärung der Vor- und Nachteile einer Operation kann ein verständiger Patient eine selbständige Willensentscheidung darüber treffen, ob er die Operation wünscht. Neben Ansprüchen wegen fehlerhafter Behandlung ist mangelnde Aufklärung eine häufige Grundlage für eine spätere Regreßforderung, wenn der Operationserfolg nicht mit den Erwartungen des Patienten übereinstimmt. Daher empfiehlt es sich, die Pflicht der Aufklärung sehr genau zu nehmen. Das gilt besonders für handchirurgische Operationen, die nur in Ausnahmefällen so dringlich sind, daß sofort ohne lange Erklärungen gehandelt werden muß. Die typischen Erfolgsaussichten und Risiken können also in der Regel in der Handchirurgie ausreichend ausführlich erläutert werden, denn nur in Ausnahmefällen ist der Patient nach handchirurgischen Verletzungen im Schock. Besonders bei Replantationen, die lange Operationszeiten mit ihren Risiken, lange Behandlungs- und Arbeitsunfähigkeitszeiten bedingen, ist es vonnöten, das zu erwartende durchschnittliche Ergebnis realistisch darzustellen.

Die Schwierigkeit der Aufklärung für den Arzt liegt darin, ad hoc alle voraussichtlichen Folgen und Risiken dem Patienten aufzuzeigen und ihm richtig zu raten, während ein Richter später ohne Zeitdruck unter Zuhilfenahme von Sachverständigen entscheidet, welche Folgen voraussehbar und welche Entscheidung richtig gewesen wären.

Zwei Faktoren bestimmen Art und Umfang einer korrekten Aufklärung:

1. Der Patient

Wenig Schwierigkeiten bereitet die Aufklärung eines verständigen Patienten mit einer, wenn auch laienhaften, medizinischen Grunderfahrung. Bei ihm muß die Aufklärung möglichst sachlich umfassend geschehen. Wenn aber das Verständnis des Patienten aufgrund seines Intellektes oder wegen Aufregung gemindert ist, wird man die Aufklärung entsprechend vereinfachen müssen, damit nicht der Patient durch die Vielzahl der möglichen, aber nicht wahrscheinlichen Komplikationen vor sinnvollen Operationen zurückschreckt.

Besondere Vorsicht ist geboten bei Patienten, die mit Vertrauensseligkeit eine Aufklärung abzubrechen versuchen, indem sie sagen: „Herr Doktor, ich vertraue Ihnen voll und ganz. Sie werden schon das Richtige machen." Es können Patienten sein, die eine Aufklärung nicht wünschen. Dies muß dann exakt dokumentiert werden. Häufig decken sich aber die Erwartungen dieser Patienten in bezug auf den Erfolg der Operation nicht mit der Realität und bilden die Grundlage eines späteren Vertrauensschwundes.

2. Der operative Eingriff

Grundsätzlich steht die Ausführlichkeit der Aufklärung im gegensätzlich proportionalen Verhältnis zur Dringlichkeit der Operation. Bei vorbeugenden Operationen oder diagnostischen Eingriffen muß eine genaue Aufklärung über den zu erwartenden Erfolg oder über die Bedeutung der diagnostischen Erkenntnis erfolgen. Neben der Darstellung des durchschnittlich zu erwartenden funktionellen Ergebnisses soll eine Erklärung über die Behandlungsdauer erfolgen. Nicht nur die Operation ist der Schlüssel zum Behandlungserfolg, sondern genau so wichtig ist die Nachbehandlung, bei der die aktive Mitarbeit des Patienten besonders entscheidend ist. Die Folgen einer unterlassenen Operation und die Chancen eines späteren Eingriffes sollen erklärt werden.

Häufig ist das Ausmaß der Operation vor dem Eingriff nicht sicher zu übersehen, wie z. B. bei teildurchtrennten Sehnen und Nerven und bei Gefäßschäden. Bei der Aufklärung muß dies berücksichtigt werden und die Einwilligungserklärung des Patienten entsprechend erweitert werden.

Eine Dokumentation über den Umfang der Aufklärung ist ein weiterer wichtiger Punkt. Eigene Erfahrungen haben gezeigt, daß Patienten am nächsten Tag sich nur noch an Bruchteile der Aufklärung erinnern. Das kann mit der psychischen Situation vor der Operation zusammenhängen. Wir haben daraus die Konsequenz gezogen, bei Wahloperationen mehrfach ein Aufklärungsgespräch durchzuführen: Einmal bei der ersten Untersuchung in der Sprechstunde, so daß durch den zeitlichen Abstand zur Operation für den Patienten noch Zeit zum Nachdenken und Nachfragen verbleibt, und zum anderen bei der Aufnahme zur stationären Behandlung bzw. vor dem ambulanten Eingriff. Für die Standardoperationen verwenden wir vorgedruckte Formulare, so daß über die Abhandlung der hier enthaltenen Punkte später keine Unklarheit besteht. (Die entsprechenden Formulare sind im Anhang des Buches abgedruckt.) Abgesprochene zusätzliche Risiken werden handschriftlich in Stichworten hinzugefügt.

Über den schriftlich fixierten Umfang der Aufklärung hinaus sollte man jederzeit auf Wunsch des Patienten zu weiteren Erklärungen bereit sein, denn letztlich beurteilt der Patient den Operationserfolg um so sicherer, je realer seine Vorstellungen vom Erreichbaren sind.

VIII Kunstfehler

Der landläufig oft gebrauchte Begriff des medizinischen „Kunstfehlers" ist juristisch und medizinisch nur unvollständig definiert. Wenn er als Verstoß gegen die anerkannten Regeln der Heilkunst verstanden wird, so ergibt sich daraus die Frage, welches denn diese anerkannten Regeln sind und wer sie aufstellt. Die medizinische Wissenschaft unterliegt einem ständigen Wechsel der Meinungen und Erfahrungen, so daß heute gültige Regeln morgen schon im Abseits stehen können. Andererseits können durch unzweifelhaft vermeidbare Behandlungsfehler Menschen dauerhaft und unnötig geschädigt werden.

Bei der heutigen – aus juristischer Sicht gesehenen – vorwiegend geschäftsmäßigen Beziehung zwischen Arzt und Patient ergeben sich immer dann Schadensersatzforderungen, wenn die Erwartungen des Patienten nicht mit den Ergebnissen des ärztlichen Handelns übereinstimmen. Dafür ursächlich können eine mangelhafte Aufklärung oder ein Behandlungsfehler, aber auch ein schicksalsmäßiger Verlauf sein. Das Anspruchsdenken vieler Patienten, daß bei Zahlung eines entsprechenden Honorars eine vollständige Wiederherstellung nach einer Verletzung oder Erkrankung eintreten muß, spielt in diesem Zusammenhang ebenfalls eine Rolle.

Eindeutige Verstöße gegen die ärztliche Sorgfalt durch Fahrlässigkeit und durch aktiv begangene Fehler führen jedoch zu berechtigten Schadensersatzansprüchen. Im Rahmen dieses Buches kann jedoch nicht auf weitere begriffliche Erläuterungen des medizinischen Kunst- oder Behandlungsfehlers eingegangen oder juristische Folgerungen aufgezeigt werden. Der nachfolgende Abriß soll die Erfahrungen aus zahlreichen Kunstfehlergutachten zusammenfassen und typische vermeidbare Fehler bei der Behandlung handchirurgischer Verletzungen aufzeigen.

Vor Übernahme einer handchirurgischen Behandlung muß zunächst sichergestellt sein, daß die apparative, räumliche und personelle Ausstattung ausreichend ist. Schon aus dem Fehlen einer dieser drei Voraussetzungen können Ansprüche abgeleitet werden.

Behandlungsfehler in der Diagnostik

Eine unvollständig erhobene Anamnese kann zu vermeidbaren Schäden führen, zum Beispiel bei Verätzungen, Bißverletzungen oder Hochdruckspritzpistolenverletzungen, wenn nicht nach dem schädigenden Agens gefragt wird. Das gleiche gilt für die Unterlassung der Befragung nach Unverträglichkeiten. Die Fehler in diesem Bereich sind jedoch nicht häufig.

Im Gegensatz dazu ergeben sich Schäden aufgrund einer unvollständigen Untersuchung nicht so selten. In erster Linie handelt es sich dabei um das Übersehen von Nervenverletzungen. Die Überprüfung der Sensibilität, möglichst durch das Zweipunkteunterscheidungsvermögen, ist bei jeder Untersuchung von Unfallverletzten obligatorisch. Bei offenen Wunden muß weiterhin die Funktion der in diesem Bereich verlaufenden Sehnen kontrolliert werden.

Die meisten Fehler entstehen jedoch bei der Röntgendiagnostik. So sind immer Röntgenaufnahmen in mindestens zwei senkrecht aufeinanderstehenden Ebenen zu fordern. Das Anfertigen einer ap-Aufnahme und einer anderen schrägen Ebene reicht nicht aus zur Beurteilung einer Achsenfehlstellung. Durch Überlagerung können kleinere Fragmente, Bandausrisse oder knöcherne Sehnenausrisse sonst leicht übersehen werden. Zur korrekten Beurteilung der Mittelhand sind mindestens drei Ebenen und bei der Handwurzel vier Ebenen erforderlich.

Bei klinischem Verdacht auf eine Fraktur und negativem primären Röntgenergebnis ist eine zweite Röntgenkontrolle nach ca. 10–14 Tagen erforderlich. Dies gilt besonders bei Verdacht auf eine Kahnbeinfraktur. Schlecht belichtete Aufnahmen oder solche mit nachlässiger Einstellung müssen wiederholt werden.

Behandlungsfehler bei der Indikation zur Operation

Eine konservative Therapie bei einer absoluten Operationsindikation geht voll zu Lasten des behandelnden Arztes. Das gilt besonders für in Fehlstellung stehende Gelenkfrakturen, bei Nervenkompressionssymptomen nach einer Verletzung, bei eitrigen Infekten an der Hand, bei Hochdruckspritzpistolenverletzungen und demarkierten tief zweit- und drittgradigen Brandverletzungen (Abb. 1).

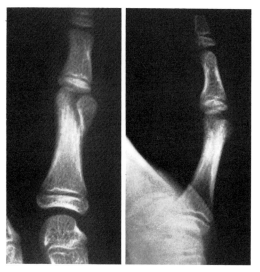

Abb. 1 Absolute OP-Indikation bei einer Gelenkfraktur

Jedoch kann auch eine unnötige Operation, wie zum Beispiel die Entfernung eines *Dupuytren*-Knotens im Stadium 1 fehlerhaft sein, wenn dabei unerwünscht andere Strukturen verletzt werden.

Behandlungsfehler bei der operativen Therapie

Schon in der Operationsvorbereitung können Ursachen für eine fehlerhafte Behandlung liegen. Es müssen Eingriffe an Nerven, Gefäßen und Sehnen und alle Eingriffe, die eine Gefährdung dieser Strukturen bedingen, wegen der besseren Übersicht in Blutleere vorgenommen werden. Dies gilt auch für die *Dupuytren*sche Kontraktur, Entfernung von Tumoren oder Fremdkörpern. Verletzungen von Nerven und Gefäßen müssen bei einer Operation ohne Blutleere als fehlerhaft ausgelegt werden, während sonst eine versehentliche Verletzung im Operationsrisiko liegt. Eine versehentliche intraoperative Durchtrennung von Nerven, trotz Beachtung aller Vorsichtsmaßnahmen, muß jedoch vom Operateur erkannt werden, so daß der Schaden durch eine sofortige oder möglichst frühzeitige Wiederherstellung gemindert oder beseitigt werden kann. Mangelnde Übersicht durch fehlende Blutleere oder bei Aufschwemmung der Gewebe durch Lokalanästhesie kann ebenfalls zu Fehlern führen, wie zum Beispiel der Naht von Sehnen an Nerven (Abb. 2), einer

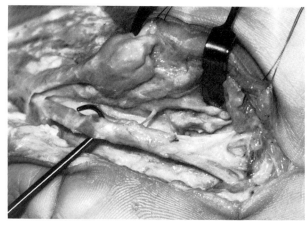

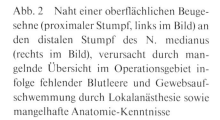

Abb. 2 Naht einer oberflächlichen Beugesehne (proximaler Stumpf, links im Bild) an den distalen Stumpf des N. medianus (rechts im Bild), verursacht durch mangelnde Übersicht im Operationsgebiet infolge fehlender Blutleere und Gewebsaufschwemmung durch Lokalanästhesie sowie mangelhafte Anatomie-Kenntnisse

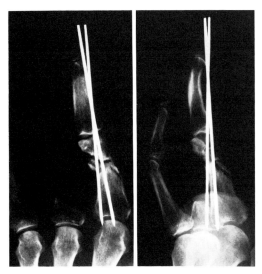

Abb. 3 Unzureichende Fragmentfixation in fehlerhafter Streckstellung aller Fingergelenke durch *Kirschner*drähte

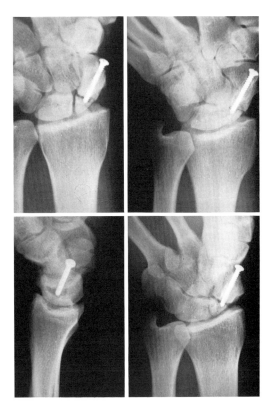

Abb. 4 Unzureichend verschraubte Kahnbeinfraktur

unvollständigen Entfernung von tumorösen Veränderungen, Ganglien und *Dupuytren*gewebe oder der inkompletten Spaltung des Retinaculum flexorum beim Karpaltunnelsyndrom. Bei der operativen Knochenbehandlung ist dem Operateur durch die Vielzahl von Osteosynthesemethoden ein weiter Behandlungsspielraum gegeben. Gewisse Grundprinzipien müssen jedoch Beachtung finden. Axiale *Kirschner*-Drahtauffädelungen mehrerer Fingerglieder, womöglich noch in Streckstellung der Gelenke (Abb. 3), oder intra- beziehungsweise transartikuläre Schraubenlage bei Schrauben- und Plattenosteosynthesen sind sicher ebenso falsch wie die Mißachtung der Grundregeln der Arbeitsgemeinschaft für Osteosynthesefragen (AO) (Abb. 4). Unverzichtbar ist die intraoperative oder unmittelbare postoperative Röntgenkontrolle bei allen operativen Knochenbruchbehandlungen, durch die sich Behandlungsfehler aufdecken (Abb. 5) und noch rechtzeitig abwenden lassen.

Fehlerhaft angelegte Hautschnitte führen zu vermeidbaren Kontrakuren, die der Operateur verantworten muß, während die Ausbildung eines Narbenkeloides nicht in seiner Verantwortung liegt.

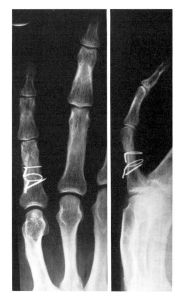

Abb. 5 Röntgenaufnahme mehrere Wochen nach Drahtumschlingung eines Grundgliedbruches, bei der die Beugesehnen mitgefaßt waren

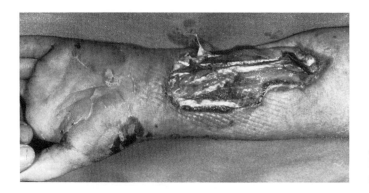

Abb. 6 Ausgedehnte infizierte Haut- und Weichteilnekrose durch Gipsdruck

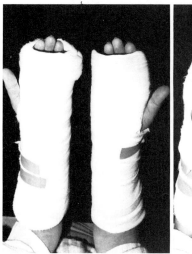 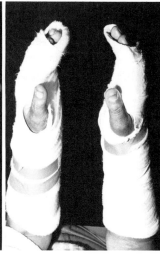

Abb. 7 Fehlerhafte Fingerruhigstellung in Streckstellung der Langfingergrundgelenke

Postoperative Behandlungsfehler

Ein enger, schnürender Verband oder Gips führt zu Druckulzerationen der Haut (Abb. 6) und bei Drosselung der arterio-venösen Blutzirkulation zur ischämischen Kontraktur. Wird entsprechenden Klagen des Patienten nicht durch sofortige Spaltung oder Lockerung des Verbandes nachgegangen, sind die Folgen vom behandelnden Arzt zu verantworten. „Ein Patient, der über seinen Verband klagt, hat immer recht, bis das Gegenteil bewiesen ist" ist ein Leitspruch, den man immer beachten sollte.

Weitere häufige Fehler in der postoperativen Phase sind fixierende Verbände in Streckstellung der Langfingergrundgelenke (Abb. 7) und die fehlende Verordnung einer rechtzeitigen intensiven krankengymnastischen und physikalischen Nachbehandlung.

Diese Auflistung der möglichen Behandlungsfehler ist sicherlich nicht vollständig. Wer kann schon alle die Fehler voraussehen, die im Einzelfall möglich sind. Es sind nur die häufig wiederkehrenden Fehler dargestellt worden, die zu berechtigten Schadensersatzansprüchen geführt haben.

Spezieller Teil

IX Fingerspitzenverletzungen

Verletzungen im Bereich der Fingerspitzen mit und ohne Substanzdefekte sind ein häufig wiederkehrendes Problem in jeder chirurgischen Ambulanz (Abb. 1). Nicht selten wird dem chirurgischen Anfänger diese „Kleinigkeit" zur Versorgung überlassen.

Der Bereich Fingerbeere/Fingerkuppe ist das Endorgan der taktilen Gnosis, das verständlicherweise besondere Beachtung bei der Wiederherstellung bzw. Rekonstruktion verdient. Das Ziel der chirurgischen Maßnahmen ist die Vermeidung von allzuviel Narbenbildung sowie die Erhaltung bzw. Wiederherstellung einer gut weichteilgepolsterten, sensiblen Tastfläche. Bei Verletzungen distal der Nagelwurzel ist unterschiedslos auch bei manuell Tätigen dem Längenerhalt durch eines der nachfolgend aufgeführten Verfahren der Vorzug gegenüber großzügig indizierter Nachamputation zu geben.

Aufklärung

Der Patient wird darüber informiert, daß nach wiederherstellenden Eingriffen durch Narbenbildung eine mangelnde Belastbarkeit resultieren kann, daß bei Verwendung nicht-sensibler Lappen eine Gefühlsminderung verbleibt, daß auch an anderen Fingern oder Körperregionen durch Haut- oder Lappenentnahme Narben entstehen und daß durch multiple Mikroneurome eine Überempfindlichkeit der Fingerkuppe oder eines Narbenbezirkes resultieren kann.

Minimaldefekte

Bei Minimaldefekten im Bereich der Fingerbeere ist die kontrollierte Sekundärheilung, d. h. das Abwarten der Spontanheilung unter ärztlicher Aufsicht nach Wundsäuberung und Anlegen eines sterilen Salbentüllverbandes, angezeigt. Besonders bei Kindern hat sich dieses Vorgehen bewährt.

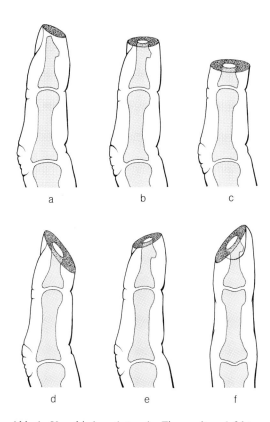

Abb. 1 Verschiedene Arten der Fingerspitzendefekte: (a) kleiner oberflächlicher Defekt, (b) größerer querverlaufender Defekt mit freiliegendem Knochen, (c) ausgedehnter Defekt mit Nagelverlust und freiliegendem Knochen, (d) schräger Defekt von palmar-proximal nach dorsal-distal, (e) schräger Defekt von palmar-distal nach dorsal-proximal, (f) schräger seitlicher Defekt

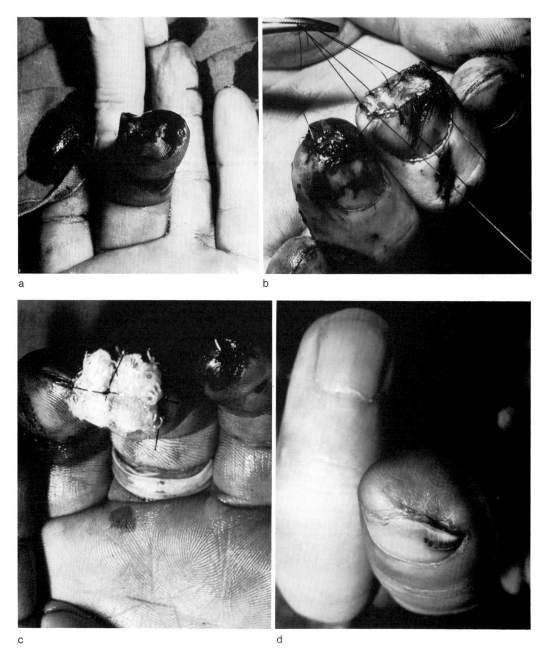

Abb. 2 Behandlung eines oberflächlichen Fingerspitzendefektes (a). Deckung mit Vollhauttransplantat (b), das durch einen Überknüpfverband fixiert wird (c). Ergebnis 8 Wochen postoperativ (d)

Kleine Defekte

Bei kleineren Hautweichteilverlusten im Bereich der Fingerspitze ohne freiliegenden Knochen kommt die freie Hauttransplantation in Betracht (Abb. 2). Da jedes freie Transplantat zur Schrumpfung führt, dies jedoch um so weniger, je dicker es ist, ist die Verwendung von dreivierteldicker Spalthaut oder besser noch Vollhaut empfehlenswert. Diese wird am besten von

Kleine Defekte

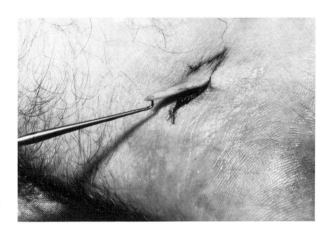

Abb. 3 Entnahme von Vollhaut auf der Handgelenksbeugeseite

der Handgelenksbeugeseite durch oväläre Exzision entnommen, so daß der Entnahmedefekt nach Verschluß eine kleine querverlaufende Narbe hinterläßt (Abb. 3).
Falls erforderlich, wird das Vollhauttransplantat sorgfältig mit der Schere entfettet und nach sorgfältiger Blutstillung spannungsfrei eingenäht. Die für die problemlose Einheilung erforderliche Kompression erreicht man durch einen Überknüpfverband (Abb. 2c), der für fünf bis sechs Tage belassen wird. Die Wiederanheftung einer teilamputierten Fingerspitze oder Fingerkuppe, die noch eine Restdurchblutung aufweist, ist sinnvoll (Abb. 4), während von einer Refixation eines solchen Gewebeteiles ohne Restdurchblutung (composite graft) in der Regel kein Erfolg zu erwarten ist. Eine gewisse Ausnahme ist bei Kindern gegeben. Eine nicht mehr durchblutete Fingerspitze kann aber, falls die Indikation besteht, nach Entfettung als Vollhauttransplantat verwendet werden. Die vielfach noch angegebene freie Übertragung einer Zehenkuppe ist abzulehnen, da das Verfahren zu unsicher und das Behandlungsziel mit risikoärmeren Maßnahmen zu erreichen ist.

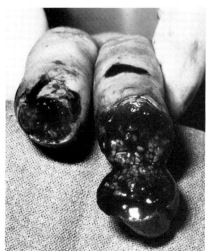 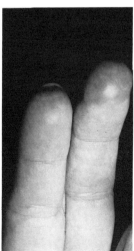 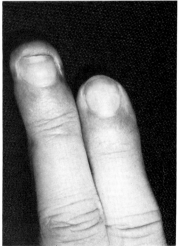

Abb. 4 Subtotale Mittelfingerendglied-Teilamputation mit Restdurchblutung (a). Ergebnis 8 Wochen nach *Kirschner*draht-Fixation und Hautadaptation (b)

Große Defekte

Bei größeren Substanzverlusten, vor allem Defekten der Unterhautfettgewebspolsterung mit und ohne Freiliegen des Knochens, ist eine plastische Deckung unumgänglich. Dies geschieht am unkompliziertesten und auch – was den Erhalt der Sensibilität betrifft – am vorteilhaftesten mit örtlichen Verschiebelappen. Uns haben sich drei Möglichkeiten bewährt:

V-Y-Plastik (TRANQUILLI-LEALI)

Bei queren Amputationen oder schrägen Amputationen von palmar-distal nach dorsal-proximal im distalen Endglieddrittel (Abb. 1b und e) verwendet man die V-Y-Plastik *(Tranquilli-Leali)*. Bei Beachtung einer peinlich atraumatischen Operationstechnik ist dieses Verfahren einfach und sicher durchzuführen (Abb. 5). Die Resultate nach relativ kurzer Behandlungsdauer (drei bis vier Wochen) sind hinsichtlich Belastbarkeit, Sensibilität und Kosmetik gut (Abb. 6). Man beachte, daß die V-förmige Inzision nicht über die Endgelenksbeugefalte hinausgeht. Beim Präparieren mit dem Skalpell oder einer Schere, deren Spitze vorn abgerundet und deren Schneide scharf ist, achte man darauf, eine Beschädigung der feinen zum Lappen ziehenden Gefäße und Nerven zu vermeiden und

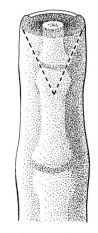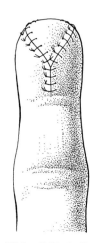

Abb. 5 V-Y-Plastik nach *Tranquilli-Leali* (Technik siehe Text)

lediglich die Bindegewebssepten zu durchtrennen. Ist eine größere Verschiebung notwendig, kann man auch vom distalen Rand, am Periost entlang, vorsichtig mobilisieren.

Bilaterale V-Y-Plastik (KUTLER)

Bei Amputationen von dorsal-distal nach palmar-proximal (Abb. 1d) ist die bilaterale V-Y-Plastik nach *Kutler* geeignet. Hierbei werden die

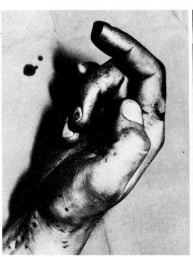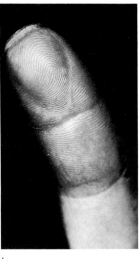

Abb. 6 Querverlaufender Defekt am rechten Zeigefinger mit freiliegendem Knochen (a). Ergebnis nach V-Y-Plastik (b)

a b

Große Defekte

V-förmigen Lappen auf der Ulnar- und Radialseite des Fingerendgliedes umschnitten und in der vorbeschriebenen Weise mobilisiert (Abb. 7). Da hier noch deutlich kleinere Verhältnisse vorliegen als bei der einfachen V-Y-Plastik, ist die Gefahr der Unterminierung mit nachfolgender Läppchennekrose größer. Eine Weiterentwicklung der Idee der seitlichen V-Y-Plastik ist der laterale neurovaskuläre Insellappen. Hierbei wird der dreieckige Lappen an dem Gefäßnervenbündel mobilisiert und kann so um einiges weiter verschoben werden (Abb. 8). Die Methode erfordert jedoch bereits mikrochirurgische Präparationstechnik und ist daher dem erfahrenen Handchirurgen vorbehalten. Dies gilt grundsätzlich für die Anwendung der neurovaskulären Lappen.

Neurovaskuläre Lappen

Diese Form der plastisch-chirurgischen Deckung wird beim vollständigen Verlust der gesamten Fingerkuppen bei intakten oder fast intakten Endgliedknochen, Nagel und Nagelbett angewandt. In der klinischen Praxis ist die Anwendung in der Regel beschränkt auf den Dau-

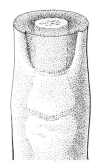
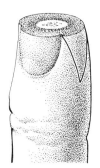
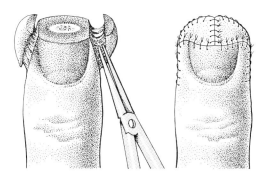

a

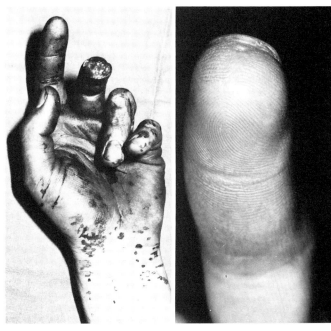

Abb. 7 Schematische Darstellung der *Kutler*-Lappenplastik (a). Tiefer Defekt am linken Mittelfinger mit freiliegendem Knochen (derselbe Patient wie Abb. 6) (b). Postoperatives Ergebnis (c)

b   c

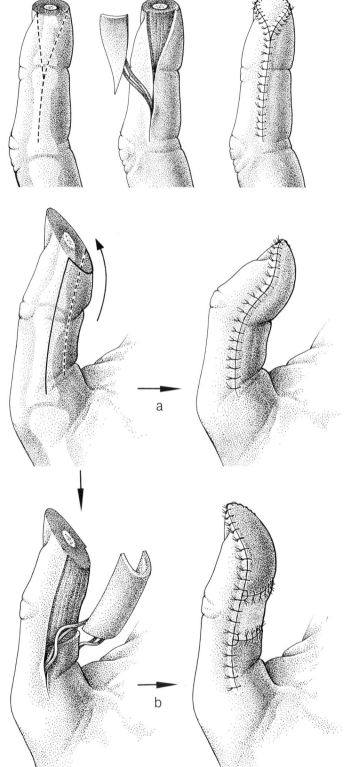

Abb. 8 Schematische Darstellung des lateralen neurovaskulären Insellappens.

Abb. 9 Dehnungslappen nach *Moberg* (a), der durch proximale Querinzision in einen noch weiter zu mobilisierenden neurovaskulären Insellappen (b) erweitert werden kann

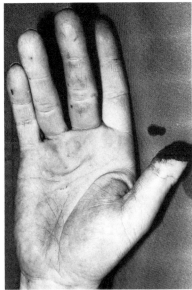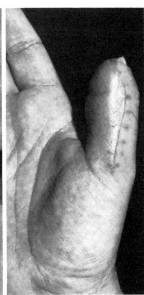

Abb. 10 Behandlung eines Daumenkuppendefektes (a) durch einen palmaren Dehnungslappen (b)

men, da hier jeder Millimeter Längenerhalt wertvoll und die optimale Wiederherstellung der Sensibilität von besonderer Wichtigkeit ist. An den Langfingern kann eine Indikation bestehen in besonderen Fällen, z. B. bei Blinden, die zum Lesen der Brailleschrift auf die taktile Gnosis mehr als andere Menschen angewiesen sind. Der neurovaskuläre Lappen kann als Dehnungslappen *(Moberg)* oder als Insellappen benutzt werden (Abb. 9). Für den Dehnungslappen (Abb. 10) wird der gesamte palmare Hautweichteilmantel vom Periost und der Beugesehnenscheide abpräpariert. Dies geschieht von zwei Mediolateral-Schnitten aus, die bis zur Grundgelenksbeugefalte geführt werden. Die feinen Abgänge der Arterien nach palmar werden koaguliert, um eine Hämatombildung zu vermeiden. Die Abzweigungen der Arterien und Nerven nach dorsal sollen nach Möglichkeit geschont werden, um keine Störungen von Durchblutung und Sensibilität in der streckseitigen Endgliedhaut zu verursachen. Unter leichter Beugung der Gelenke läßt sich der so mobilisierte Lappen spannungsfrei am Nagel bzw. Nagelbett einnähen. Mit dieser Form des Lappens lassen sich etwa 15–18 mm Länge gewinnen. Der Finger wird für 14 Tage in der für die Spannungsfreiheit erforderlichen Beugestellung der Finger immobilisiert.

Der neurovaskuläre Insellappen hat gegenüber dem Dehnungslappen deutliche Vorteile. Von der palmaren Weichteilbedeckung muß lediglich die „Insel" vollständig abpräpariert werden. Der Lappen läßt sich an den elastischen Gefäßnervenbündeln müheloser und weiter mobilisieren, so daß in der Regel keine Zwangshaltung des Fingers erforderlich ist (Abb. 11). Unter Umständen kann sogar eine primäre Daumenverlängerung durch Knochenübertragung auf diese Weise zur Weichteildeckung gebracht werden. Der entstehende rechteckige Defekt auf der Fingerbeugeseite wird durch ein Vollhauttransplantat verschlossen. Wenngleich durch den neurovaskulären Lappen die Sensibilität erhalten bleibt, ist häufig über einen längeren Zeitraum mit Dysästhesien zu rechnen, die einer intensiven Nachbehandlung bedürfen. Die Akut- und Weiterbehandlung von Patienten, die derartig komplizierter plastisch-chirurgischer Maßnahmen bedürfen, die auch im handchirurgischen Alltag nicht häufig sind, gehören in die Hand des Spezialisten.

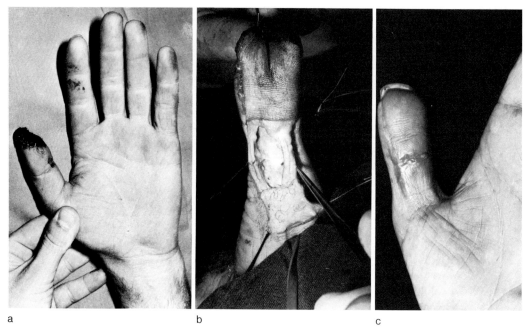

Abb. 11 Anwendung eines neurovaskulären Insellappens zur Deckung eines größeren Daumenkuppendefektes (a). Die an beiden palmaren Gefäßnervenbündeln gestielte Hautinsel ist ausreichend mobilisiert, um den Defekt zu verschließen (b). Ergebnis mit sensibel normal versorgter Kuppe (c)

Ausgedehnte Defekte

Bei ausgedehnten Amputationen im Bereich der Palmarseite der Endglieder, die eine Deckung durch örtliche Verschiebelappen nicht zulassen, sind gestielte Lappenplastiken erforderlich. Bei solchen Verletzungen wird aber häufig zu überlegen sein, ob eine Stumpfbildung nicht vorteilhafter ist (Abb. 12). Dies sollte abhängig gemacht werden vom Alter, Beruf und persönlichen Wunsch des Verletzten. Bei diesem Verfahren sind eine längere Ruhigstellung und Behandlungszeit sowie mindestens eine Zweitoperation (Lappendurchtrennung) unumgänglich.

Cross-finger-Lappen

Unter den vielen beschriebenen Methoden der Stiellappenplastik im Handbereich ist die Cross-finger-Plastik ein bewährtes Standardverfahren. Sie kann bei Verletzungen einzelner wie auch mehrerer Langfinger angewandt werden, ist am Daumen jedoch nur indiziert, wenn die vorher beschriebene Deckung durch einen neurovaskulären Insellappen nicht möglich ist. Die Technik der Cross-finger-Plastik ist der Abb. 13 zu entnehmen. Die Durchtrennung und Einnähung des Lappens nehmen wir regelmäßig nach drei Wochen in einer Sitzung vor. Obwohl die so übertragene Haut über keine Nervenversorgung verfügt, ist nach etwa einem Jahr mit einer

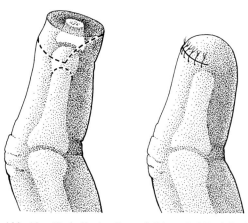

Abb. 12. Technik der Stumpfbildung bei Endgliedamputation

Ausgedehnte Defekte 59

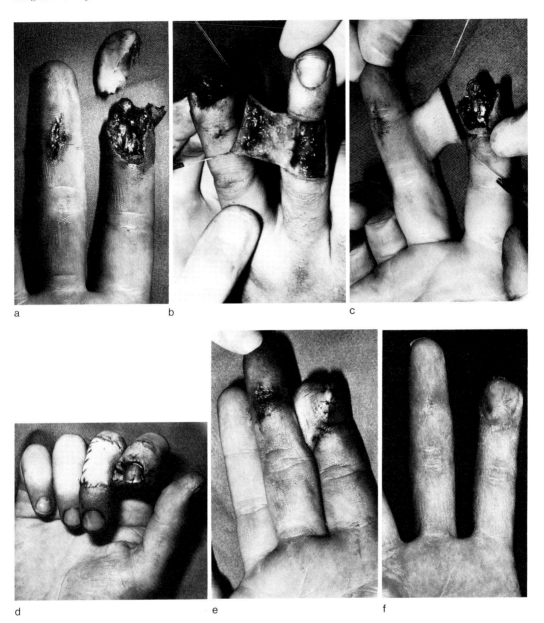

Abb. 13 Anwendung der Cross-finger-Lappenplastik bei ausgedehntem Zeigefingerdefekt (a); Hebung des Lappens von der Streckseite des benachbarten Fingers unter Erhaltung von Arterien und Venen (b). Der seitlich gestielte Lappen wird über den Defekt gelegt (c) und sein Hebungsdefekt mit dreivierteldicker Spalthaut verschlossen (d). Der Lappen muß spannungsfrei und ohne Abknickung eingenäht sein (e). Ergebnis nach Lippenstieldurchtrennung und Einheilung (f)

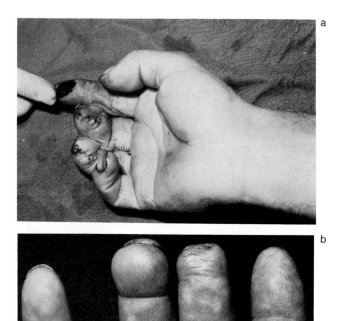

Abb. 14 Doppelte Cross-finger-Lappenplastik (a) mit Ergebnis (b)

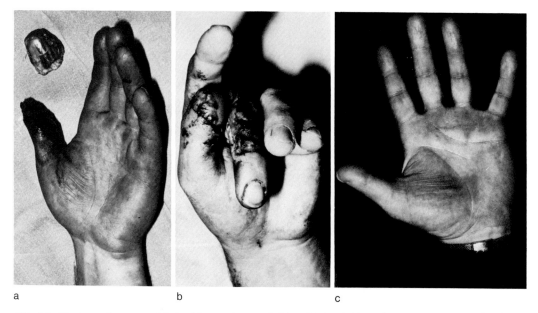

Abb. 15 Deckung eines ausgedehnten Daumenkuppendefektes (a) durch Cross-finger-Lappen vom Mittelfinger (b). Ergebnis 1 Jahr postoperativ (c)

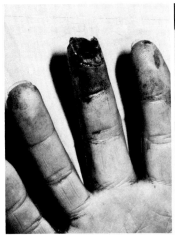
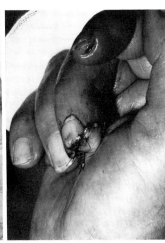

Abb. 16 (a, b) Thenarlappenplastik bei ausgedehnterem Spitzendefekt am Mittelfinger

Schutzsensibilität zu rechnen. Bei Kindern und auch in einigen Fällen bei Erwachsenen kann es jedoch auch zur Wiedererlangung einer Zweipunktediskriminationsfähigkeit kommen. Hinsichtlich Belastbarkeit und Kosmetik sind die Ergebnisse zufriedenstellend (Abb. 14 und 15).

Thenarlappen

Eine sehr gute Weichteilpolsterung ergibt der Thenarlappen, der sich jedoch ausschließlich für den Zeige- und Mittelfinger eignet (Abb. 16). Da hier die Ruhigstellung in einer besonders starken Beugung des Mittelgelenkes zu erfolgen hat, sollte dieser Weg nur bei jungen Patienten beschritten werden. Die Basis des zu hebenden Läppchens muß breit genug sein (Verhältnis Länge:Breite mindestens 2:1), da die arterielle Versorgung nach zufälligem Gefäßmuster erfolgt (random pattern flap). Der Stiel sollte soweit wie möglich nach radial in den Thenarbereich gelegt werden, da hier die nicht zu vermeidende Narbe am wenigsten stört.

Fernlappen

Wenn mit keiner der bisher beschriebenen Methoden eine ausreichende Defektabdeckung zu erzielen ist (insbesondere auch bei Beteiligung mehrerer oder aller Langfinger), ist in Ausnahmefällen eine Fernlappenplastik indiziert. Als Spenderregion kommen in Betracht der Unterbauch (Bauchhautlappenplastik, jedoch nicht bei adipösen Patienten!), der unverletzte Arm (Cross-arm-Plastik) sowie der Infraklavikularbereich. Die hierbei möglichen Begleitschäden, Einsteifung von Schulter- und Ellenbogengelenk, der unter Umständen längere Krankenhausaufenthalt, der zu erwartende komplette Sensibilitätsverlust sowie die Kälteempfindlichkeit der übertragenen Gewebeteile müssen dem Verletzten im Rahmen der präoperativen Aufklärung eindringlich geschildert werden. Bei Patienten jenseits des 50. Lebensjahres, bei Handarbeitern, die vornehmlich im Freien tätig sind (Landwirte, Bauarbeiter), muß die Indikation zu einer solchen Operation besonders streng gestellt werden. Die Lappendurchtrennung erfolgt nach drei Wochen. Meist kann dabei das Einnähen sofort erfolgen. Eine Lappenentfettung nehmen wir etwa sechs Monate nach dem Unfall vor.

Postoperative Nachbehandlung

Die postoperative Nachbehandlung der Kuppenverletzungen ist ebenso wichtig wie der chirurgische Eingriff selbst. Entscheidend ist die frühzeitige Abhärtung des Verletzungsbezirkes. Bei primärer Wundheilung wird der Gips (Unterarmgipsschiene in Funktionsstellung des Handgelenkes mit Einschluß nur des/der verletzten Finger in maximaler Beugestellung des Grundgelenkes) für fünf bis sieben Tage belassen. Danach bleibt der Finger verbandsfrei oder erhält lediglich einen dünnen Schutzverband. Der Patient wird angeleitet, die verletzte Fingerspitze zur Vermeidung von Beschwerden durch kleinste Neurome mit zunehmender Intensität zu beklopfen sowie die Gelenke aktiv zu bewegen (Näheres zur Abhärtungstherapie siehe Kapitel „Traumatische Amputationen" S. 73). Häufig wird für die Therapie die Unterstützung einer Krankengymnastin erforderlich sein. Spätestens nach Entfernung der Fäden (10.–12. Tag) bleibt der Finger endgültig ohne Verband, und der Patient beginnt mit Paraffinkneten und Beschäftigungstherapie. Dadurch wird die ganze Hand unter Einschluß der verletzten Finger sinnvoll betätigt, und der Arzt erhält im Kontakt mit der Therapeutin Aufschluß darüber, wie sich der Verlauf der Behandlung gestaltet. Die durchschnittliche Behandlungszeit – je nach gewähltem Verfahren – liegt zwischen drei und acht Wochen.

MdE

Der Teilverlust auch mehrerer Endglieder führt zu keiner rentenberechtigenden MdE. Eine Gesamtvergütung bei Beteiligung mehrerer Finger erscheint jedoch angemessen. Führt die Kuppenamputation an einem oder mehreren Fingern, insbesondere am Daumen, zu einem kompletten Sensibilitätsverlust oder einer wesentlichen Gefühlsminderung, so verbleibt eine MdE (Daumen = 10 v.H., mehrere Langfinger = 10 v.H., Daumen/Zeigefinger (gefühlloser Spitzgriff) = 20 v.H.).

Sekundäreingriffe

Schmerzhafte oder durch Narben nicht belastungsfähige Fingerkuppen können auch sekundär durch die geschilderten Verfahren korrigiert werden. Ferner kommen sensible Ersatzoperationen in Betracht, insbesondere durch die Technik des neurovaskulären Insellappens vom selben oder von einem anderen Finger, gegebenenfalls auch aus der 1. Zwischenzehenfalte. Bei anhaltenden Belastungsbeschwerden ist in einigen Fällen auch die Teilamputation angezeigt.

X Fingernagelverletzungen

Der Fingernagel (Abb. 1) ist kein überflüssiges phylogenetisches Relikt, für das ihn offenbar diejenigen halten, die durch Trauma oder Erkrankung veränderte Fingernägel ohne viel Umstände ersatzlos entfernen. Tatsächlich werden Verletzungen des Fingernagels in der Traumatologie stiefmütterlich behandelt, was keinesfalls seiner funktionellen und kosmetischen Bedeutung entspricht. Der Fingernagel bildet das feste Widerlager der Fingerkuppe und unterstützt dadurch den Fein- und Spitzgriff sowie unsere Fähigkeit, feine Dinge aufzuheben und festzuhalten. Die kosmetische Bedeutung der Fingernägel (selbst der Zehennägel!) wird vielen Menschen erst bewußt, wenn sie fehlen oder deformiert sind.

Durch richtige Primärbehandlung der Nagelverletzungen können die meisten bleibenden Nageldeformierungen verhindert oder zumindest auf ein Minimum reduziert werden.

Aufklärung

Bei Verletzungen des Nagelbettes muß auf die möglichen Nagelwachstumsstörungen und -deformierungen hingewiesen werden.

Quetschverletzungen

Die häufigsten Fingerendgliedtraumen mit Nagelbettbeteiligung sind Quetschungen (Hammerschlag, Autotür usw.). Durch die gute Vaskularisation des Nagelbettes kommt es zu einem mehr oder weniger großen *subungualen Hämatom.* Dadurch entsteht unter dem Nagel ein schmerzhafter Druck, der die Hämatomentleerung notwendig macht. Bei kleineren Blutansammlungen genügt es, mit dem Skalpell ein nicht zu kleines Loch in den Nagel zu stanzen. Auch die vielerorts geübte Methode, mit einer glühenden Büroklammer ein Loch in den Nagel zu brennen, führt zu Dekompression und damit zur Schmerzbefreiung. Es ist darauf zu achten, daß diese kleine chirurgische Intervention unter sterilen Kautelen und nicht im Bereich der Nagelmatrix erfolgt, die am weißen Halbmond (Lunula) zu erkennen ist. Bei größeren Hämatomen muß an eine Verletzung des Nagelbettes gedacht werden, die der chirurgischen Versorgung bedarf (Abb. 2)[1]. In *Oberst*-Anästhesie und Fingerblutleere wird der Nagel vorsichtig entfernt, indem man ihn mit einer feinen Schere oder einem Elevatorium unterminiert. Zwei kleine Längsinzisionen des proximalen Nagelwalles

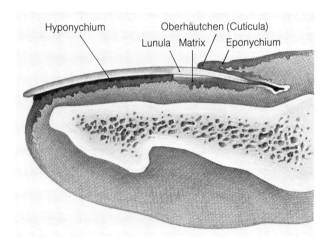

Abb. 1 Anatomischer Aufbau der Fingernagelregion

[1] Die Abbildungen 2, 4, 5, 6 und 7 sind mit freundlicher Genehmigung des Verlages und des ersten Autors der folgenden Arbeit entnommen: *Kleinert, H. E., S. M. Puchta, T. S. Ashbell* and *J. E. Kutz:* The deformed finger nail, a frequent result of failure to repair nail bed injuries. *The Journal of Trauma 7, 177–190 (1967).*

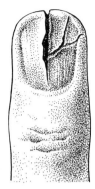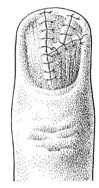

Abb. 2 Exakte Adaptation der Nagelbettwunde durch feines resorbierbares Nahtmaterial

wird nach Wundsäuberung eine Deckung mit Spalthaut durchgeführt. Der Teil des Transplantats, der im Bereich des Nagelbettes liegt, wird von der Epidermis befreit (intermediate graft), die zur besseren und rascheren Abheilung auf dem Entnahmedefekt verbleibt. Auf der entepithelisierten Spalthaut haftet der nachwachsende Nagel besser an.

Riß- und Schnittverletzungen

Bei Rißverletzungen kann es zum Ausreißen von Teilen des Nagelbettes oder zur Luxation der Nagelwurzel kommen. Bei der Refixation ist darauf zu achten, daß die Nagelbettanteile unter den Nagelwall geschoben und dort fixiert werden. Ist der Nagelwall selbst mitverletzt, muß zwischen ihn und das wiederhergestellte Nagelbett ein Salbentüllstreifen gelegt werden, um Verklebungen (und damit Wachstumsstörungen) zu verhindern (Abb. 4). Besteht ein Defekt des proximalen oder seitlichen Nagel-

können das Herausziehen erleichtern. Die Einrisse des Nagelbettes und/oder der Nagelwurzel werden mit feinem (6/0 bzw. metric 0,7) resorbierbarem Nahtmaterial (kein Catgut!) adaptiert. Lupenbrillenvergrößerung ist hierfür unbedingt notwendig, wenn nicht sogar das Mikroskop benutzt wird. Der Nagel wird gründlich gesäubert und nach Resektion eines etwa 1 mm schmalen Streifens ringsherum wieder als Schiene auf das Nagelbett gelegt und unter den Nagelwall geschoben. Die Fixation erfolgt durch zwei Rückstichnähte (Abb. 3). Liegt zusätzlich eine **Endgliedfraktur** vor, wird nach Stabilisierung der Fraktur in gleicher Weise verfahren. Ist das Nagelbett ganz oder teilweise abgequetscht,

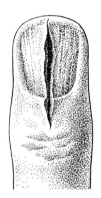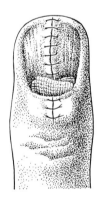

Abb. 4 Rißwunde im Nagelbett, der Matrix sowie des Nagelwalles. Sorgfältige Adaptation der Wunde, Einlage einer Salbentüllrolle zwischen Matrix und Nagelwall zur Verhinderung von Verklebungen

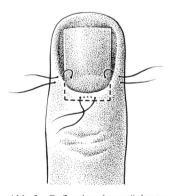

Abb. 3 Refixation des gesäuberten und angefrischten Fingernagels, der als Schienung des verletzten Nagelbettes dient

walls, ist unter Umständen eine plastische Deckung durch Verschiebelappen (Abb. 5) oder Thenarlappen notwendig. In jedem Fall ist die Refixation des Nagels als Schienung und physiologische Bedeckung (s. o.) anzustreben.

Sekundäreingriffe

Traumatisch bedingte Nagelveränderungen können auf verschiedene Weise korrigiert werden (Abb. 6 u. 7). Die Ergebnisse sind nicht immer gut. Die Transplantation von Nagelbett und Nagelmatrix wurde mit unterschiedlichem Erfolg angewandt. In einzelnen Fällen ist auch die freie Zehennagelübertragung mit mikrovaskulärem Anschluß mit respektablem Resultat geglückt.

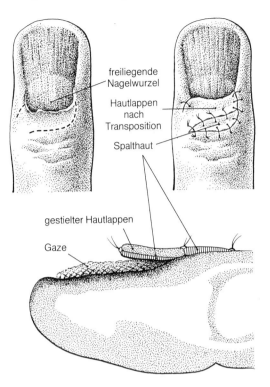

Abb. 5 Ausriß des Nagels und des proximalen Nagelwalles. Deckung durch Verschiebelappenplastik und Spalthaut (Entnahmedefekt und Lappenunterseite)

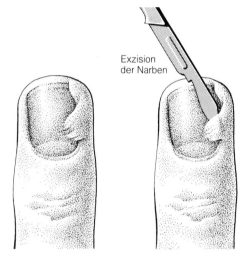

Postoperative Behandlung

Der Verband soll, wenn keine Entzündungszeichen erkennbar sind, erst nach einer Woche gewechselt werden. Dadurch wird die feste Verbindung zwischen Nagelbett und refixiertem Nagel begünstigt. Eine das Endgelenk und damit das Endglied immobilisierende Schiene (z. B. *Stack*-Schiene) wird für drei Wochen belassen. In dieser Zeit werden sich bildende Adhäsionen zwischen Nagelwall und Nagelbett immer wieder gelöst. Dies kann ein verständiger Patient (z. B. mit einem Q-Tip) auch selbst machen. Der freie Rand des nachwachsenden Nagels muß an den Ecken abgerundet werden, um ein Einwachsen und damit eine mögliche Paronychie zu verhindern. Die vollständige Regeneration des Fingernagels dauert vier bis fünf Monate.

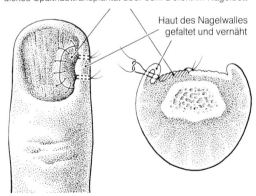

Abb. 6 Adhäsionen zwischen lateralem Nagelwall und Nagelbett. Korrektur durch Exzision und Dermis-Transplantat

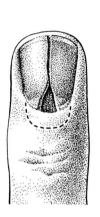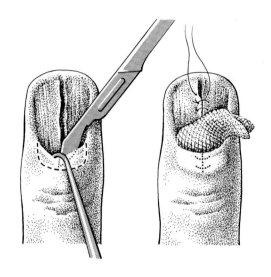

Abb. 7 Gespaltener Nagel. Längsverlaufende Nagelbettnarbe sowie Adhäsionen zwischen proximalem Nagelwall und Nagelmatrix. Korrektur durch Adhäsiolyse und Narbenexzision

XI Traumatische Amputationen

Die Amputation eines Fingers oder auch nur des Teiles eines Fingers kann die Funktion der gesamten Hand beeinträchtigen, wenn es nicht gelingt, völlig reizlose Stumpfverhältnisse herbeizuführen. Verbleibende Stoßempfindlichkeit, Neurombeschwerden oder mangelnde Stumpfabpolsterung erhöhen die Funktionsstörung, die schon der Gliedverlust für sich allein genommen verursacht. Bei der Häufigkeit der Fingeramputationen müßte es das Bestreben aller erstversorgenden Ärzte sein, mit diesem Eingriff und einer entsprechenden aktiven Weiterbehandlung sofort einen Dauerzustand zu schaffen und den Verletzten nach kurzer Zeit wieder arbeitsfähig werden zu lassen. Die Erfahrung beweist aber, daß in vielen Fällen eher das Gegenteil eintritt und eine oder sogar mehrfache Nachamputationen einen langwierigen Krankenstand und dauernde Stumpfbeschwerden nicht zu vermeiden vermögen. Wir sehen immer wieder Verletzte, die ihren Amputationsstumpf mit Neuromen in der am Knochen verwachsenen Narbe unter einem gepolsterten Lederschutz verstecken.

Indikation

Galt noch vor wenigen Jahren vor allem die Zerstörung der Blutgefäße eines Fingers als absolute Indikation zur Stumpfbildung, so ist inzwischen durch die heute vielenorts routinemäßig angewandte Mikrochirurgie und damit verbundene Möglichkeit der Anastomosierung kleinster Gefäße ein gewisser Wandel eingetreten. Dies darf aber keinesfalls zu der irrigen Meinung führen, daß der größte Teil der Fingerverletzungen mit vollständiger oder teilweiser Amputation den Mikrochirurgen zugewiesen werden muß. Über die sehr differenzierte Indikation zur Replantation bzw. Revaskularisation, die viele Faktoren einbeziehen muß, orientiert Kapitel XII, S. 75 ff.

Liegt eine Amputationsverletzung vor, muß genau geprüft werden, welche Strukturen durchtrennt sind. Von entscheidender Bedeutung ist hierbei der Zustand der Blutzufuhr sowie der Sensibilität des distal der Verletzungsstelle befindlichen Fingerteiles. Bevor man eine individuelle Beurteilung zur Anzeigestellung vornimmt (Geschlecht, Alter, Beruf, Begleiterkrankung, subjektive Einstellung des Verletzten), ist nach chirurgischen Gesichtspunkten zu klären, ob eine Stumpfbildung absolut indiziert ist.

Eine *absolute Indikation* zur Stumpfbildung an den Langfingern ist gegeben bei Durchtrennung aller Gewebe (Haut, Beuge- und Strecksehnen, beider palmarer Nerven-Gefäßbündel, Knochen) und gleichzeitiger Schädigung des Amputats durch Quetschung, weiteren Rißverletzungen oder dergleichen. Dies trifft auch dann zu, wenn noch über eine erhaltene Hautbrücke eine minimale Restdurchblutung vorhanden ist (Abb. 1).

Am Daumen besteht eine absolute Indikation, wenn die oben aufgeführten Kriterien erfüllt sind, das Amputat eine wesentliche Schädigung durch Quetschung erfahren hat und keinerlei Restdurchblutung vorhanden ist. Wegen der besonderen Bedeutung des Daumens für die Funktion der Hand (auch des Daumens der nichtdominanten Hand!) ist im Zweifelsfall die Entscheidung dem Handchirurgen zu überlassen.

Eine *relative Indikation* zur Stumpfbildung an Langfingern besteht in allen Fällen, die bei teilweiser oder vollständiger Amputation eine Replantation oder Revaskularisation technisch möglich erscheinen lassen. Hier ist die individuelle Beratung und Aufklärung des Patienten wichtig, bei der man sich genug Zeit lassen muß. Insbesondere muß auf die zu erwartenden Funktionsstörungen, vor allem auch die Kälteempfindlichkeit hingewiesen werden. Für den einen Patienten sind diese zu erwartenden Störungen und die lange Dauer der Arbeitsunfähigkeit intolerabel (Landwirte, Handwerker), der andere nimmt dies aus verschiedensten individuellen Gründen in Kauf. Die Durchtrennung sämtli-

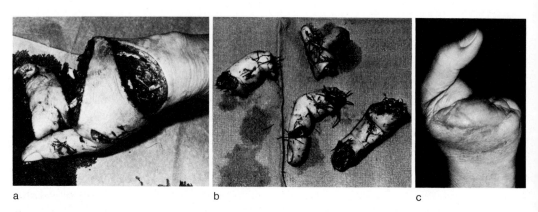

Abb. 1 Amputation aller Langfinger durch Rasenmäherverletzung in mehreren Streifen mit mehrfacher Durchtrennung der anatomischen Strukturen auch in der Mittelhand (a und b): absolute Indikation zur Stumpfbildung, aber Erhaltung des Daumens (c).

cher palmar gelegener Strukturen eines Fingers sind allein keine Indikation zur Stumpfbildung. Eine solche Verletzung bedarf allerdings der mikrochirurgischen Intervention.

Am Daumen sieht man von einer Replantation oder Revaskularisation lediglich ab, wenn hohes Alter des Verletzten, schwerwiegende Begleiterkrankungen oder ein Polytrauma einem langwierigen Eingriff an der Hand entgegenstehen.

Bei Amputationsverletzungen mehrerer Finger ist die Situation komplex und nicht immer eindeutig zu beurteilen. Hierbei kann es für den primären Erhalt wichtiger Greifformen möglich und notwendig sein, Amputate umzusetzen und z. B. ein Zeigefingeramputat, das sich am zweiten Strahl nicht replantieren läßt, auf den Mittelfingerstumpf zu bringen, dessen Amputat zerstört ist (s. Abb. 3, S. 76). Auch können aus abgetrennten Fingerteilen, die nicht replantationswürdig sind, Gewebeteile entnommen werden, die zur Wiederherstellung anderer verletzter Finger benutzt werden können (Venen- oder Arterientransplantate, Nerven, Knochen, Haut, Nagel, Nagelbett). Ist der Hautmantel eines ansonsten zerstörten Fingers erhalten, kann er nach „Filetierung" als gestielter Lappen im Handbereich eingenäht werden (Abb. 2).

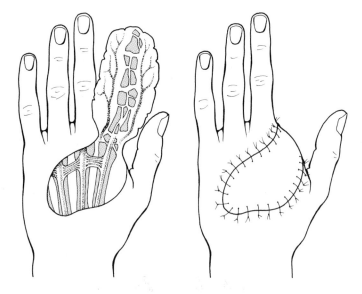

Abb. 2 Deckung eines Weichteildefektes mit der durchbluteten Haut eines ansonsten amputationsunwürdigen Langfingers („filetierter Finger")

Aufklärung

Vor einer Amputation bzw. Stumpfbildung sollte man dem Patienten die Gründe hierfür erklären und sein ausdrückliches Einverständnis für dieses Vorgehen einholen. Eine aus ärztlicher Sicht gegebene Indikation zur Replantation (siehe Kapitel „Replantation") darf nicht verschwiegen werden, um die Entscheidungsfreiheit des Patienten nicht einzuengen.

Höhe der Stumpfbildung

Das früher sehr beliebte und in allen Lehrbüchern zu findende Amputationsschema darf heute als überholt angesehen werden. Man soll sich nicht an ein starres Schema mit einer Einteilung in „wertvoll, weniger wertvoll, unwichtig und hinderlich" halten, sondern neben dem Grad der Schädigung der verschiedenen Strukturen die schon erwähnte individuelle Beurteilung berücksichtigen. Was für den einen Verletzten nützlich ist, kann für den anderen mit andersartiger Tätigkeit hinderlich sein. Besonders bei weiblichen Patienten spielen ästhetische Gesichtspunkte gelegentlich eine große Rolle. Im allgemeinen sind die beiden Punkte, die die Amputationshöhe bestimmen, die Möglichkeit und die Zweckmäßigkeit der Erhaltung bestimmter Finger- und Handanteile. Die Möglichkeit der Erhaltung wird durch Art und Ausdehnung des Schadens bestimmt, während bei der Zweckmäßigkeit die spätere Funktion zu beurteilen ist. Hierbei spielen nicht nur Probleme einer guten Weichteildeckung und der Beweglichkeit der Gelenke eine Rolle, sondern an den Fingern vor allem die Sensibilität. Die Aufhebung des Berührungsgefühls eines Fingers kann trotz guter Beweglichkeit zu seiner weitgehenden Ausschaltung aus der Gesamtfunktion der Hand führen. Dieses gilt besonders für Daumen und Zeigefinger, an denen eine voll entwickelte Sensibilität die Voraussetzung zur Durchführung des für feinere Tätigkeiten so wichtigen Spitzgriffes ist.
An den drei ulnaren Fingern wirkt sich eine Sensibilitätsstörung nicht ganz so stark aus, da diese Finger verantwortlich für den Grobgriff der Hand sind. Kraftleistung hat hier den Vorrang.

Im Rahmen der beiden Hauptgreifformen der Hand, dem Spitzgriff und dem Grobgriff, haben die einzelnen Finger eine unterschiedliche Bedeutung. Bei Verletzungen, die zur Amputation führen, spielt diese funktionelle Wertigkeit eine große Rolle.

Funktionelle Wertigkeit der Finger

Der *Daumen* steht an erster Stelle. Darin sind sich bei sonst unterschiedlicher Bewertung verschiedene Autoren und Versicherungsgesellschaften einig. Die funktionelle Sonderstellung des Daumens ist nicht nur an die bedeutsame Sensibilität und die durch zusätzliche Muskeln bewirkte besondere Beweglichkeit (Oppositionsfähigkeit), sondern auch an seine Länge gebunden, weswegen eine Kürzung mit allen zur Verfügung stehenden Mitteln vermieden werden muß. Hier gibt es keine bevorzugte Höhe einer Stumpfbildung; jeder Millimeter ist von Bedeutung, wenngleich auch nicht um den Preis eines schlecht gepolsterten, schmerzhaften Stumpfes. Plastisch-chirurgische Maßnahmen zum Längenerhalt sind daher auch besonders am Daumen angezeigt (s. Kapitel IX, S. 55).
Der *Zeigefinger* ist der wichtigste Langfinger. Er bildet im Spitzgriff mit dem Daumen die zweite Branche der Greifzange und ist somit für alle feineren Tätigkeiten von großer Wichtigkeit. Darüber hinaus gibt der Zeigefinger bei vielen, meist präzisen Verrichtungen am jeweiligen Werkzeug oder Instrument die sichere Führung (Schraubenzieher, Messer, Federhalter). In der Regel werden diese Geräte im Sinne einer Dreipunkt-Abstützung zwischen den ersten drei Fingern geführt, wobei dem Zeigefinger die Führung, Daumen und Mittelfinger dagegen mehr ein festes Halten bzw. eine Abstützung zukommen. Für den Zeigefinger ist wegen dieser vielfältigen Aufgaben im Gegensatz zum Daumen eine ausreichende Beweglichkeit in allen Fingergelenken wichtiger als die volle Länge. Auch bei Stumpfbildungen in Höhe des Mittelgliedes können die meisten Funktionen ausreichend durchgeführt werden. Eine Kürzung weiter proximal führt jedoch zur Übernahme der Zeigefingerfunktion durch den Mittelfinger. Dennoch würden wir bei

den meisten Patienten, insbesondere bei handwerklich Tätigen, bei erhaltener Grundgelenksbeweglichkeit den Grundgliedstumpf belassen, da die hierdurch erhaltene volle Breite der Hand den meisten Verletzten dienlich ist. Im Gegensatz zu vielen anderen Autoren sind wir der Meinung, daß die Handverschmälerung durch Kürzung im proximalen Mittelhandbereich eine Ausnahmeindikation darstellt. Primär kommt sie lediglich in Betracht bei irreparabler Schädigung des gesamten Zeigefingers einschließlich des Grundgelenkes.

Der *Mittelfinger* vermag bei Schädigung des Zeigefingers dessen Funktion weitgehend zu übernehmen. In dieser Beziehung ist er ebenfalls als wichtig anzusehen, während seine Bedeutung bei gesundem Zeigefinger stark absinkt. Bei gleichzeitiger schwerer Verletzung des Zeigefingers muß daher vom Mittelfinger möglichst viel an Länge erhalten werden, wobei hier ein erhaltener Grundgliedstumpf von noch größerer Bedeutung ist als am Nachbarfinger. Auch bei Vorhandensein der übrigen Langfinger verhindert der Mittelfingergrundgliedstumpf einen größeren Kraftverlust der Hand und trägt dazu bei, daß auch kleinere Gegenstände wie Münzen, Nägel und Schrauben gehalten werden können, ohne durch die sonst entstehende Lücke herauszufallen. Die Grundgliedbasis sollte möglichst nicht exartikuliert werden, da so die Ansätze der Interosseusmuskeln verloren gehen, wodurch das Muskelgleichgewicht beider benachbarter Finger gestört werden kann. Diese Finger konvergieren dann leicht und stören beim Faustschluß. Bei der Notwendigkeit weit proximaler Amputation am dritten Strahl ist es daher in vielen Fällen besser, den Mittelhandknochen bis auf seine Basis mitzuentfernen und den Zeigefingerstrahl auf den Platz des III. Fingers zu verschieben. Hierdurch wird die geschlossene Einheit der Langfinger wiederhergestellt, wenn auch in Form einer verschmälerten Hand. Dieser Eingriff wird allerdings meist sekundär vorgenommen.

Der *Ringfinger* ist in der Gesamtfunktion der Hand als relativ unwichtig anzusehen. Bei seiner alleinigen Schädigung bleibt der Verlust ohne ernstere Schäden für die Gesamtfunktion der Hand. Die Amputation in Höhe des Grundgelenkes führt allerdings ebenfalls zur Beeinträchtigung der Nachbarfinger mit Konvergenz und Rotationsneigung. Die für den Mittelfingerverlust beschriebene Umsetzung des Nachbarstrahles läßt sich auch bei proximal gelegener Ringfingeramputation durchführen. Der Kleinfingerstrahl wird dabei auf den IV. Strahl verschoben.

Der *Kleinfinger* ist in seiner Bedeutung lange Zeit nicht genügend gewürdigt worden, wird andererseits als Gegenreaktion jetzt von manchen Autoren überschätzt. Schon die Tatsache, daß der Kleinfinger – ebenso wie der Daumen – mit besonderen Muskeln ausgestattet ist, läßt auf seine Sonderstellung schließen. Er besitzt zweifellos funktionelle Wichtigkeit, besonders bei der Führung und Abstützung der Hand bei bestimmten Berufen mit feineren Tätigkeiten (Zeichner, Feinmechaniker, Uhrmacher). Weiterhin trägt er im Grobgriff der Hand nicht unwesentlich zur Kraftentwicklung bei, wenn ein Hammer, eine Maurerkelle oder ein Schlachtermesser fest gefaßt werden müssen. Diese Funktion kann bei seinem Verlust nicht vom Ringfinger übernommen werden, wohl aber zu einem guten Teil die Abstützfunktion, wenn natürlich auch mit verminderter Spanne die Hand. Was die Erhaltung des Grundgliedes betrifft, so gilt das für den Zeigefinger Gesagte. Auch hier ist die Erhaltung der Breite der Hand wichtig, außerdem trägt der gut bewegliche Grundgliedstumpf zur groben Kraft der Hand bei.

Wertigkeit der Gliedabschnitte

Neben dieser unterschiedlichen funktionellen Bedeutung der einzelnen Finger spielt auch die Wertigkeit der Gliedabschnitte am Finger selbst bei der Entscheidung über die Höhe der Stumpfbildung eine Rolle. Ganz allgemein gilt für die Langfinger, lieber etwas Länge zu opfern, um einen gut gepolsterten, unempfindlichen Stumpf zu bilden. Am Daumen, wo jeder Millimeter knöcherner Länge zu erhalten ist, entschließt man sich eher, die Weichteilpolsterung durch plastisch-chirurgische Maßnahmen zu erreichen.

Grundsätzlich gilt, daß nichts erhalten werden

soll, was später Anlaß zu ständigen Beschwerden geben könnte.

Am *Endglied* führt der Verlust bis zur Hälfte nicht zur Störung, sofern eine gute beugeseitige Stumpfabpolsterung möglich ist. Die Ansätze von tiefer Beugesehne und Streckaponeurose bleiben erhalten und gewährleisten gute Beweglichkeit. Es ist allerdings auf ein Kurzhalten des Nagels zu achten, da dieser sonst stark gewölbt über die Kuppe wächst. Reicht dagegen die Schädigung weiter proximal, ist es meist nicht sinnvoll, eine schmale Endgliedbasis zu erhalten. Der Stumpf ist durch die Kondylen kolbig aufgetrieben; häufig bilden Nagelreste eine Quelle dauernder Störung. Ein Kraftverlust ist durch den Verlust der Ansatzstellen von Beuge- und Strecksehne nicht zu erwarten, da die Sehnen nach ihrer Durchtrennung zurückschlüpfen, sich aber im Bereich des Mittelgliedes narbig verankern und somit nicht funktionslos werden. Wir ziehen deshalb dem sehr kurzen Endgliedstumpf die Exartikulation im Endgelenk vor, wobei natürlich die seitlichen und palmaren Ausladungen des Mittelgliedköpfchens entfernt werden müssen, um einen gut gerundeten Stumpf zu schaffen.

Am *Mittelglied* halten wir die distale Hälfte keineswegs für hinderlich, wenn die Beweglichkeit im Mittelgelenk erhalten ist. Ein möglichst langer Mittelgliedstumpf ist besonders am Zeigefinger wichtig. Für eine sehr kurze Basis gelten dieselben Überlegungen wie am Endglied: Die zu bevorzugende Exartikulation im Mittelgelenk gilt besonders dann, wenn der kurze Mittelgliedstumpf nicht genügend beweglich ist, in Beugekontraktur steht oder bei Strecksteife beim Faustschluß vorsteht und dadurch stört.

Das *Grundglied* sollte nach Möglichkeit weit distal erhalten bleiben, am Zeige- und Kleinfinger aus den bereits erwähnten Gründen, am Mittel- und Ringfinger zur Vermeidung einer störenden Lücke im Verband der Langfinger. Für diesen Zweck sind auch kürzere Grundgliedstümpfe von Vorteil, während sehr kurze Zeige- bzw. Kleinfingergrundgliedstümpfe funktionslos sind. In solchen Fällen ist eine Handverschmälerung zu überlegen. Bei Verletzungen mehrerer Finger gilt die Grundregel, daß soviel wie möglich von allen Grundgliedern erhalten werden soll, um noch eine gewisse Greiffähigkeit zu ermöglichen. Hier kann jedes Stückchen eines Fingerstumpfes von Bedeutung sein, sei es durch den Griff eines intakten Daumens gegen Fingerreste, sei es als Ausgangsposition für Wiederherstellungsoperationen, z. B. die Pollizisation oder freie Übertragung eines Langfingerstumpfes.

Weiter proximal gelegene Amputationen

Bei Amputationen durch die Mittelhand, die Handwurzel und das Handgelenk erfolgt die Stumpfbildung unter sparsamer Knochenkürzung in Verletzungshöhe. Auch hier ist ein neuromfreier, gut weichteilgepolsterter Stumpf das Ziel der Behandlung. Das primäre Absetzen in Höhe des distalen Unterarmdrittels bei handgelenksnahen Amputationen (Versorgung mit Unterarmschaftprothese) empfiehlt sich nicht, da eine Infektion eine weitere Kürzung des Stumpfes erforderlich machen könnte. Deshalb warten wir die vollständige Heilung des Primärstumpfes ab, bevor die Entscheidung zur Nachamputation getroffen wird.

Technik der Stumpfbildung

Eine gutsitzende Anästhesie ist ebenso wie eine Blutleere Voraussetzung für übersichtliches Operieren. Ist nur ein einzelner Finger verletzt, können eine *Oberst*sche Leitungsbetäubung und eine Blutleere am Grundglied ausreichend sein. Bei Verletzungen mehrerer Finger ist die Plexusanästhesie mit pneumatischer Blutleere am Oberarm vorzuziehen. Feine Instrumente tragen zum gewebeschonenden Operieren bei.

Die Inzision richtet sich nach der Ausdehnung des Schadens, wobei im allgemeinen möglichst viel an Länge, unter Ausnutzung der lebensfähigen Hautteile, erhalten werden soll. Seitliche und dorsale Hautlappen können dabei eine gute Stumpfbedeckung ergeben, sofern die Narbe nicht direkt mit dem Knochen verwächst und eine ausreichende Abpolsterung der Knochenspitze mit Unterhautfettgewebe vorhanden ist.

Die Gefäß-Nervenbündel werden aufgesucht, die Arterien elektrokoaguliert oder (meist nicht nötig) mit feinen Ligaturen unterbunden. Die

Nerven müssen sorgfältig dargestellt und so weit gekürzt werden, daß ihre Stümpfe (und damit die dort entstehenden Neurome) nicht im Bereich der Greifflächen liegen. In der Mittelhand sollen die Nervenstümpfe in die Muskeln verlagert werden, wo sie später keine Beschwerden verursachen.

Die Sehnen werden ebenfalls mobilisiert und gekürzt, damit sie nicht mit dem Knochen verwachsen. Die in Höhe der Amputation am Finger freiliegenden Sehnen werden nicht zum Bewegen der hier liegenden Gliedabschnitte benötigt, da sie nach distal weiter zogen und dort das jenseits des nächsten Gelenkes befindliche Glied bewegten. Ein Vernähen von Beuge- und Strecksehne über der Stumpfspitze „zur besseren Abpolsterung" ist ein grober Fehler, da hierdurch nicht nur die Beweglichkeit des Amputationsstumpfes, sondern auch die der anderen unverletzten Finger beeinträchtigt wird. Der Grund hierfür ist die anatomische Verbindung der Sehnen bzw. ihrer Muskeln, welche keine unabhängige Aktion einer einzelnen Sehne bei der Fixation der benachbarten erlauben. Ist durch Vernähung über dem Stumpfende ein Sehnenpaar unphysiologisch fixiert, können die anderen Finger nicht mehr unbehindert voll gestreckt und gebeugt werden (*Verdan*'s Syndrom der „Quadriga").

Der Knochen soll nicht mit einer groben Knochenzange abgetragen werden, da es hierdurch zum Aufsplittern der Kortikalis kommen kann. Eine Kürzung im Schaft wird besser mit einer feinen Säge oder mit einer kleinen scharfen *Luer*schen Zange vorgenommen. Letztere läßt sich auch am besten zur Abrundung des Knochenstumpfes sowie zur Entknorpelung eines Gelenkköpfchens benutzen. Am Köpfchen soll zur Vermeidung einer kolbigen Auftreibung der Stumpfspitze auch die palmare und seitliche Ausladung abgetragen werden.

Um sicher zu sein, daß nur vitale Hautanteile zur Stumpfdeckung verwandt werden, öffne man vor dem Hautverschluß die Blutleere. Die Hautränder müssen sich ohne größere Spannung adaptieren lassen. Häßliche Eselsohren vermeidet man durch Ausschneiden eines dreieckigen Hautzipfels (Abb. 3).

Die Ruhigstellung erfolgt durch eine dorsale Unterarmgipsschiene mit Einschluß nur des/der verletzten Finger in Intrinsic-plus-Stellung (s. Seite 40). Der Verband und die Gipsschiene werden nach vier bis fünf Tagen entfernt.

Bei Stumpfbildungen proximal der Grundgelenke werden die Beuge- und Strecksehnen der Finger ebenfalls gekürzt. Die Sehnen der Handgelenksstrecker und Beuger hingegen werden am Ansatz belassen bzw. reinseriert (Handgelenksexartikulation). Bei der nur sehr selten indizierten primären Handverschmälerung (s. Seite 70) durch Amputation des zweiten bzw. fünften Strahles, erfolgt die schräge Osteotomie nahe der Mittelhandknochenbasis. Der Knochenrand muß sorgfältig geglättet werden. Um den 1. dorsalen Interosseus bzw. den M. abductor digiti minimi gut an der Grundgliedbasis des Nachbarfingers reinserieren zu können, achte man darauf, die Ansatzsehne vollständig zu erhalten und eventuell einen Teil der Streckaponeurose mitzunehmen.

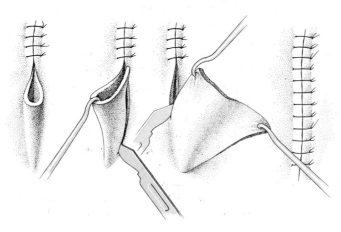

Abb. 3 Exzision eines störenden „Eselsohres" am Amputationsstumpf

Postoperative Behandlung

Mindestens ebenso wichtig wie die korrekt durchgeführte Operation einer Stumpfbildung am Finger ist die konsequente Nachbehandlung. Es muß frühzeitig mit einer Übungs- und Abhärtungstherapie begonnen werden. Die erhaltenen Gelenke müssen aktiv bewegt, die Stümpfe beklopft werden. Dies geschieht zweckmäßigerweise unter Anleitung einer Krankengymnastin.

Das Beklopfen der Spitze des Amputationsstumpfes wird mit der Spitze des Zeige- oder Mittelfingers der gesunden Hand durchgeführt. Mit dem Finger wird dabei wie mit einem Hammer bei gebeugtem Endgelenk mit langsam gesteigerter Kraft auf den Stumpf geklopft (Abb. 4), wobei darauf zu achten ist, daß wirklich die Fingerspitze und nicht die weich gepolsterte Endgliedbeugeseite den Stumpf trifft. Dieses „Behämmern" verursacht in den ersten Tagen natürlich Schmerzen. Bei konsequenter Durchführung kann hiermit der Stumpf jedoch schnell und gut abgehärtet werden, so daß nach durchschnittlich 14tägiger Behandlung mit dem

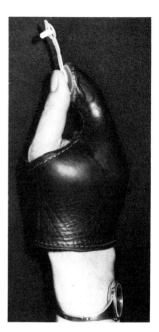

Abb. 5 Verlust aller Langfinger. Versorgung durch funktionelle Teilprothese (Patientin von Abb. 1)

Amputationsstumpf fest gegen eine harte Holzplatte gestoßen werden kann, ohne daß besondere Beschwerden auftreten. Schmerzhafte Neurombildungen werden die Ausnahme sein. Wenn irgend möglich, sollte eine Beschäftigungstherapie erfolgen, da auf diese Weise dem Verletzten der frühzeitige Wiedereinsatz der Hand erleichtert wird. Zudem kann man bald erkennen, ob weitere Maßnahmen operativer Art oder eine Versorgung mit Hilfsmitteln (z. B. Gegengreifplatte bei Verlust aller Langfinger) erforderlich sind (Abb. 5).

Sekundäreingriffe

Die Möglichkeiten, Sekundäroperationen zur Verbesserung von Funktion und/oder Aussehen einer Hand nach Verlust eines oder mehrerer Finger durchzuführen, sind außerordentlich vielfältig. Die Indikation wird sehr stark vom individuellen Bedürfnis des Verletzten beeinflußt. Beruf, Intelligenz, soziales Umfeld spielen eine große Rolle. Die nachfolgende Aufstellung erhebt keinen Anspruch auf Vollständigkeit. Sie

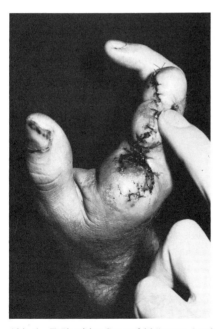

Abb. 4 Frühzeitige Stumpfabhärtung durch Beklopfen des Amputationsbereiches

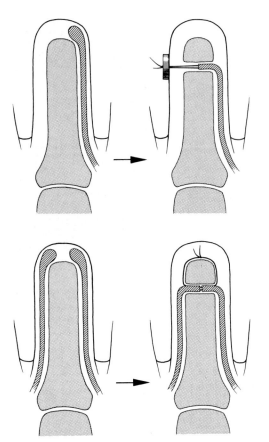

Abb. 6 Schema der intraossären Neuromverlagerung. Eröffnung des Stumpfes und Darstellen des (der) Neuromknoten(s). Resektion des Neuroms, Verlagerung des Nerven in einen zuvor gebohrten Kanal von 2 mm Durchmesser. Auf gute Abschrägung der Kanten ist zu achten. Fixation des Nerven mit resorbierbarem Nahtmaterial, um ein Zurückschlüpfen zu vermeiden

ist das Ergebnis langjähriger Erfahrung in der Behandlung Verletzter mit Fingerverlusten.

Neurombeschwerden: Intraossäre oder intramuskuläre Neuromverlagerung (Abb. 6).

Daumenteilamputation: Daumenverlängerung durch Beckenkammspaninterposition und Vertiefung der I. Zwischenfingerfalte. Funktioneller Längengewinn ca. 1,5–2 cm.

Kompletter Daumenverlust: Pollizisation eines Langfingers (vorzugsweise des Zeigefingers) oder teilamputierten Fingers. Freie Übertragung der II. Zehe.

Verlust Daumen/Zeigefinger: Pollizisation des Zeigefingerstumpfes bzw. 2. Mittelhandknochens. Freie Übertragung der II. Zehe.

Verlust Finger I–III: Freie Übertragung der II. Zehe.

Verlust Finger II–IV: Drehosteotomie des 5. Mittelhandknochens, evtl. Resektion des Handrestes im mittleren Drittel des 2.–4. Mittelhandknochens.

Verlust aller Langfinger: Freie Übertragung der II. Zehe zur Greifzangenbildung, evtl. Vertiefung der Mittelhand.
(Freie Übertragung eines Langfingers der unverletzten Seite.)

Verlust aller Finger: Spalthandbildung durch Resektion des 2. Mittelhandknochens, besser Übertragung von zwei Zehen.

Handverlust in Höhe Handwurzel bzw. Handgelenk: Prothetische Versorgung mit Offenend-Prothese bzw. Unterarmschaftprothese nach Amputation im distalen Unterarmdrittel.

Bezüglich Indikation und Operationstechnik dieser teilweise sehr komplizierten rekonstruktiven Eingriffe wird auf Kap. 44 in *Nigst-Buck-Gramcko-Millesi* „Handchirurgie", Band II, Thieme 1983, verwiesen, wo sich auch entsprechende Fallbeispiele finden.

MdE

Der Grad der MdE bestimmt sich nach den Gliedverlusten sowie nach den zusätzlich vorhandenen Schädigungen (Sensibilitätsverlust, Narben, Durchblutungsstörungen etc.). Die Vielfalt der möglichen Verletzungsfolgen läßt eine Übersicht im Rahmen dieses Buches nicht zu. Wir verweisen deshalb auf die einschlägige Literatur.

XII Replantationen

Die Mikrochirurgie hat der Therapie frischer Handverletzungen neue Wege eröffnet. Nach Jahren der Laborexperimente und vereinzelter klinischer Anwendung ist heute die Replantation abgetrennter Extremitätenanteile in vielen Zentren eine – wenn auch langwierige und komplikationsreiche – Routineoperation geworden. Darüber hinaus wurde durch das Operieren unter dem Mikroskop auch der Respekt der Mikrochirurgen vor dem Gewebe vervielfacht und dadurch die atraumatische Präpariertechnik weiter verfeinert, was der gesamten handchirurgischen Technik zugute kommt.

Als Replantation bezeichnet man das Annähen eines Extremitätenteiles (oder anderen Gewebeteiles), dessen Durchblutung durch komplete oder inkomplette Abtrennung völlig aufgehoben ist, und der ohne Gefäßanastomose nicht überleben würde. Als *Mikroreplantationen* werden Replantationen distal, als *Makroreplantationen* solche proximal des Handgelenkes bezeichnet.

Untersuchung

Nach Klärung der Unfallsursache (Schnittverletzung, Quetschung, Kreissäge, Ausriß oder Aushülsung) ist eine genaue Befunderhebung des Zustandes von Stumpf und Amputat wichtig. Weist das Amputat zusätzliche Schädigungen auf (Quetschzonen, Hautdefekte, Verletzungen tieferer Strukturen), ist die Aussicht auf erfolgreiche Replantation erheblich schlechter, wenn nicht unmöglich. Bei inkompletter Amputation ist zu klären, ob eine arterielle Restdurchblutung vorhanden ist. Zu prüfen sind der kapilläre Reflux und der Turgor der Fingerkuppen. Oft läßt das Ausmaß der Verletzung einen Rückschluß darauf zu, daß keine wesentliche Durchblutung mehr vorhanden sein kann. Dennoch dürfen auch minimale Gewebsbrücken nicht durchtrennt werden, da möglicherweise eine Vene darin enthalten ist.

Bei Patienten mit Mehrfachverletzungen müssen diese so weit abgeklärt werden, daß eine Lebensbedrohlichkeit ausgeschlossen werden kann. Bei Explosionsverletzten ist auf eine perforierende Verletzung im Augen- und Ohrenbereich zu achten.

Vom erstversorgenden Arzt, der die Replantation nicht durchführen kann und deshalb mit einem Replantationszentrum in Kontakt tritt, wird erwartet, daß er einen detaillierten Bericht über den Allgemeinzustand und den Lokalbefund übermittelt. Aufgrund einer genauen Beschreibung kann durch die telefonische Konsultation ein sinnloser oder manchmal sogar lebensgefährdender Transport vermieden werden (Abb. 1).

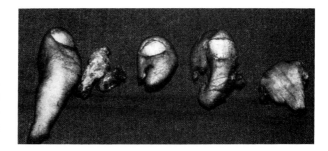

Abb. 1 Laut telefonischer Mitteilung handelte es sich bei diesem zur Replantation geschickten Fall um „eine glatte Abtrennung aller fünf Finger mit unverletzten Amputaten"!

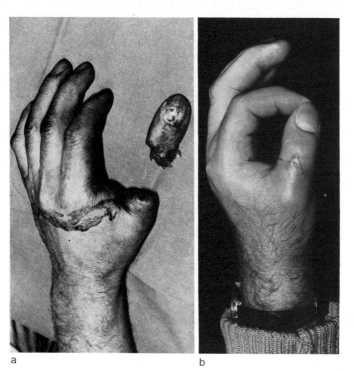

Abb. 2 Daumenamputation (a) und Ergebnis 8 Wochen nach Replantation (b)

Abb. 3 Amputation I, II und III (partiell) mit stark geschädigtem Daumenamputat (a). Ergebnis nach Replantation II sowie des Mittelfingeramputates auf den Daumenstumpf (b)
▼

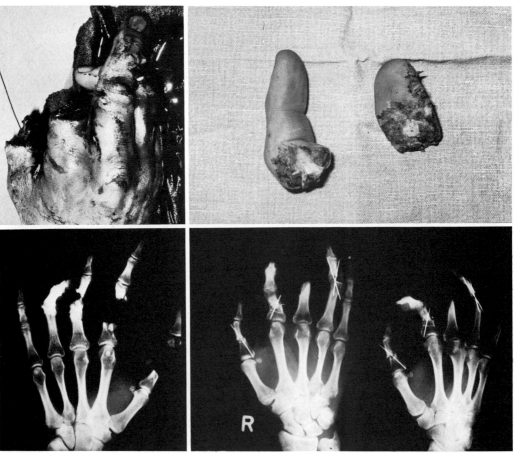

Abb. 3a

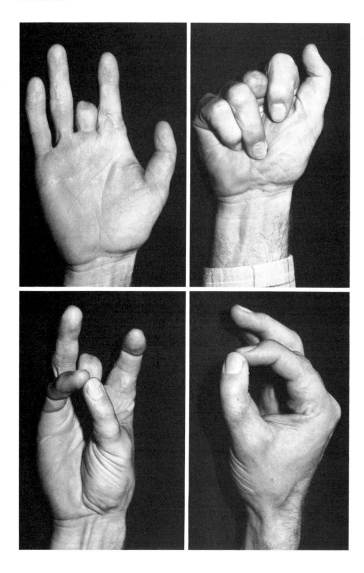

Abb. 3b

Indikation

Absolute Indikationen zur Replantation bestehen bei Abtrennung des Daumens (Abb. 2), mehrerer Langfinger (Abb. 3), im Bereich der Mittelhand (Abb. 4) und des distalen Unterarmes. Eine relative Indikation besteht bei Amputation eines einzelnen Langfingers. Hier sollte die Anzeige um so eher gestellt werden, je weiter distal die Verletzungszone liegt, da die funktionellen Ergebnisse sehr gut sind (Abb. 5). Je glatter die Abtrennung erfolgt ist, um so eher ist die Indikation zur Replantation gegeben (Abb. 6a). Schwere Quetschungen und besonders Ausrißverletzungen haben eine sehr ungünstige Prognose (Abb. 6b). Bei Kindern ist in jedem Fall ein Replantationsversuch angezeigt.

Die endgültige Entscheidung zur Operation fällt erst nach einem längeren aufklärenden Gespräch mit dem Verletzten.

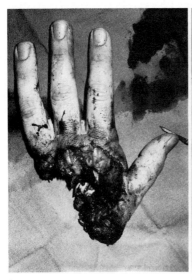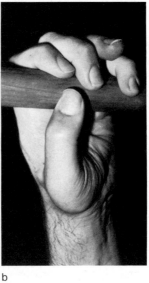

Abb. 4 Mittelhandamputation durch Kreissägenverletzung (a) und Ergebnis 6 Monate nach Replantation (b)

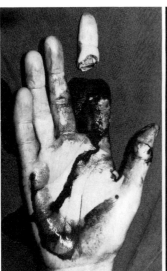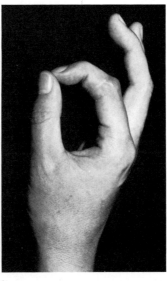

Abb. 5 Glatte Zeigefingeramputation im Mittelgelenksbereich (a), Replantation mit primärer Mittelgelenksarthrodese. Ergebnis nach sekundärer Beugesehnentenolyse (b)

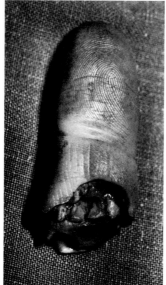 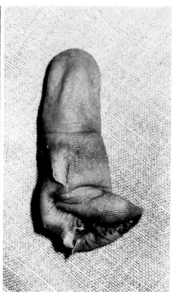

Abb. 6 Glatte Abtrennung eines Langfingers im Mittelgelenksbereich (a). Ausrißverletzung mit erheblicher Schädigung des Amputates (b)

Aufklärung

Der Patient muß selbstverständlich über Art und Risiken des Eingriffs unterrichtet werden, insbesondere über die Länge der Operation, die – einschließlich eventuell erforderlicher Revision – die 10-Stundengrenze weit überschreiten kann. Das Risiko besteht einmal in der Erfolglosigkeit der Replantation, aber auch in den bekannten Komplikationen nach Bluttransfusionen. Es ist wenig bekannt, daß oft vier und mehr Konserven wegen des teilweise enormen intraoperativen Blutverlustes gegeben werden müssen. Ferner muß der Patient eindringlich darauf hingewiesen werden, daß auch nach gelungener Operation eine langwierige Nachbehandlung und häufig Sekundäreingriffe erforderlich sind und fast immer Funktionseinbußen verbleiben. Erwähnt werden müssen neben einer Einschränkung der Beweglichkeit vor allem eine Sensibilitätsminderung und die häufig vorkommende Kälteempfindlichkeit. Grundsätzlich gehen in die Indikationsstellung folgende Faktoren mit ein:

Alter des Verletzten

In höherem Lebensalter ist die Kooperationsfähigkeit zur mehrmonatigen intensiven Physiotherapie eingeschränkt. Die Arteriosklerose der kleinsten Gefäße macht die Anastomosierung problematisch. Auch die Reneurotisationsfähigkeit der Nerven nimmt mit zunehmendem Lebensalter ab. Einzelne Langfinger sollte man bei älteren Menschen nicht replantieren. Eine willkürliche Altersgrenze läßt sich jedoch nicht festlegen.

Beruf des Verletzten

Nahezu jeder handwerklich Tätige benötigt den Daumen. Die Replantation eines Ringfingers dagegen mit nachfolgender Kälteempfindlichkeit bei handwerklich Tätigen, die womöglich häufig im Freien arbeiten, ist fragwürdig. Dagegen kann die Replantation einzelner Finger oder Fingeranteile zur Wiederherstellung feinerer Greifformen sehr sinnvoll sein.

Begleitverletzungen

Amputationen im Handbereich sind nie lebensgefährlich. Leider erlebt man gelegentlich, daß

Patienten mit nicht erkannten Milzrupturen oder perforierenden Augenverletzungen wegen der „Dramatik" des abgetrennten Körperteiles zur Replantation verlegt werden. Schädelhirntraumen, Frakturen oder Wunden an anderen Extremitäten sind jedoch keine Gegenindikation, da in zwei Teams operiert werden kann.

Allgemeinzustand

Eine Herabsetzung des Allgemeinzustandes im jüngeren Lebensalter setzt in der Regel chronische Erkrankungen voraus (Diabetes, Herz-Kreislauferkrankungen, Vitien, Tumorerkrankungen, Alkoholismus). Hier muß eine sehr individuelle Entscheidung, meist unter Hinzuziehung eines Internisten, getroffen werden. Die Replantation einzelner Finger ist dann kontraindiziert.

Ökonomische Faktoren

Die lange Behandlungszeit macht in der Regel auch eine lange Arbeitsunfähigkeit nötig. Möglicher Arbeitsplatzverlust bei nicht berufsgenossenschaftlich Versicherten, Geschäftsrisiko bei Selbständigen oder andere mit langer Abwesenheit vom Arbeitsplatz verbundene Probleme sind häufig plausible Gründe, deretwegen Verletzte die Replantation ablehnen.

Subjektive Einstellung des Verletzten

Voraussetzung für ein gutes Ergebnis nach einer Replantation ist die positive Einstellung des Patienten, die einschließt, daß er nicht Utopisches erwartet und seinen Teil der Behandlung, die Übungstherapie, intensiv durchführt. Clever operations for clever patients! Dies läßt sich natürlich zum Zeitpunkt der Entscheidung über die Replantation nur selten vorsehen. Auch bei aus ärztlicher Sicht schlechter Indikation oder ungünstigen Voraussetzungen darf man sich dem Wunsch eines Patienten, die Replantation zu versuchen, nicht verschließen. Die kosmetische Indikation bei meist weiblichen Patienten ist in solchen Fällen durchaus berechtigt.

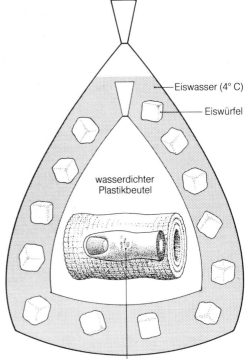

Abb. 7 Korrekter Transport des Amputats durch „Beutel im Beutel". Die richtige Kühlung ist eine Vorbedingung für den Erfolg einer Replantation! Jede Berührung zwischen Amputat und Schmelzwasser ist unbedingt zu vermeiden!

Verlegung eines Replantationspatienten

Nach telefonischer Kontaktaufnahme mit dem Replantationszentrum und Klärung, ob eine Replantation sinnvoll erscheint und vom Patienten gewünscht wird, erfolgt die Verlegung auf raschestem Wege. Dies ist in der Regel der Hubschraubertransport.
Befindet sich der Verletzte in einem Schockzustand, wird die Schockbehandlung in der erstversorgenden Klinik begonnen und vom begleitenden Arzt weitergeführt.
Der Amputationsstumpf wird durch einen sterilen Kompressionsverband versorgt, die Extremität hochgelagert. Keinesfalls darf eine Blutstillung durch Klemmen oder Ligaturen erfolgen,

da hierdurch eine zusätzliche Gefäßschädigung gesetzt wird.

Das Amputat wird ohne weitere Behandlung in trockene Kompressen eingewickelt und in einen wasserdicht zu verschließenden Plastikbeutel eingepackt. Dieser Beutel wird in einen zweiten Beutel (oder anderen Behälter) gelegt, der mit Wasser und Eiswürfeln im Verhältnis 1:1 gefüllt wird (Abb. 7). Während eines längeren Transportes muß das Eis unter Umständen erneuert werden. Jeder direkte Kontakt zwischen Eiswürfeln und dem Amputat ist wegen Gefahr der Kälteschädigung unbedingt zu vermeiden. Im Handel befindliche Replantationsbeutel erleichtern eine korrekte Verpackung.

Besteht noch eine Hautbrücke, wird lediglich ein Verband angelegt ohne jede Kühlung. Das Replantationszentrum muß über die voraussichtliche Ankunftszeit des Transportes verständigt werden.

Auf diese Weise versorgte Amputate können nach einer kalten Anoxämiezeit von bis zu 20 Stunden erfolgreich replantiert werden (Finger, distale Mittelhand). Liegt die Amputationslinie weiter proximal, enthält das Amputat also größere Mengen an Muskulatur, verringert sich dieser Zeitraum erheblich (8–10 Stunden proximale Mittelhand, 5–6 Stunden bei Amputationen proximal des Handgelenkes).

Technik der Replantation

Die Operation wird in zwei Teams begonnen. Ein Team versorgt das Amputat, das andere präpariert den Stumpf. Zunächst werden alle Strukturen unter Zuhilfenahme von Erweiterungsschnitten dargestellt und markiert. Der Knochen wird sparsam geglättet und dabei meist um einige Millimeter gekürzt. Bei Amputationen durch ein Gelenk bzw. unmittelbar gelenknah wird die Gelenkfläche als Vorbereitung für die Arthrodese entknorpelt. Die Versorgung der einzelnen Gewebsstrukturen geschieht in der Reihenfolge:

    Knochen, Periost
    Beugesehnen und Beugesehnenscheide
    palmare Arterien
    palmare Nerven
    Strecksehne(n)
    palmare und/oder dorsale Venen
    Haut

Bei Überschreitung der Anoxämiegrenze kann von diesem Schema abgewichen und zunächst die arterielle Blutzufuhr wiederhergestellt werden.

Die *Osteosynthese* erfolgt möglichst stabil. Wir verwenden am Finger in der Regel die intraossäre Drahtnaht in Kombination mit einem schrägen *Kirschner*draht. Im Mittelhandbereich ist die Miniplattenosteosynthese ideal, aber auch zeitraubender. Im Handgelenksbereich bzw. am distalen Unterarm kommen ebenfalls vorzugsweise AO-Platten zur Anwendung.

Die Naht der tiefen *Beugesehnen* (bzw. Flexor pollicis longus) erfolgt durch die modifizierte *Kirchmayr*-Naht (s. Abb. 5, S. 87). Die Superfizialissehnen werden im Fingerbereich mit Matratzennähten, weiter proximal ebenfalls in *Kirchmayr*-Technik mit zirkulärer Adaptationsnaht genäht. Wenn möglich, soll die Beugesehnenscheide komplett verschlossen werden. Die *Arterienstümpfe* werden unter dem Mikroskop zur Anastomose vorbereitet, indem die Adventitia abgeschoben und durch sparsame Resektion ein glattrandiges Lumen hergestellt wird. Das Lumen wird mit Ringerlösung angespült und die zuvor gesetzten Mikrogefäßklemmen proximal gelöst, damit man sich vom einwandfreien arteriellen Blutstrom überzeugen kann. Die Anastomosierung erfolgt durch 10-0 bzw. 11-0 Einzelknopfnähte (metric 0,2 bzw. 0,1). Wenn möglich, sollen beide Arterien eines Fingers genäht werden (Abb. 8). Gelingt eine spannungsfreie Anastomosierung gesunder Arterienstümpfe nicht, erfolgt die Zwischenschaltung von Veneninterponaten. Ebenfalls unter Sicht des Mikroskops werden die *Nervenstümpfe* vom Epineurium befreit und geschädigtes Nervengewebe sparsam reseziert. Falls möglich, erfolgt dann die spannungsfreie, je nach Lokalisation epi- oder perineurale bzw. interfaszikuläre Nervennaht.

Die *Strecksehnen* werden mit Matratzennähten versorgt, die *Venennaht* erfolgt analog der Arteriennaht. In der Regel sollen pro genähter Fin-

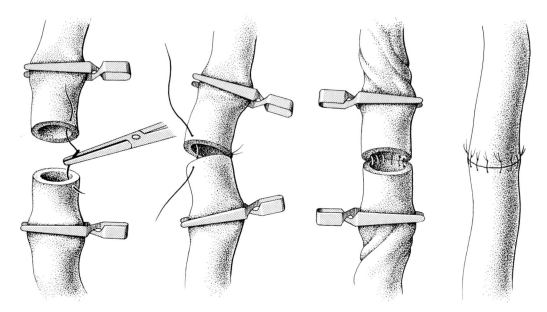

Abb. 8   Technik einer mikrovaskulären Anastomose

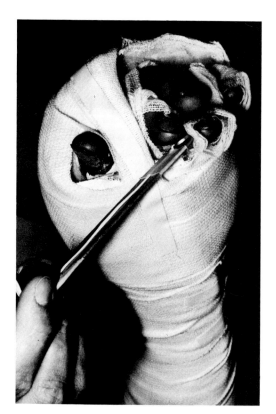

Abb. 9   Postoperative objektive Temperaturkontrolle der replantierten Finger

gerarterie mindestens zwei Venen anastomosiert werden.

Der *Hautverschluß* muß ebenfalls spannungsfrei erfolgen, um die Gefäßanastomosen nicht zu gefährden. Zur Vermeidung störender zirkulärer Narben werden primär Z-Plastiken angelegt, die an den Fingern gleichzeitig der Darstellung der Stümpfe der Gefäß-Nervenbündel dienen. Oft sind zur Vermeidung von Spannung auch zusätzliche Spalthauttransplantationen oder Hautverschiebungen erforderlich.

Postoperative Behandlung

Der Arm wird auf einem Armbänkchen oder Keil leicht hochgelagert. Der Patient erhält 500 ml Rheomakrodex/24 h und 3 × 1 Asasantin per os. Stündlich erfolgt die klinische Überprüfung und Temperaturkontrolle (Abb. 9). Bei klinischem Verdacht auf venöse oder arterielle Thrombosierung, erhärtet durch signifikanten Abfall der gemessenen Temperatur, muß sofort revidiert werden. Eine routinemäßige Heparinisierung erfolgt nicht. Die postoperative Ruhigstellung beträgt in der Regel drei Wochen, je nach Knochenheilung auch länger. Mit vorsichtigen passiven Bewegungsübungen wird schon in den ersten Tagen begonnen. Die zweite Woche wird dabei wegen der dann am stärksten vorhandenen Auflockerung des Sehnengewebes ausgespart. Die weiteren physiotherapeutischen Behandlungsmaßnahmen entsprechen denen anderer schwerer Handverletzungen.

Sekundäreingriffe

Folgeoperationen sind nach Replantationen häufig notwendig, nach eigenen Untersuchungen etwa in 40–50% der Fälle. Eingriffe an den Sehnen und am Hautmantel sind dabei am häufigsten (28,5% bzw. 22,5%), gefolgt von Eingriffen an den Nerven (18,6%), Gelenken (17,6%), Knochen (7,4%) und Gefäßen (3,9%).

Behandlungsdauer und Arbeitsunfähigkeit

Die Behandlungsdauer richtet sich nach Art der Verletzung und Zahl der notwendigen Sekundäroperationen. Sie liegt zwischen sechs Wochen und weit über einem Jahr. Die Dauer der stationären Behandlungsbedürftigkeit ist ebenfalls unterschiedlich. Hierfür gibt es keine Richtlinien. Die Dauer der Arbeitsunfähigkeit hängt von noch mehr Faktoren ab. Wenn die Schwere der Unfallfolgen keine Umschulungsmaßnahmen erfordert, tritt die Arbeitsfähigkeit mit Abschluß der medizinischen Maßnahmen ein.

MdE

Zum 1. Rentengutachten schätzen wir die Folgen nach Amputation und erfolgreicher Replantation in den meisten Fällen entsprechend dem Verlust des betroffenen Handanteiles ein (erfolgreiche Replantation Daumen = 20 v.H., erfolgreiche Replantation distale Mittelhand ohne Daumen = 40 v.H., erfolgreiche Replantation ganze Hand = 60 v.H.). Zur erstmaligen Festsetzung der Dauerrente mindert sich der Rentensatz oft um 10 v.H. oder mehr.

XIII Beugesehnenverletzungen

Diagnose

Die Diagnose einer kompletten Beugesehnendurchtrennung ist leicht aus der fehlenden Funktion der entsprechenden Sehne zu stellen. Schwieriger ist es jedoch bei Sehnen-Teildurchtrennungen, bei denen die Funktion erhalten bleibt. Hier kann eine Schmerzangabe bei Prüfung der Sehnenfunktion gegen Widerstand einen Anhalt geben. Die korrekte Diagnose ist jedoch erst nach intraoperativer Inspektion zu stellen. Je nach Lage der Hautwunde wird die Funktion der einzelnen Sehnen überprüft, die als verletzt in Frage kommen. Eine Durchtrennung der Flexor profundus-Sehne der Langfinger II bis V und der langen Daumenbeugesehne ist aus der fehlenden Endgelenksbeugung ersichtlich. Eine Durchtrennung der oberflächlichen Beugesehnen III bis V wird festgestellt durch die fehlende Mittelgliedbeugung des betreffenden Fingers bei gleichzeitiger Fixierung der anderen Finger in Streckstellung (Abb. 1). Am II. Finger ist bei Durchtrennung der Superfizialissehne ein fester Spitzgriff mit dem Daumen bei gestrecktem Endgelenk nicht möglich (Abb. 2).

Bei nicht kooperativen Patienten, Kleinkindern oder bewußtlosen Verletzten kann aus der fehlenden Beugestellung der verletzten Finger im Vergleich zur Ruheposition der anderen Finger

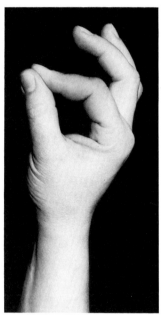

Abb. 2 Prüfung der Funktion des oberflächlichen Fingerbeugers II: Der feste Spitzgriff zum Daumen mit gestrecktem Endgelenk ist nur bei intaktem Superfizialis möglich

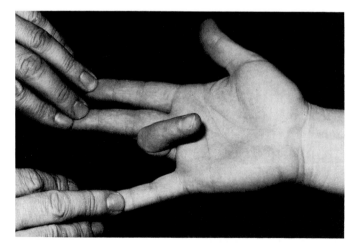

Abb. 1 Prüfung der Funktion der oberflächlichen Fingerbeuger III–V, dargestellt am Ringfinger. Die benachbarten Finger müssen dazu in Streckstellung fixiert werden, um die Profundus IV-Aktion auszuschalten

Aufklärung 85

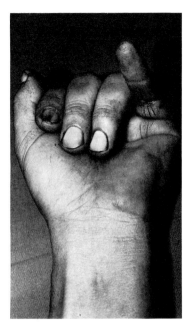

Abb. 3 Durchtrennung beider Beugesehnen des Kleinfingers: beim Beugeversuch bleiben Mittel- und Endglied gestreckt

oder bei deren willkürlicher Beugung Rückschlüsse auf eine Sehnendurchtrennung gezogen werden (Abb. 3).

Aufklärung

Nach einer Sehnendurchtrennung ist nur in seltenen Fällen eine vollständige Funktionswiederherstellung zu erwarten. In der Regel verbleibt ein Streck- und Beugedefizit von nicht sicher vorhersehbarem Ausmaß, das abhängig ist von der Art der Verletzung, der Exaktheit der Versorgung und von der aktiven Mitarbeit des Patienten bei der Nachbehandlung. Zweitoperationen zur Lösung von Narben im Sehnengleitlager können nach Monaten notwendig werden. Weiterhin sollte auf die Möglichkeit einer Ruptur der genähten Sehne hingewiesen werden.

Behandlungsvoraussetzungen

Die Versorgung einer Beugesehnenverletzung muß unter sterilen Bedingungen eines OP-Raumes erfolgen. Als Anästhesie soll eine axilläre oder supraklavikuläre Plexusanästhesie oder eine Allgemeinnarkose gewählt werden, da eine lokale Betäubung durch Aufquellung des Gewebes die Übersicht erschwert und die intraoperative Verletzungsgefahr für Nerven und Gefäße erhöht. Aus dem gleichen Grunde ist auch eine Blutleere erforderlich, die bei Lokalanästhesie für nur ca. 20 Minuten von Patienten toleriert wird.

Vom Operateur werden eine Beherrschung der atraumatischen Operationstechnik sowie eine genaue Kenntnis der Anatomie der Beugesehnen, deren Blutversorgung und der Bedeutung der Ringbänder erwartet. Ein gewebsschonendes Operieren wird durch Benutzung einer Lupenbrille zur Darstellung der Strukturen und zur genauen Adaptation der Sehnenenden erleichtert. Zur Verhinderung unerwünschter Narbenbildung finden nur zarte Instrumente und sehr feines Nahtmaterial (4–6 × 0, 1,5–0,7 metric) Verwendung.

Grundsätze der Versorgung

1. Alle glatten Sehnendurchtrennungen werden primär versorgt.
2. Die vorhandenen Hautwunden sollen möglichst wenig erweitert werden, um eine Narbenbildung gering zu halten. Ist zum Aufsuchen der Sehnenstümpfe eine Erweiterung der primären Wunden notwendig, so dürfen die Erweiterungsschnitte nicht längsgerichtet über Gelenke verlaufen, damit durch die eintretende Narbenbildung keine zusätzliche dermatogene Kontraktur entstehen kann. Sie sollen seitlich (Mediolateralschnitt) oder schrägverlaufend (Zickzackschnitt) ausgeführt werden.
3. Bei Durchtrennung der oberflächlichen und der tiefen Beugesehne eines Fingers werden grundsätzlich beide Sehnen genäht. Dieses ist besonders am Grundglied zu beachten, da die Blutversorgung der tiefen Beugesehne über

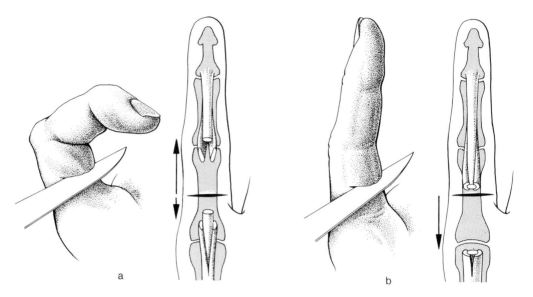

Abb. 4 Verhalten der distalen und proximalen Sehnenstümpfe in bezug auf die Hautwunde bei Durchtrennung in gebeugter (a) und gestreckter Fingerstellung (b)

die Vincula der oberflächlichen Beugesehne erfolgt. Bei Resektion der Superfizialissehne würde es durch Störung der Blutversorgung leichter zu einer Ruptur kommen.
4. Die Sehnenscheide wird sorgfältig geschont und nach erfolgter Sehnennaht zur Verbesserung der Gleitfähigkeit und Ernährung der Sehne wieder verschlossen.
5. Durchtrennte Ringbänder, besonders im Grundgliedbereich (A_2 und A_4) müssen genäht werden.
6. Begleitende Verletzungen der Gefäß-Nervenbündel der Finger werden ebenfalls primär versorgt.
7. Zur Vermeidung von Hämatomen und sekundärer Verwachsung muß eine sorgfältige Blutstillung erfolgen.
8. Die postoperative Verbandsanordnung muß eine frühzeitige Mobilisation zulassen, ohne die Sehnennaht zu belasten.
9. Es muß die Möglichkeit bestehen, ab erstem postoperativen Tag eine krankengymnastische Nachbehandlung durchzuführen.

Sind diese Voraussetzungen für eine optimale Sehnenversorgung aus personellen oder technischen Gründen nicht gegeben, empfiehlt sich eine sofortige Weiterleitung zur primären Versorgung an eine entsprechend spezialisierte Abteilung. Eine insuffiziente Erstversorgung ist durch Zweit- und Dritteingriffe nur unvollständig zu kompensieren. Eine Lokal- oder Leitungsanästhesie soll im Verlegungsfall nicht gesetzt werden, um die weitere Diagnostik nicht zu erschweren.

Operationstechnik

Es werden zunächst unter möglichst geringer Erweiterung der Wunde die Sehnenenden aufgesucht. Das Auffinden der Stümpfe wird erleichtert, wenn bekannt ist, in welcher Stellung des Fingers die Sehne durchtrennt wurde (Abb. 4a und 4b). Wenn die Durchtrennung der Sehne bei Fingerbeugung erfolgt ist, ist zu erwarten, daß der distale Sehnenstumpf kurz ist und weit distal der Hautwunde liegt. Bei Durchtrennung einer Beugesehne in Streckstellung der Finger ist der proximale Sehnenstumpf weiter zurückgeschlupft, während das distale Sehnenende in Höhe der Hautwunde liegt. Der proximale Sehnenstumpf kann durch Herausmassieren in Entlastungsstellung der Hand zur Hautwunde hin herausgeschoben werden, während die distalen

Operationstechnik

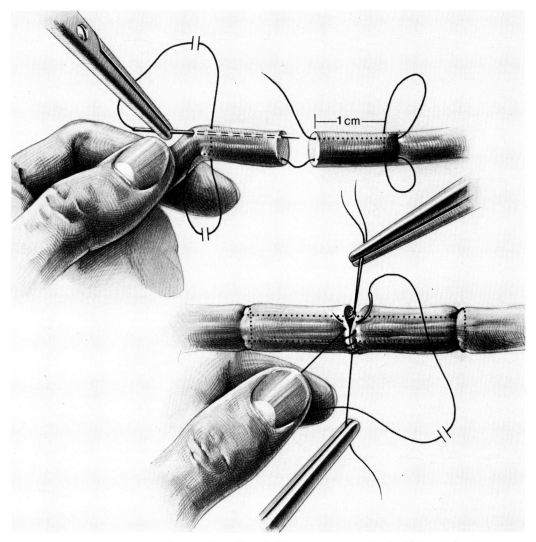

Abb. 5 Sehnennaht in der modifizierten Technik nach *Kirchmayr,* wie sie für die *Kleinert*-Behandlung angewandt wird

Stümpfe durch passive Fingerbeugung in die Wunde gebracht werden können. Blindes Erfassen eines proximalen Sehnenstumpfes mit einer groben Klemme kann mehr Schaden anrichten als nützen; auch feinste Sehnenklemmchen müssen sehr schonend angebracht werden, um keine Schädigungen an Gefäß-Nervenbündeln oder anderen Strukturen zu setzen.

Falls die Wunde erweitert werden muß, sind die Ringbänder in jedem Fall zu schonen. Primär zerstörte Ringbänder müssen genäht werden, um ein späteres bogensehnenartiges Vorwölben der Sehne zu verhindern. Die Sehnenstümpfe werden knapp mit einer feinen scharfen Klemme oder Pinzette gefaßt und daran bis zum Beginn der Naht geführt. Der dadurch gequetschte Anteil des Sehnenendes muß vor der Naht reseziert werden. Damit die Sehnenenden während des Nähens nicht unter zu großer Spannung stehen, wird der herausgezogene proximale Sehnenstumpf mit einer quer oder lotrecht eingestochenen geraden Nadel blockiert. Die Naht

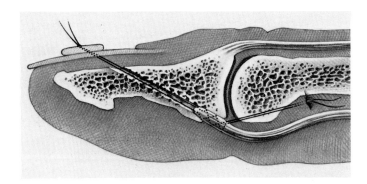

Abb. 6. Transossäre Ausziehnaht am Fingerendglied

selber führen wir in der auch von *Kleinert* geübten modifizierten *Kirchmayr*-Technik mit zusätzlicher fortlaufender Zirkulärnaht durch (Abb. 5). Sie erlaubt eine genaue Adaptation der Sehnenquerschnitte bei versenktem Knoten ohne Aufwölbung der Sehnenenden. Als Nahtmaterial verwenden wir für die Kernnaht einen Faden in der Stärke metric 1,5 (4 × 0) mit geraden Nadeln, für die Zirkulärnaht metric 0,7 (6 × 0). Die Naht liegt möglichst in den palmaren Anteilen des Sehnenquerschnittes, um die in dem dorsalen Teil liegenden Blutgefäße nicht zu verletzen.

Die Naht beginnt am Sehnenquerschnitt nach dessen Anfrischung mit Skalpell oder feiner Schere. Der quere Einstich wird mindestens 1 cm weit davon entfernt derart versetzt gegen den längsverlaufenden Einstich gelegt, daß der Faden ein Bündel von Sehnenfasern umfaßt und dadurch besser gegen Ausriß und Durchschneiden gesichert ist. Beim Anziehen des Fadens ist die Spannung so zu wählen, daß die Schnittflächen glatt aneinander liegen und kein ziehharmonikaartiges Zusammenziehen erfolgt. Zur besseren Adaptation wird eine feine Zirkulärnaht fortlaufend um die Nahtstelle gelegt. Während der Durchführung der Naht darf die empfindliche Sehnenoberfläche nicht mit scharfen Instrumenten berührt werden, nachdem die gequetschten oder aufgefaserten Sehnenenden reseziert worden sind. Die Führung der Sehnenenden erfolgt über die gelegten Fäden oder mit den Fingern des Operateurs. Die Sehnenscheide wird mit Einzelknopfnähten der Stärke metric 0,7 (6 × 0) über der Nahtstelle verschlossen. Nach sehr sorgfältiger Blutstillung und Hautnaht wird am verletzten Finger mittels einer Drahtnaht durch den Fingernagel ein Gummizügel befestigt.

Ausnahmen von der sofortigen kontrollierten Mobilisierung durch Gummizügel müssen bei gleichzeitiger Verletzung von Nerven und Gefäßen gemacht werden, wenn diese nach Versorgung durch Streckung der Gelenke unter Spannung geraten. Es wird dann zunächst eine Fixierung in einer Gipsschiene in Mittelstellung des Handgelenkes unter Einschluß aller Langfinger in Beugestellung ihrer Gelenke vorgenommen; nach ca. 10 Tagen wird diese Gipsschiene in eine dynamische Fixierung umgewandelt. Bei Kindern unter etwa 12 Jahren wenden wir die dynamische Schienung nicht an, sondern stellen im Faustgips in der eben erwähnten Stellung für drei Wochen ruhig.

Abgewichen wird von der modifizierten *Kirchmayr*-Nahttechnik bei Profundussehnendurchtrennung distal des A_4-Ringverbandes. Es wird wegen des sehr kurzen distalen Sehnenstumpfes bei diesen Verletzungen eine transossäre Ausziehnaht empfohlen (Abb. 6).

Für die oberflächliche Beugesehne erfolgt die Nahttechnik wie bei der Profundussehne, solange ihr Querschnitt oval ist. Distal des Sehnenschlitzes, durch den die Profundussehnen ziehen, wird der Sehnenquerschnitt der oberflächlichen Beugesehne flach. In diesem Bereich wird eine Matratzennaht zur Vereinigung der Sehnenenden benutzt.

Operationstechnik

a/b

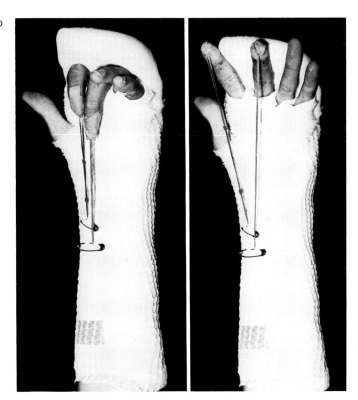

c

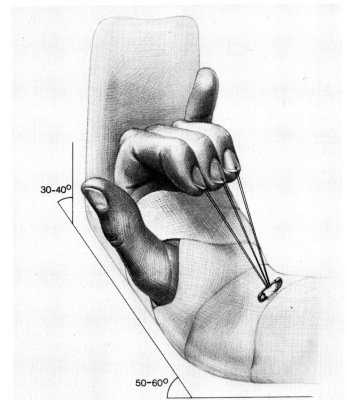

Abb. 7 Sofortige kontrollierte Mobilisation der primär genähten Sehnen nach *Kleinert: passive* Beugung durch die am Fingernagel befestigten Gummizügel (a), *aktive* Strekkung bis an die Gipsschiene (b), die in Beugestellung vom Handgelenk und Fingergrundgelenken angelegt wird (c)

Gipsschienenfixation

Die Ruhigstellung von Beugesehnennähten im Gips erfolgt durch eine dorsale Unterarmschiene in 50° Beugestellung des Handgelenkes (volle Beugung minus 20°). Die Fingergrundgelenke werden durch die Schiene in 30–40° Beugung gehalten, während die Mittel- und Endgelenke bis zur Neutralstellung gestreckt werden können. Der Gummizügel wird mit einer Sicherheitsnadel am Verband fixiert, so daß der verletzte Finger in weitgehende Beugung gezogen wird. Bei dieser Art der Fixation darf und muß der Patient die Finger aktiv strecken (Abb. 7). Die Beugung erfolgt passiv durch die Gummizügel, um so jede Spannung auf die Nahtstelle zu vermeiden. Der Gipsschienenverband verbleibt postoperativ für drei Wochen. Nach dieser Zeit ist die Sehne an der Nahtstelle ausreichend fest verheilt.

Nach Naht der langen Daumenbeugesehne reicht die dorsale Gipsschiene nur bis über die Grundgelenke der Langfinger. Ein Ausleger begrenzt die Daumengrundgelenksstreckung in etwa 20° und erlaubt volle Endgelenksstreckung. Der Daumen ist in 30° palmarer Abduktion und leichter Opposition eingestellt. Der am Nagel fixierte Gummizügel wird an der ulnaren Handgelenksregion – etwa über dem Ellenköpfchen – befestigt.

Nachbehandlung

Die krankengymnastische Nachbehandlung setzt am ersten postoperativen Tag ein. Die Krankengymnastin überwacht das eigentätige Strecken der Finger, wobei in den ersten Tagen ein besonderes Augenmerk auf die vollständige Streckung der Mittel- und Endgelenke gelegt wird. Dies kann durch vermehrte Beugung im Grundgelenk erleichtert werden, die durch einen eingelegten Spatel bewirkt wird (Abb. 8).

Auch nach Entfernen der Gipsschiene drei Wochen nach der Sehnennaht wird der Gummizügel noch belassen. Er wird nun an einer elastischen Binde am Handgelenk fixiert. Er soll auch jetzt noch die Beugung unterstützen und den Patienten daran hindern, zu fest zuzufassen. Eine vorsichtige aktive Beugung mit der genähten Sehne ist ab diesem Zeitpunkt erlaubt. Fünf Wochen nach der Operation wird der Gummizügel ebenfalls entfernt, und die aktiven Beugeübungen werden intensiviert. Das Übungsprogramm wird durch Paraffin-Kneten, Ergotherapie und Schwimmen erweitert.

Wird bei Kindern oder in sonstigen Ausnahmefällen die konventionelle dreiwöchige Ruhigstellung im Faustgips durchgeführt, empfiehlt sich ein zweimal wöchentlich vorzunehmendes vorsichtiges passives Durchbewegen der Mittelgelenke, um eine Ausbildung von Narben an deren

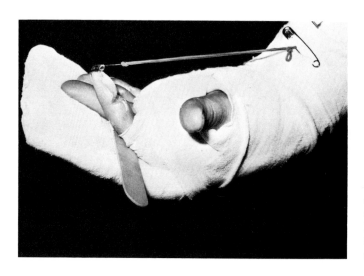

Abb. 8 Verbesserung der aktiv zu erreichenden Mittelgelenksstreckung durch einen eingelegten Holzspatel, der das Grundgelenk verstärkt beugt

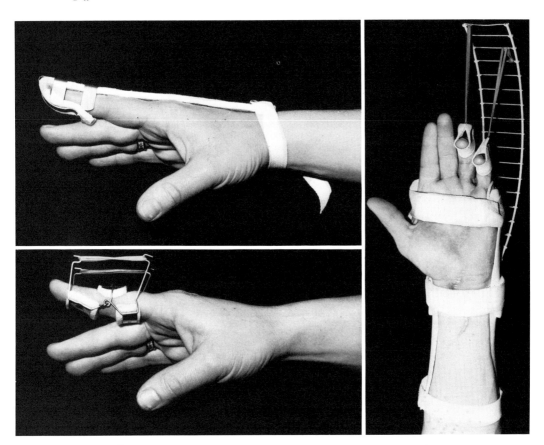

Abb. 9 Verschiedene Quengelschienen zur Verbesserung der Mittelgelenks-Streckfähigkeit

Beugeseite zu verhindern, die zu lang anhaltender oder sogar bleibender Streckbehinderung führen würde. Die passive Streckung der Mittelgelenke darf nur bei gleichzeitiger Beugung der anderen Gelenke durchgeführt werden, um die Sehnennahtstelle nicht unter Spannung zu setzen.

Nach etwa sieben Wochen sind die Sehnennähte ausreichend fest, so daß mit einer passiven Mobilisation zur besseren Streckung begonnen werden kann. Wir verwenden ab dieser Zeit auch Quengelschienen, falls eine unvollständige Streckung vorliegt (Abb. 9).

Sekundäreingriffe

Die sekundäre Sehnennaht

Bei Fehlen der Voraussetzungen für eine erfolgversprechende primäre Sehnennaht im erstversorgenden Krankenhaus muß der Patient umgehend an ein entsprechend personell und technisch ausgestattetes Krankenhaus weitergeleitet werden. Ist dies nicht möglich, wird eine sekundäre Sehnenversorgung durchgeführt. Die sekundäre Sehnennaht sollte so früh wie möglich erfolgen, sobald zu erkennen ist, daß die Wundheilung primär erfolgt. Ein Zeitintervall von mehr als vier Wochen verringert die Aussichten auf eine erfolgreiche sekundäre Sehnennaht, da die Sehnenstümpfe durch die Kontraktilität der Muskulatur auseinandergewichen und in der verkürzten Stellung mit der Umgebung verwachsen sind und die Muskulatur durch die fehlende Spannung einen Teil ihrer Elastizität eingebüßt hat. Im Bereich der langen Daumenbeugesehne kann ein größerer Defekt zwischen den Sehnenstümpfen durch eine Z-förmige Verlängerung der Sehne proximal des Karpaltunnels überbrückt werden. Für die Langfinger II bis V gilt dies jedoch nicht, da sich sonst unerwünscht die Ursprünge der Mm. lumbricalis verschieben würden. Die Technik der sekundären Sehnennaht gleicht der bei einer Primärnaht. Der Hautschnitt wird jedoch gegenüber der Erstversorgung mit primärer Naht ausgedehnter angelegt werden müssen, da sich die Stümpfe wegen der zwischenzeitlich eingetretenen Verwachsungen nicht durch Manipulation in Entlastungsstellung zur Verletzungsstelle hin verschieben lassen. Auch nach der Sekundärnaht erfolgt die Ruhigstellung durch eine Gipsschiene in Entlastungsstellung und Gummizügelfixation wie bei der primären Sehnennaht. Auch die Nachbehandlung wird nach denselben Prinzipien durchgeführt.

Die einzeitige Sehnentransplantation

Ist das Zeitintervall nach einer Sehnendurchtrennung zu lang oder die Vernarbung der Sehnenstümpfe zu stark, so daß eine direkte sekundäre Sehnennaht nicht mehr oder nur unter stärkerer Spannung durchführbar ist, muß eine Sehnentransplantation vorgenommen werden. Eine zu starke Spannung ist daran erkenntlich, daß der entsprechende Finger nach der Naht in deutlich vermehrter Beugestellung steht als die übrigen Langfinger, was meist zu einer erheblichen Beugekontraktur führt. Dies wirkt sich störender aus, als wenn der Finger nicht voll gebeugt werden kann, jedoch beim Öffnen der Hand und beim Zugreifen nicht hindert. Spätestens sechs Wochen nach der Sehnenverletzung ist nicht

mehr zu erwarten, daß eine direkte Sehnenvereinigung korrekt durchführbar ist, so daß eine Transplantation erforderlich wird. Ist keine stärkere Vernarbung des Sehnengleitlagers intraoperativ erkennbar, wird eine einzeitige Transplantation vorgenommen, das heißt, nach Resektion der vernarbten durchtrennten Sehnen wird in derselben Operation eine Sehne frei übertragen, durch die die tiefe Beugesehne ersetzt wird. Als Transplantate verwenden wir wegen der geringeren Narbenbildung nur körpereigene Sehnen. Geeignet sind alle Sehnen, die ausreichend lang sind und deren Verwendung keine wesentlichen Funktionseinbußen hinterläßt. Die Sehnen der nachfolgend aufgeführten Muskeln sind als Transplantate zu verwenden:

M. plantaris
M. palmaris longus
M. extensor indicis
M. extensor digiti minimi
M. extensor digitorum longus der Zehen II–V
M. flexor digitorum superficialis II–V

Die Entnahme erfolgt für die Plantaris- und Palmaris-Sehne mit entsprechend langen Sehnenstrippern (s. Abb. 11, S. 35), für die anderen Sehnen durch direkten Zugang mit mehrfachen Haut-Inzisionen.

Das Ergebnis einer Sehnentransplantation ist jedoch nicht nur von dem Vorhandensein einer entsprechenden Spendersehne abhängig, sondern es muß außerdem ein ausreichend kontraktiler Muskel als Motor für das Transplantat vorhanden sein. Nur unter einer guten Haut und Weichteildeckung kann eine transplantierte Sehne gleiten, nur passiv freibewegliche Gelenke können durch eine transplantierte Sehne bewegt werden. Für ein funktionell befriedigendes Ergebnis sind eine ausreichende Durchblutung und Sensibilität des Fingers notwendig.

Wir verwenden für eine Sehnentransplantation in der Regel *lange* Transplantate, die vom Endglied bis proximal des Handgelenkes reichen, damit Verwachsungen im Bereich der Nahtstelle außerhalb des anatomischen Engpasses im Niemandsland und im Karpaltunnel zu liegen kommen. Deswegen wird für die längeren Finger II

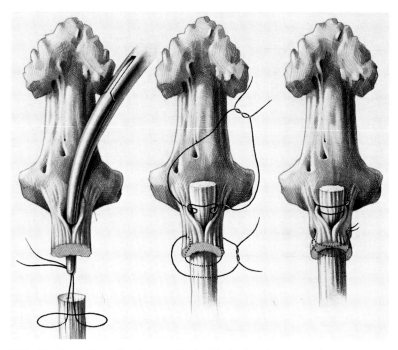

Abb. 10   Transplantatfixation am distalen Profundussehnenstumpf

bis IV als Transplantat auch die Sehne des M. plantaris bevorzugt. Die Sehne des M. palmaris longus, die etwas kürzer ist, reicht dagegen in der Länge als Transplantat für den Daumen und den Kleinfinger.

Bei der Resektion der durchtrennten oberflächlichen und tiefen Beugesehnen müssen die Ringbänder und die noch vorhandenen Sehnenscheiden geschont werden. Das Transplantat wird distal an der Basis des Endgliedes transossär inseriert. Die Fixation erfolgt zuerst distal mit einer Ausziehnaht durch einen Knochenkanal (Abb. 6). Bei Kindern ist die Epiphysenfuge des Endgliedes noch nicht verschlossen. Zu ihrer Schonung erfolgt deshalb die Fixierung nur am Profundussehnenstumpf (Abb. 10). Die proximale Nahtstelle am Handgelenk wird in der Durchflechtungstechnik nach *Pulvertaft* durchgeführt (Abb. 11).

Wichtig für das Ergebnis einer Sehnentransplantation ist die korrekte Länge des Transplantates. Sie wird so gewählt, daß nach Legen einer eventuell provisorischen Naht zwischen Transplantat und proximalem Sehnenstumpf das Handgelenk passiv gestreckt und gebeugt wird. Dabei folgen die Finger entsprechend dem Muskeltonus und ziehen sich bei Handgelenksstreckung in Beugung und umgekehrt. Der verletzte Finger soll dabei eine leicht vermehrte Beugestellung als die übrigen Finger einnehmen (s. a. Abb. 11d und e, S. 108).

Die postoperative Ruhigstellung erfolgt bei Patienten, die eine differenzierte Mitarbeit erwarten lassen, analog der primären Sehnennaht mit der dynamischen Schienung nach *Kleinert*. Bei den anderen Patienten werden alle Langfinger mit einer dorsalen Unterarmgipsschiene unter Einschluß aller Langfinger in Beugestellung ihrer Gelenke, jedoch zur Entlastung der Sehnennaht in Neutralstellung des Handgelenkes ruhiggestellt. Es müssen dann die Fingergelenke zweimal wöchentlich in Entlastungsstellung der

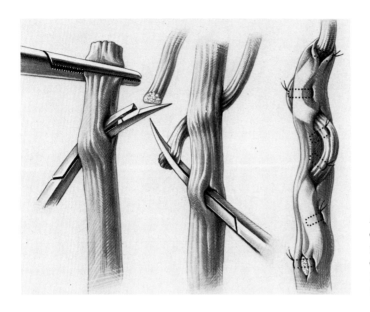

Abb. 11 Die proximale Verbindung des (dünneren) Sehnentransplantates an den (dickeren) Profundussehnenstumpf erfolgt in der Durchflechtungstechnik nach *Pulvertaft*

anderen Gelenke einzeln durchbewegt werden, um Verklebungen der Gelenke zu lösen.

Eine absolute Indikation zur Sehnentransplantation ergibt sich nur bei der Durchtrennung beider Beugesehnen eines Langfingers. Bei isolierter Durchtrennung der oberflächlichen Beugesehne ist in der Regel eine Wiederherstellung durch eine Sehnentransplantation nicht indiziert, da der Funktionsausfall nur in einer Kraftminderung besteht.

Ist nur die tiefe Beugesehne durchtrennt, muß das Risiko in bezug auf Verwachsungen des Sehnentransplantates mit der intakten oberflächlichen Beugesehne sehr sorgfältig abgewogen werden. Eine Sehnentransplantation nur für die Profundussehne kann leicht zu zusätzlicher Bewegungseinschränkung für das primär nicht betroffene Mittelgelenk führen. Wir nehmen eine Sehnentransplantation bei isolierten Profundussehnendurchtrennungen daher nur bei Kindern oder Erwachsenen mit sehr schlanken, grazilen Fingern vor sowie bei Patienten, die eine isolierte Profundusfunktion unbedingt benötigen. Die Alternative ist die Arthrodese des Endgelenkes, die wir der Tenodese vorziehen, da diese oft nicht stabil genug ist und vor allem bei stärkerer manueller Beanspruchung nachgeben kann.

Die zweizeitige Sehnentransplantation

Starke Verwachsungen des Sehnengleitlagers und der Umgebung erfordern eine zweizeitige Sehnentransplantation. Die einzeitige Übertragung einer Sehne würde zu deren vollständiger Verwachsung führen. Es ist daher die Bildung eines unvernarbten Gleitlagers durch eine Pseudo-Sehnenscheide erforderlich, was mit Hilfe eines Stabes aus Silikonkautschuk (Silastic) gelingt. In der ersten Operation werden unter Schonung der Ringbänder die Sehnen bis zum Unterarm reseziert und ein Silastikstab in das Sehnengleitlager eingelegt. Dieser Stab reicht von der Endgliedbasis bis proximal des Handgelenkes. Distal wird der Silastikstab mit dem aufgespaltenen Sehnenstumpf vernäht, am Handgelenk liegt das Stabende unfixiert im Gewebe. Der proximale Profundussehnenstumpf wird bis zur zweiten Operation am Retinaculum flexorum fixiert, damit der Muskel seine Spannung behält.

Das passive Durchbewegen der einzelnen Gelenke beginnt nach der Wundheilung; eine längere Gipsfixation ist nicht notwendig. Der Silastikstab wird für mindestens sechs Wochen belassen, so daß sich um den Stab eine Pseudosehnenscheide bildet. Während dieser Periode müssen alle Gelenke passiv beübt werden, damit sie

zum Zeitpunkt der Sehnentransplantation frei beweglich sind. Dies darf jedoch nicht zu intensiv erfolgen, um nicht eine Gewebsreizung mit seröser Absonderung zu erzeugen. In der zweiten Operation wird von zwei Inzisionen am Endglied des Fingers und am Handgelenk der Silastikstab entfernt und die zu transplantierende Sehne eingezogen. Das Transplantat wird am Endglied transossär fixiert wie bei der einzeitigen Sehnentransplantation. Am Handgelenk erfolgt die Naht wiederum in der Durchflechtungstechnik nach *Pulvertaft*.
Für die postoperative Ruhigstellung und Nachbehandlung gilt das gleiche wie für die einzeitige Sehnentransplantation.

Die Tenolyse

Postoperative Verwachsungen sind von der operativen Technik, von der Art der primären Verletzungen sowie von der individuellen Neigung zur Narbenbildung abhängig. Schonendes atraumatisches Operieren, die Erhaltung der Sehnenscheiden sowie sorgfältige Blutstillung vermindern die Narbenbildung. Bestehen nach einer etwa halbjährigen ständigen Übungsbehandlung erhebliche narbige Behinderungen der Sehnen, stellen wir die Indikation zur operativen Sehnenlösung. Dabei muß vorher unterschieden werden zwischen tendinogenen und arthrogenen Bewegungseinschränkungen.
Tenolysen werden entweder von einem den primären Narben folgenden Hautschnitt oder von einem Mediolateralschnitt (s. Abb. 7, S. 31) vorgenommen. Der Mediolateralschnitt wird von uns dabei bevorzugt, da die Gefahr einer Wunddehiszenz durch die frühzeitige Mobilisation gegenüber einem Zickzackschnitt geringer ist.
Eine ausreichende Narbenlösung ist dann erfolgt, wenn bei Zug an der zu lösenden Sehne am Handgelenk eine volle Fingerbeugung zu erreichen ist. Bei starken Verwachsungen muß eventuell die oberflächliche Beugesehne reseziert werden.
Die postoperative Ruhigstellung im Gips wird in Funktionsstellung der Finger bis zur Wundheilung vorgenommen. Die Übungsbehandlung beginnt jedoch unter temporärer Abnahme der Gipsschiene bereits am zweiten postoperativen Tag und wird wie bei Sehnennähten und Transplantationen durchgeführt. Sie muß in den ersten drei Wochen mit besonderem Einfühlungsvermögen erfolgen, da in dieser Zeit die Rupturgefahr der tenolysierten Sehne besonders groß ist. Eine frühzeitige Quengelbehandlung unterstützt die Krankengymnastik.

Behandlungsdauer und Dauer der Arbeitsunfähigkeit

Die Zeit der Behandlung einer isolierten Beugesehnenverletzung mit primärer Naht ist abhängig von der sekundären Vernarbung im Sehnenbereich und von der beruflichen Tätigkeit des Verletzten. Bei Patienten, die keine gröberen manuellen Tätigkeiten ausführen müssen, ist bei komplikationslosem Heilungsverlauf ein Zeitraum von sieben Wochen zu veranschlagen. Nach dieser Zeit ist die Reißfestigkeit der Sehnennaht ausreichend für alle Tätigkeiten ohne große Kraftanstrengung. Der gleiche Zeitraum ist auch nach einer Sehnentransplantation anzusetzen.
Ob bei einer zweizeitigen Sehnentransplantation zwischenzeitig, während der Implantation des Silastikstabes, Arbeitsfähigkeit eintreten kann, ist von der individuellen beruflichen Situation abhängig zu machen. Die fehlende aktive Beweglichkeit des Fingers kann durch eine Mitnehmerschlaufe teilweise kompensiert werden. Anderenfalls ist als Behandlungszeit für eine zweizeitige Transplantation eine Zeit von drei Monaten anzunehmen. Die Rupturgefahr nach einer Tenolyse ist in den ersten drei Wochen nach der Operation besonders groß, so daß in dieser Zeit Belastungen der Sehne vermieden werden müssen.

MdE

Bei der Einschätzung der MdE kann man bei einem durchschnittlichen Behandlungsergebnis davon ausgehen, daß die MdE bei der Hälfte des

Verlustes des betroffenen Fingers liegt, wenn Sensibilität und Durchblutung des Fingers ungestört sind. Bei ungünstigem Ausgang mit starker Beugekontraktur des Fingers kann die MdE dem Verlust des Fingers entsprechen. Sind mehrere Finger betroffen, wird stets zunächst eine Behinderung einer gesamten Greifform der Hand zurückbleiben, so daß die MdE zwischen 20 und 30 % liegt. Dabei ist zu berücksichtigen, daß eine eingeschränkte Beugefähigkeit des Daumens funktionell eine geringere Behinderung darstellt als bei den Langfingern, da am Daumen für den Spitzgriff keine volle Beugung im Endgelenk notwendig ist. Die Sensibilität ist hier zur Erhaltung eines ungestörten Spitzgriffes wichtiger.

XIV Strecksehnenverletzungen

Anatomie

Die Diagnostik von Strecksehnenverletzungen kann erschwert sein durch die relativ komplizierte Anatomie des Strecksehnenapparates im Bereich der Hand. Der Streckmechanismus der Finger besteht aus einem äußeren (extrinsischen) und einem inneren (intrinsischen) System, entsprechend den beteiligten Muskeln, den vom Unterarm kommenden langen Streckern sowie den kurzen Handmuskeln Mm. interossei und lumbricales. Die Streckaponeurose des Langfingers besteht aus einem Geflecht von Sehnenzügen und Ligamenten, die durch ausgewogenes Zusammenspiel Beugung und Streckung ermöglichen. Die wesentlichen Bestandteile sind der Mittelzügel (extrinsisches System) und die Seitenzügel (intrinsisches System) (Abb. 1). Die Streckung des Daumens durch den M. extensor pollicis longus im Endgelenk und durch den M. extensor pollicis brevis im Grundgelenk wird für das Endgelenk unterstützt durch die kurzen Handmuskeln, M. abductor pollicis brevis, M. flexor pollicis brevis (Caput superficiale et profundum) sowie M. adductor pollicis, die in die Streckaponeurose einstrahlen (Abb. 2). Die Extensorensehnen verlaufen in ihren Sehnenscheiden am Handgelenk durch die vom Retinaculum extensorum gebildeten osteofibrösen Sehnenfächer (Tab. I). Die Anatomie der Strecksehnen am Handgelenk ist variabel. *Lister* beschreibt Fälle mit fünf, aber auch bis hin zu vierzehn Fingerstrecksehnen. Auf dem Handrücken sind die Sehnen des M. extensor digitorum (ED) durch die Connexus intertendinei miteinander verbunden. Die Lamina transversa verbindet die ED-Sehne straff mit dem Grundgelenk, verhindert damit das Abgleiten der Sehne nach lateral und begrenzt gleichzeitig ihre Proximalverschiebung. Dadurch kann bei alleiniger Aktion des ED keine Streckung im Mittel- und Endgelenk erfolgen (klinisches Beispiel ist dafür die Krallenstellung bei kombinierter Medianus-Ulnaris-Lähmung). Die Lamina intertendinea zwischen den Sehnen des ED und den seitlich gelegenen Interosseus-Lumbrikalis-Sehnen bilden die eigentliche Aponeurose, die im proximalen Bereich über dem Grundgelenk in Anlehnung an die im Englischen gebräuchliche Bezeichnung (extensor hood) auch Streckerhaube genannt wird.

Aufklärung

Auch bei Strecksehnenverletzungen wird auf die Möglichkeit der narbigen Verwachsung genähter Sehnen mit der Folge einer Bewegungseinschränkung der Fingergelenke (insbesondere einer Beugebehinderung) hingewiesen. Bei geschlossenen Strecksehnenverletzungen, die operativ behandelt werden sollen, ist das Infektionsrisiko anzusprechen (vor allem, wenn es sich um eine relative Indikation handelt).

Tabelle I

Strecksehnenfach	Sehnen
1. Fach	Abductor pollicis longus; Extensor pollicis brevis
2. Fach	Extensor carpi radialis longus et brevis
3. Fach	Extensor pollicis longus
4. Fach	Extensor indicis, Extensor digitorum
5. Fach	Extensor digiti minimi
6. Fach	Extensor carpi ulnaris

Abb. 1 Schematisierte Darstellung des Streckapparates der Finger in Aufsicht von dorsal (a) und Seitenansicht von radial (b). Der Ansatz der phalangealen Interosseussehne an der Grundgliedbasis sowie das Lig. retinaculare transversum sind aus zeichnerischen Gründen nicht dargestellt. (Nach *Buck-Gramcko, D.:* Funktionelle Anatomie. In: Handchirurgie, hrsg. von *H. Nigst, D. Buck-Gramcko* und *H. Millesi,* Band I. Georg Thieme Verlag, Stuttgart/New York 1981)

1 Sehne des M. extensor digitorum
2 M. lumbricalis
3 M. interosseus
4 Lig. metacarpeum transversum profundum
5 Lamina transversa (sagittalis)
6 Lamina intertendinea (interosseous hood)
7 Pars medialis der Interosseussehne
8 Pars lateralis der Interosseussehne
9 Pars medialis der Extensorsehne
10 Pars lateralis der Extensorsehne
11 Tractus intermedius (Mittelzügel)
12 Tractus lateralis (Seitenzügel)
13 Lig. triangulare
14 Endsehne der Streckaponeurose
15 Lig. retinaculare obliquum

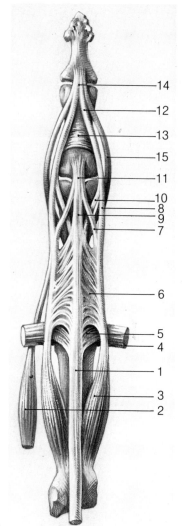

a

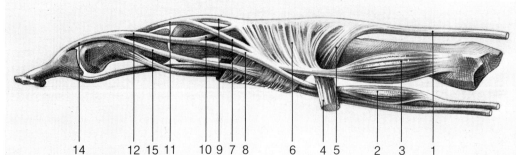

b

Spezielle Behandlung

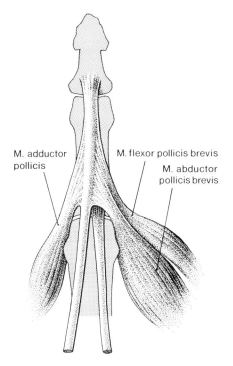

Abb. 2 Die Streckung im Daumenendgelenk wird unterstützt durch die abgebildeten kurzen Handmuskeln (Sesambein-Ansätze nicht dargestellt)

Spezielle Behandlung

Verletzungen im Bereich des Handgelenkes

Sind im Bereich des Handgelenkes sämtliche Strecksehnen durchtrennt, was insbesondere bei Sägeverletzungen gelegentlich vorkommt, können weder das Handgelenk noch die Fingergrundgelenke aktiv gestreckt werden. Die Mittel- und Endgelenke der Langfinger sowie das Daumenendgelenk können durch die kleinen Handmuskeln jedoch weiterhin gestreckt werden. Bei Durchtrennung aller extrinsischen Langfingerstrecksehnen kommt die Hand beim Versuch der aktiven Streckung in Intrinsic-plus-Stellung, das heißt Streckung der Mittel- und Endgelenke bei gleichzeitiger Beugung der Grundgelenke. Bei Durchtrennung einzelner Strecksehnen der Langfinger ist die Diagnose nicht ganz so offensichtlich, da über die Connexus intertendinei der oder die betroffenen Finger von den unverletzten Strecksehnen mit extendiert werden. Hier ist es erforderlich, die Streckfähigkeit gegen Widerstand zu prüfen. Eine andere Möglichkeit der Untersuchung besteht darin, bei flach auf den Untersuchungstisch gelegter Hand die Finger einzeln von der Tischplatte heben zu lassen. Dies ist mit den verletzten Fingern nicht möglich. Die isolierte Durchtrennung der radialen oder des ulnaren Handgelenksstreckers wird leicht übersehen, da die aktive Handgelenksextension unbehindert ist. Hierbei ist auch die Prüfung gegen Widerstand nicht unbedingt eindeutig, so daß im Zweifelsfall revidiert werden muß. In Plexusanästhesie und Blutleere wird nach Wunderweiterung das gesamte Verletzungsausmaß inspiziert. Während das Auffinden der distalen Sehnenstümpfe keine Schwierigkeit bereitet, schlupfen die proximalen Stümpfe oft in die Sehnenfächer zurück.

Alle Strecksehnen haben im Handgelenksbereich einen elliptischen bzw. runden Querschnitt, so daß für die Versorgung die modifizierte *Kirchmayr*-Nahttechnik mit zirkulärer Feinadaptation zur Anwendung kommt (s. S. 87). Eine alternative Nahttechnik ist die Schnürsenkelnaht mit einem 4×0 (metric 1,5) Faden. Die Zuordnung der proximalen und distalen Sehnenstümpfe, die manchmal – besonders im radialen Bereich – nicht ganz einfach ist, wird erleichtert durch die Tatsache, daß keine Sehne exakt der anderen gleicht und auch meist die Schnittflächen unterschiedlich sind. Bei Dorsalflexion des Handgelenkes lassen sich die Nähte völlig spannungsfrei durchführen. Es ist darauf zu achten, daß die Nahtstellen möglichst „schlank" bleiben, damit die Sehnen unbehindert durch die Fächer gleiten können. Notfalls wird das Dach des Tunnels teilreseziert. Auf eine komplette Spaltung muß verzichtet werden, da es sonst zu einem funktionell zwar unerheblichen, aber kosmetisch störenden Bogensehneneffekt kommt.

Eine seltenere Verletzung im Bereich der Handgelenksstreckseite ist die traumatische Luxation der Sehne des Extensor carpi ulnaris durch Zerreißung der ulnaren Wand des 6. Streckerfaches, meist als Folge eines Hypersupinationstraumas. In den Fällen, in denen die Diagnose primär gestellt werden kann, wird die Ruptur durch Naht

versorgt. Bei nachfolgender chronischer schmerzhafter Subluxation der Sehne nach ulnar-palmar ist meist eine zusätzliche Fesselung der Sehne durch einen gestielten Streifen vom Retinaculum extensorum erforderlich.
Die Ruhigstellung von Strecksehnenverletzungen im Handgelenksbereich erfolgt durch eine beugeseitige Unterarmfingergipsschiene (bei alleiniger Durchtrennung der Handgelenksstrecksehne bleiben die Finger frei) unter Einschluß der Grundgelenke. Unverletzte Finger werden nicht mit immobilisiert. Das Handgelenk steht in maximaler Dorsalflexion minus 10 Grad (Maximalextension ist schmerzhaft!), die Grundgelenke in 20–30 Grad Beugung. Die Dauer der Ruhigstellung beträgt drei Wochen.

Verletzungen im Handrückenbereich

Das klinische Bild entspricht den Verletzungen im Handgelenksbereich, da die Verletzungsstelle noch proximal der Connexus intertendinei liegt (Abb. 3e). Die Diagnostik ist identisch. Da das Subkutangewebe auf dem Handrücken sehr dünn ist, treten die Strecksehnen bei voller Muskelanspannung gut hervor, so daß man leichter als auf der Beugeseite von der Lokalisation und Tiefe der Wunde auf eine mögliche Strecksehnenbeteiligung schließen kann.
Wegen des flachen Sehnenquerschnittes führt man die Versorgung mit Matratzennähten (5 × 0 [metric 1]) durch. Zusätzlich kann jedoch eine Feinadaptation mit zirkulär-fortlaufender 6 × 0 (metric 0,7) Nylonnaht erfolgen. Bei glatter Verletzung ist diese Form der Sehnenwiederherstellung ausreichend. Liegen dagegen Defekte vor (Schleifverletzungen) und steht die Nahtstelle in der oben angegebenen Ruhigstellungsposition unter Spannung, ist eine Entlastung durch *Lengemann*-Naht oder Naht auf Distanz *(Bunnell)* angezeigt (Abb. 4). Der *Lengemann*-Naht stehen wir nicht unkritisch gegenüber, da sie unseren Vorstellungen von atraumatischem Nahtmaterial nicht entspricht. Dies gilt besonders für die Entfernung, wobei der Widerhaken ziemlich grob aus dem Gewebe herausgerissen werden muß.
Nach der Sehnennaht sollte nach Möglichkeit das Sehnengleitgewebe locker adaptiert werden, um Verwachsungen vorzubeugen.
Die Gipsfixation erfolgt wie oben. Die Dauer der Ruhigstellung beträgt ebenfalls drei Wochen.

Verletzungen im Grundgelenksbereich

Selten kommt es zu einer kompletten Durchtrennung der breiten Dorsalaponeurose (Streckerhaube), dann jedoch meist in Verbindung mit einer Gelenkseröffnung. Bei Durchtrennungen der Strecksehne distal des Connexus intertendineus findet man eine weitgehende Beugefehlstellung und Einschränkung der aktiven Streckung des betroffenen Fingers im Grundgelenk (Abb. 3d). Lediglich über unbeschädigte Teile der Dorsalaponeurose bleibt eine geringe Streckfähigkeit erhalten. Durch offene oder auch durch geschlossene Verletzung kommt es – wenngleich seltener – zu längsverlaufenden Einrissen der Dorsalaponeurose, meist auf der radialen Seite. Dadurch ist die sichere und stabile Zentrierung der Langfingerstrecksehne nicht mehr gewährleistet, und sie luxiert bei der Grundgelenksbeugung nach ulnar-palmar. Während die Primärversorgung solcher „Bagatellverletzungen" denkbar einfach ist, gestaltet sich die spätere Korrektur ungleich schwieriger.
Die Naht der durchtrennten Strecksehnen im Grundgelenksbereich erfolgt in gleicher Technik wie am Handrücken. Es ist allerdings darauf zu achten, daß die häufig gleichzeitig durchtrennte Gelenkkapsel separat genäht wird, um Verwachsungen zu vermeiden.
Die Gipsfixation entspricht der vorher beschriebenen; die Dauer der Ruhigstellung beträgt vier Wochen.

Verletzungen im Grundgliedbereich

Da die Streckaponeurose in diesem Bereich entsprechend der Form der Dorsalseite der Grundphalanx im Querschnitt gerundet verläuft, kommt eine komplette Durchtrennung ohne gleichzeitige Knochenverletzung praktisch kaum vor. Insbesondere die Seitenzügel sind in ihrer mediolateralen Lage gut geschützt. Das bringt es mit sich, daß bei Verletzungen des Mittelzügels kein nennenswertes Streckdefizit im

Spezielle Behandlung 101

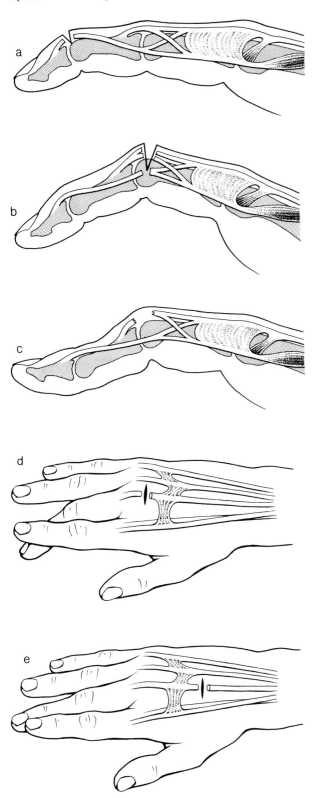

Abb. 3 Positionen eines Fingers bei Strecksehnenverletzungen verschiedener Lokalisationen: Durchtrennung über dem Endgelenk (a). Durchtrennung aller drei Zügel der Streckaponeurose über dem distalen Grundglied (b). Geschlossene Ruptur des Mittelzügels über dem Mittelgelenk. Dargestellt ist das Abgleiten der Seitenzügel über die quere Gelenkachse hinaus nach palmar (Knopflochdeformität) (c). Durchtrennung über dem Grundgelenk distal des Connexus intertendineus (d). Durchtrennung über dem Handrücken proximal des Connexus intertendineus (e) (nach *Buck-Gramcko, D.:* Verletzungen der Hand. In: Lehrbuch der Chirurgie, hrsg. von *L. Koslowski W. Irmer* und *K.-A. Bushe.* Schattauer Verlag, Stuttgart-New York, 1978)

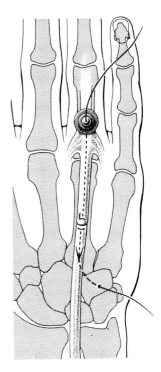

Abb. 4 Entlastung der Sehnennaht durch *Lengemann*-Naht

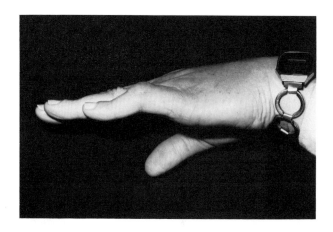

Abb. 5 Typische Knopflochdeformität, die nach scheinbarem Bagatelltrauma im Mittelgelenksbereich im Laufe von drei Monaten zustande gekommen ist

Mittelgelenk vorliegen muß und daher diese Läsion entsprechend leicht übersehen werden kann. Die Prüfung der aktiven Streckkraft gegen leichten Widerstand ist daher wichtig. Die dabei erkennbare Streckschwäche und der auftretende Schmerz weisen auf eine Strecksehnenverletzung hin.

Die Naht der Streckaponeurose erfolgt hier wie in allen Bereichen des Fingers durch Matratzennähte der Stärke 5 × 0 (metric 1) mit monofilem Nahtmaterial.

Die von manchen Autoren für glatte Verletzungen empfohlene Achternaht durch Sehne und Haut halten wir für ein ungeeignetes Verfahren, da es Verwachsungen im Nahtbereich geradezu herausfordert.

Gipsfixation und Dauer der Ruhigstellung wie bei Verletzungen im Grundgelenksbereich.

Verletzungen im Mittelgelenksbereich

An der Basis des Mittelgliedes setzen mit dem Mittelzügel sowohl das extrinsische als auch mit der Pars medialis der Interosseussehnen das intrinsische Streckersystem an. Mittel- und Seitenzügel sind hier innig miteinander verbunden.

Bei kompletter Durchtrennung der gesamten Streckaponeurose einschließlich Gelenkseröffnung ist die Diagnose einfach: Das Mittelgelenk steht in nahezu rechtwinkliger Beugefehlstellung und kann aktiv nicht gestreckt werden (Abb. 3b). Jedoch ist die Diagnose von Verletzungen an diesem komplizierten Knotenpunkt des Fingerstreckapparates nicht immer so eindeutig. Stumpfe oder offene Verletzungen betreffen oft allein den Mittelzügel und lassen die Verbindung zu den Seitenzügeln intakt (Abb. 3c). Dadurch bleiben diese zunächst dorsal der Fingerachse und strecken aktiv Mittel- und Endgelenk. Wieder sind die Streckunfähigkeit gegen leichten Widerstand (besonders bei passiv gebeugtem Grundgelenk) und der dabei auftretende Schmerz Wegweiser zur richtigen Diagnose. Nur selten ist bei geschlossenen Rupturen der Riß so groß, daß bei Beugung des Fingers das Mittelgelenk durch das entstandene „Knopfloch" schlüpft und nicht mehr von allein herausfindet. Dieses Knopfloch entsteht in der Regel erst nach und nach, indem sich der entstandene Riß erweitert, das Mittelgelenk langsam nach dorsal tritt und die Seitenzügel gleichzeitig nach palmar abrutschen und so zu Beugern im Mittelgelenk und Streckern im Endgelenk werden. Auf diese Weise entsteht die gefürchtete *Knopflochdeformität* (Abb. 5), die gekennzeichnet ist durch Beugung im Mittelgelenk und Überstreckung im Endgelenk. Je länger der Zustand besteht, um so extremer wird die Deformität und um so schwieriger die Korrektur.

Wird die Diagnose einer Mittelzügeldurchtrennung gestellt oder liegt der Verdacht nahe, muß revidiert werden. Bei geschlossenen Verletzungen muß durch eine Röntgenuntersuchung ein knöcherner Abriß ausgeschlossen werden.

Durch einen bogenförmigen Schnitt über dem Mittelgelenk bzw. nach Schnitterweiterung wird der Mittelzügelansatz freipräpariert und die Verletzung dargestellt. Nach Mittelgelenksfixation

Spezielle Behandlung

durch einen schräg eingebrachten *Kirschner*-Draht (1 mm) in 15–20 Grad Beugestellung (eine Fixation in völliger Streckstellung ist bei frischen Verletzungen meist nicht erforderlich) wird der Mittelzügel refixiert, was schwierig sein kann, da distal oft kaum Sehnengewebe zum Fassen verbleibt. Gelegentlich müssen die Nähte durch das Periost gelegt werden.

Liegt ein knöcherner Ausriß vor, so ist die exakte Reposition und Fixation mit einem feinen *Kirschner*-Draht oder intraossärer Drahtnaht anzustreben. Eine konservative Behandlung der Mittelzügeldurchtrennung, wie sie für geschlossene Verletzungen empfohlen wird, halten wir für unsicher. Besser ist es, sich zweifelsfrei vom Ausmaß der Verletzung zu überzeugen und den entstandenen Schaden definitiv zu korrigieren.

Nach vorübergehender Ruhigstellung mit einer dorsalen Unterarm-Finger-Gipsschiene in Funktionsstellung (nach drei bis vier Tagen ist eine Finger-Gipsschiene ausreichend) für acht bis zehn Tage reicht die innere Fixation aus. Der *Kirschner*-Draht wird nach fünf bis sechs Wochen entfernt. Wichtig ist, daß während dieser Zeit die aktive Endgelenksbeugung und -streckung geübt werden, um Adhäsionen der Seitenzügel zu vermeiden.

Verletzungen im Bereich des distalen Mittelgliedes und Endgelenkes

Das proximale Drittel des Mittelgliedschaftes ist frei von Anteilen des Streckapparates. Das hier befindliche Ligamentum triangulare (auch als Pars triangularis bezeichnet) hat keine Streckfunktion. Verletzungen dieser Region führen daher zu keinem Funktionsausfall.
Im distalen Mittelgliedbereich vereinigen sich die Seitenzügel zur Endsehne der Streckaponeurose, die an der Endgliedbasis ansetzt. Durchtrennung bzw. subkutaner Abriß dieser Endsehne führt zum bekannten Bild des **Hammerfingers** (im Englischen als Malletfinger bezeichnet) (Abb. 3a). Bei Teildurchtrennungen (z. B. nur eines Seitenzügels) ist die aktive Streckung erhalten, aber gegen leichten Widerstand abgeschwächt. Bei der Untersuchung sollte das exakte aktive und passive Bewegungsausmaß des

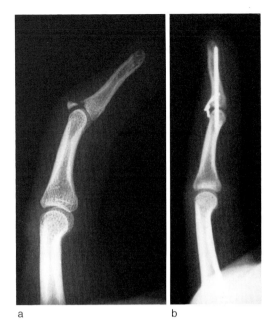

Abb. 6 Knöcherner Strecksehenausriß an der Endphalanx (a). Nach Reposition und Fixation des Fragmentes mit Drahtnaht wird zusätzlich eine temporäre Endgelenksfixation durch *Kirschner*draht vorgenommen (b)

verletzten Endgelenkes dokumentiert werden als Ausgangsbefund für die späteren Verlaufskontrollen. Die offenen Verletzungen und knöchernen Ausrisse werden operativ behandelt. Das Endgelenk wird durch einen schräg eingebrachten *Kirschner*-Draht in Streckstellung oder leichter Überstreckung fixiert und die Sehnenstümpfe mit feinem Nahtmaterial adaptiert. *Knöcherne Ausrisse* werden durch einen bogen- oder H-förmigen Schnitt freigelegt. Das Endgelenk wird inspiziert und gespült. Der für die temporäre Gelenkfixation vorgesehene *Kirschner*-Draht wird retrograd durch den Endgliedknochen geführt. Dadurch wird verhindert, daß nach Reposition des Fragmentes dieses unter Umständen wieder disloziert, wenn der *Kirschner*-Draht blind eingebohrt wird. Das Fragment wird nun exakt reponiert und mit einem scharfen Einzinkerhäkchen gehalten. Die Fixation erfolgt mit einem oder zwei feinen *Kirschner*-Drähten (0,8 mm) oder mit einer intraossären Drahtnaht, die O-förmig durch den Sehnenansatz sowie ein durch den Endgliedknochen quer vorgebohrtes Loch geführt wird (Abb. 6). Die

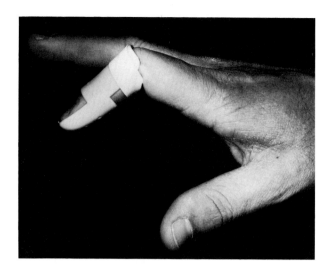

Abb. 7 *Stack*sche Schiene zur konservativen Behandlung des Strecksehnenabrisses an der Endphalanx. Das Mittelgelenk bleibt aktiv beweglich

Ruhigstellung erfolgt mittels Finger-Gipsschiene bis zur Wundheilung. Der *Kirschner*-Draht verbleibt für sechs Wochen.

Der einfache subkutane Strecksehnenabriß wird in der Regel konservativ behandelt. In der Mehrzahl der Fälle beträgt das Streckdefizit bis zu 40 Grad, wobei meist noch erhaltene restliche Sehnenanteile ein Zurückschlupfen des proximalen Sehnenendes verhindern. Nur dann kann es zur Heilung ohne narbige Verlängerung kommen. Hängt das Endglied stärker als etwa 40 Grad, ist mit einer Dehiszenz der Sehnenstümpfe zu rechnen, die nur durch operative Adaptation überwunden werden kann. Nach der Sehnennaht wird das Endgelenk für sechs Wochen mit einem schräg verlaufenden *Kirschner*-Draht immobilisiert, nach dessen Entfernung vorübergehend eine *Stack*sche Schiene getragen werden sollte.

Für die in über 90% der Fälle zur Anwendung kommende konservative Behandlung benutzen wir die von *Stack* angegebene Schiene (Abb. 7), die für sechs Wochen getragen wird, nach Ablauf dieser Zeit für weitere zwei bis drei Wochen temporär (nachts). Das wesentliche dieser Behandlung ist die exakte und ausführliche Instruktion des Patienten über die Handhabung der Schiene. Man muß sich davon überzeugen, daß der Patient begriffen hat, daß die Schiene zur Hautpflege des Fingers abgenommen werden muß, das Fingerendgelenk aber während dieser Zeit nicht gebeugt werden darf, um die Narbenbildung nicht zu stören. Der Finger soll dazu auf einer Unterlage, z. B. dem Waschbeckenrand, aufgestützt werden, wodurch sich eine versehentliche passive Beugung vermeiden läßt. Ist diese Minimalvoraussetzung der Kooperation nicht gegeben (Abb. 8), ist die temporäre Endgelenksfixation durch einen *Kirschner*-Draht für sechs Wochen sicherer.

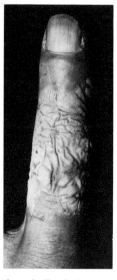

Abb. 8 Ausgeprägte Mazeration als Ergebnis mangelnder Hautpflege. Die *Stack*sche Schiene wurde 6 Wochen lang nicht abgenommen

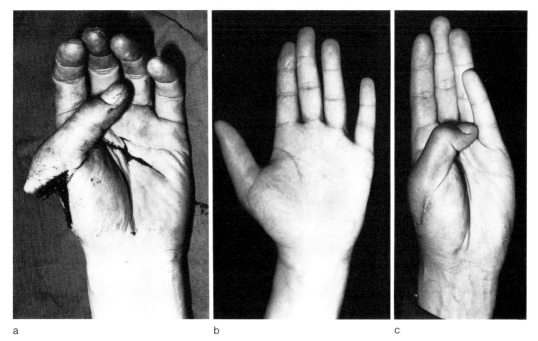

Abb. 9 Beilhiebverletzung mit Durchtrennung beider Daumenstrecksehnen und offener Grundgelenksmehrfragmentfraktur (a). Klinisches Ergebnis 12 Wochen nach Osteosynthese und Naht beider Sehnen (b) und (c)

Verletzungen der Daumenstrecksehnen

Die Durchtrennung einer oder beider Daumenstrecksehnen ist klinisch meist eindeutig, obwohl, wie oben bereits erwähnt, auch bei kompletter Durchtrennung des Extensor pollicis longus (EPL) proximal des Grundgelenkes über die kleinen Handmuskeln im Thenarbereich eine aktive Streckung des Endgelenkes mit verminderter Kraft möglich ist. Bei alleiniger Durchtrennung des Extensor pollicis brevis (EPB) ist ein deutliches Streckdefizit des Grundgelenkes feststellbar; bei Durchtrennung beider Sehnen steht der Daumen in erheblicher Beugefehlstellung in beiden Gelenken. Die Prognose ihrer Wiederherstellung ist recht günstig (Abb. 9).
Verletzungen des EPL in der Tabatière oder auch in Höhe des I. Mittelhandknochens erfordern zum Aufsuchen des proximalen Sehnenstumpfes eine geringe Schnitterweiterung oder einen queren Hilfsschnitt, wobei auf den anatomischen Verlauf des EPL zu achten ist. Bei Operationen in diesem Gebiet muß besonders auf den R. superficialis des Speichennerven bzw. seine Äste geachtet werden. Ist dieser durch die Verletzung durchtrennt, soll er unbedingt genäht werden. Neurome des oberflächlichen Radialisastes sind wegen ihrer Lokalisation sehr unangenehm (Ärmelrand, Armbanduhr).
Distal des Grundgelenkes hat auch der Daumen eine breite Dorsalaponeurose, die im Falle der Kontinuitätsunterbrechung mit Matratzennähten adaptiert wird. Bei Verletzungen im Endgelenksbereich wird wie bei den Langfingern eine temporäre Fixation des Gelenks für sechs Wochen vorgenommen.
Eine typische Folge der distalen Radiusfraktur oder einer Handgelenksprellung ist die *Spätruptur der langen Daumenstrecksehne* im Handgelenksbereich. Diese wird mit örtlichen Durchblutungsstörungen der Sehne infolge der Fraktur erklärt und in der Regel als Unfallfolge anerkannt, wenn der zeitliche Zusammenhang eindeutig ist. Auch eine Synovitis im Handgelenk kann zur Ruptur der langen Daumenstrecksehne führen. Die Wiederherstellung der Sehne erfolgt durch Umlagerung der Sehne des M. extensor indicis. Das Operationsverfahren wird im

Abschnitt „Sekundäreingriffe" (S. 107) beschrieben.

Strecksehnenverletzungen mit Knochen- oder Gelenkbeteiligung

Diese Verletzungskombination ist recht häufig. Der erste Schritt bei der Primärversorgung ist die möglichst anatomiegerechte Reposition und stabile Fixation der Fraktur. Da die Vernarbungstendenz zwischen Knochen und Sehnen erheblich ist, sollte versucht werden, das Periost zu verschließen, um den direkten Kontakt Sehne/Knochen zu vermeiden. Auch das Osteosynthesematerial (Platten, Schrauben) muß nach Möglichkeit mit lockerem Bindegewebe bedeckt werden. Drahtspitzen oder Drahtzwirnungen dürfen nicht gegen das Sehnengleitlager herausragen, weil dadurch nicht nur das Gleiten der Sehne erschwert wird, sondern vor allem eine Rupturgefahr gegeben ist. Gelenkkapsel und Strecksehne müssen stets separat genäht werden.

Strecksehnenverletzungen und Weichteildefekte

Bei ausgedehnten Defektwunden im streckseitigen Hand- und Handgelenksbereich fehlen oft die Sehnen über eine längere Strecke. Sie werden nicht primär wiederhergestellt, sondern das Augenmerk richtet sich auf die adäquate Weichteildeckung. Fehlen die Weichteile, sind aber die Strecksehnen vorhanden, muß die Entscheidung, ob eine Stiellappenplastik oder eine freie Hauttransplantation durchgeführt werden soll, davon abhängig gemacht werden, ob das paratendinöse Gewebe erhalten ist. Nur in einem solchen Fall ist die Möglichkeit einer Einheilung von Spalthaut gegeben.

Postoperative Behandlung

Nach ausreichend langer Gipsfixation bzw. temporärer Gelenkfixation durch *Kirschner*-Draht (siehe oben) muß eine krankengymnastische und nach Möglichkeit auch ergotherapeutische Nachbehandlung einsetzen, deren Dauer und Intensität sich nach der verbliebenen Bewegungseinschränkung richten (Näheres siehe Kapitel „Nachbehandlung").

Sekundäreingriffe

Durch Verwachsungen und Narben bedingte Einschränkungen der Sehnengleitfähigkeit und dadurch bedingte Blockierungen der Streckung und Beugung lassen sich oft durch Tenolysen beseitigen oder zumindest bessern.

Für die operative Therapie der **Knopflochdeformität** sind viele Verfahren angegeben worden. Das allein erklärt schon, daß es sich um einen sehr problematischen rekonstruktiven Eingriff in der Handchirurgie handelt, dessen ausführliche Abhandlung den Rahmen dieses Buches sprengen würde. Die Wiederanheftung des Mittelzügels gelingt meist nur in den ersten Wochen nach dem erlittenen Trauma und sollte nur bei Vorliegen freier passiver Streckung vorgenommen werden. Später wird die Wiederherstellung des Mittelzügels auf anderem Wege nötig. Das von uns am häufigsten geübte Verfahren ist die Abspaltung des medialen Anteiles der Seitenzü-

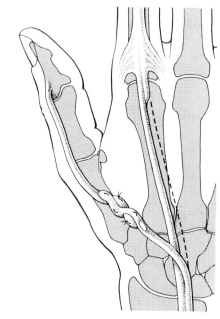

Abb. 10 Schematische Darstellung der Extensor indicis-Umlagerung

Sekundäreingriffe

gel und ihre Vereinigung über der Mitte als neuer Mittelzügel. Die Kontinuität der Seitenzügel wird dabei nicht unterbrochen. Wir fixieren das Mittelgelenk für sechs Wochen in Streckstellung. Ist das Endgelenk in Überstreckung fixiert und läßt es sich passiv nicht beugen, müssen die schrägen *Landsmeer*schen Ligamente durchtrennt werden.

Die sekundäre Wiederherstellung der langen Daumenstrecksehne läßt sich am einfachsten und auch erfolgreichsten durch die **Extensor indicis-Umlagerung** erreichen (Abb. 10 und 11). Durch eine kleine bogenförmige Längsinzision über dem Zeigefingergrundgelenk ulnar wird die ulnar der ED-Sehne liegende EI-Sehne freigelegt und schräg abgetrennt (Abb. 11a). Der distale Stumpf wird an die radial liegende Extensor communis-Sehne genäht. Die Sehne wird nun schonend mobilisiert und am ulnaren Ende des S-förmigen Hautschnittes am Handgelenk her-

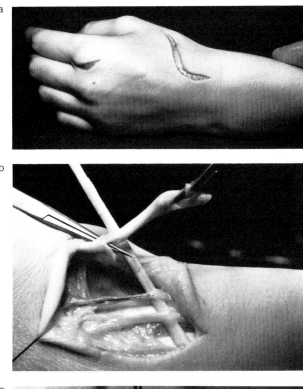
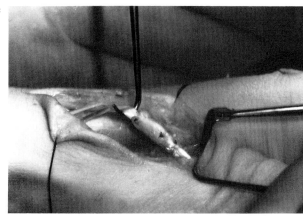

Abb. 11 (a–e) Operative Technik der Extensor indicis-Umlagerung (Einzelheiten s. Text). Beachte die Schonung der oberflächlichen Nerven- und Gefäßäste (dargestellt in Abb. 11b.)

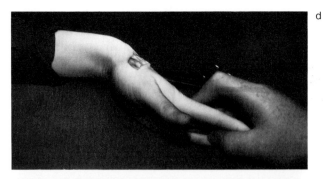

d

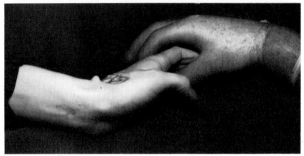

e

(Abb. 11 Legende Seite 107)

ausgezogen. Von dieser Inzision aus wird unter sorgfältiger Schonung der oberflächlichen Radialisnervenäste (s. in Abb. 11b) der distale Stumpf des Extensor pollicis longus dargestellt und freipräpariert. Nach Durchziehen der EI-Sehne unter den Nerven- und Gefäßästen werden die Sehnenstümpfe vereinigt (Durchflechtungsnaht) (Abb. 11b und c). Die Bestimmung der richtigen Spannung ist der wichtigste Schritt bei diesem Eingriff: Bei voll gestrecktem Daumen muß die EI-Sehne unter mittlerer Spannung stehen. Nach provisorischer Fixierung durch einige Sehnennähte wird die Beweglichkeit des Daumenendgelenkes bei maximaler passiver Beugung und Streckung des Handgelenkes geprüft: Bei maximaler Beugung muß der Daumen in Streckstellung (Abb. 11d), bei maximaler Dorsalflexion in leichter Beugestellung stehen (Abb. 11e). Die Ruhigstellung in der beugeseitigen Unterarm-Daumengipsschiene muß das Endgelenk mit einschließen. Das Handgelenk steht in 30–40 Grad Streckstellung, der Daumen im Grund- und Endgelenk gestreckt und in mittlerer Opposition. Die volle Radialabduktion („Autostopgips") soll vermieden werden. Dauer der Ruhigstellung drei Wochen.

Strecksehnendefekte im Handgelenks- und Handrückenbereich werden durch Brückentransplantate, Koppelung der distalen Sehnenstümpfe an benachbarte intakte Sehnen oder (bei Defekten mehrerer Sehnen) an den umgelagerten Flexor carpi ulnaris behandelt.

Dauer der Arbeitsunfähigkeit

Bei Durchtrennung einzelner oder mehrerer Strecksehnen im Handgelenks- oder Handrückenbereich dürfte die Dauer der Arbeitsunfähigkeit sechs Wochen in der Regel nicht überschreiten. Im Fingerbereich sind eine längere Ruhigstellung und meist eine intensive Nachbehandlung erforderlich, insbesondere bei Verletzungen im Mittelgelenksbereich. Dadurch kommen Behandlungszeiten von acht bis zehn Wochen zustande.
Ob ein Patient während der sechswöchigen Ruhigstellung mit einer *Stack*schen Schiene krankgeschrieben wird, hängt vom Einzelfall, insbesondere von der Art der Tätigkeit ab.

MdE

Strecksehnenverletzungen hinterlassen in der Regel keine so schwerwiegenden Unfallfolgen wie Verletzungen der Beugesehnen. Dennoch können – insbesondere bei Beteiligung mehrerer Finger – Störungen des Grobgriffes und damit der groben Kraft der Hand resultieren. Ein mäßiges Streckdefizit in den Grundgelenken führt normalerweise zu keiner Funktionseinbuße. Eine Dauerrente von mehr als 20 v.H. ist nach alleiniger Strecksehnenverletzung eine Ausnahme und sollte die Frage nach weiteren Behandlungsmaßnahmen aufkommen lassen.

XV Nervenverletzungen

Ihre komplexe Motorik und die Sensibilität machen die menschliche Hand zu einem unersetzlichen Greif- und Sinnesorgan. Sehnen, Muskeln, Knochen und Gelenke sind – so wichtig auch ihre Unversehrtheit ist – dabei den funktionierenden Nerven untergeordnet. Nervenverletzungen, oft Folge minimaler Traumen, führen daher meist zu erheblichen Funktionsstörungen der Hand, die in der Regel nur unvollkommen zu beheben sind. Im N. medianus verlaufen mehr als 10 000 Axone (Abb. 1), eine Zahl, die allein klarmacht, daß auch mit der ausgefeiltesten mikrochirurgischen Technik an eine völlige Wiederherstellung der Kontinuität aller dieser „Stromleiter" nicht zu denken ist. Lediglich bei Kindern ist eine Wiederherstellung der normalen Nervenfunktion nach klinischen Kriterien möglich. Glücklicherweise enthalten die peripheren Nerven Axone „im Überschuß". Teildurchtrennungen von mehr als der Hälfte des Nervenstammes hinterlassen unbehandelt oft erstaunlich wenig Ausfälle.

Aufklärung

Vor der Operation muß der Patient darauf aufmerksam gemacht werden, daß trotz sorgfältiger operativer Technik in der Regel sensible und motorische Störungen verbleiben und eventuelle spätere Korrektureingriffe (Neurolyse, Nerventransplantation, motorische Ersatzoperationen) notwendig sind.

Behandlungsvoraussetzungen

Jede Nervenverletzung sollte nicht nur erkannt, sondern optimal, das heißt mikrochirurgisch, durch einen in dieser Technik ausgebildeten Operateur versorgt werden. Jeder Chirurg, dem diese Voraussetzungen und das dazu erforderliche mikrochirurgische Instrumentarium fehlen, tut gut daran, Zurückhaltung zu üben. Für einen chirurgischen Assistenten in der Ausbildung mag es schwer sein, der Versuchung zu widerstehen, einen glatt durchtrennten Mittelnerv zu nähen und für seinen Katalog zu „verbuchen". Doch dem Patienten schadet er dadurch mit Gewißheit.

Die Nervennaht, ob primär oder sekundär ausgeführt, gehört in die Hand des Spezialisten, der nicht nur über die nötige Erfahrung verfügt, sondern ebenso über feinstes Instrumentarium und ein Operationsmikroskop, mit dem die Anatomie des Nerven besser sichtbar wird (Abb. 1).

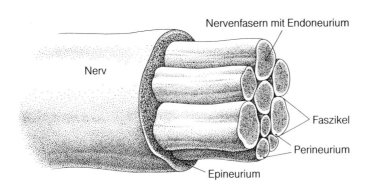

Abb. 1 Aufbau eines peripheren Nerven

Diagnostik

Die Prüfung der Nervenfunktionen einer verletzten Hand ist unerläßlicher Bestandteil jeder Untersuchung. Auch bei geschlossenen Verletzungen können die Nerven Schaden genommen haben.

Nach *Seddon* lassen sich die Nervenschädigungen in drei Formen einteilen:

Neurapraxie: Dies ist die leichteste Form der Nervenschädigung und kommt meist durch Druck oder leichten Zug zustande. Die Axone sind erhalten, die Myelinscheiden größerer Nervenfasern jedoch geschädigt. Die Leitfähigkeit wird unterbrochen, die *Waller*sche Degeneration bleibt aus, die bindegewebigen Strukturen bleiben intakt. Klinisch ist die Sensibilität weitgehend erhalten, es kommt jedoch zu motorischen Ausfällen. Gröbere Atrophien treten nicht auf. Elektromyographisch ergeben sich keine Reaktionen im Sinne einer Denervierung; die Nervenleitfähigkeit distal der Verletzung ist normal. Die Dauer der Funktionsrückkehr ist unabhängig von der Höhe der Verletzung und schwankt zwischen ein und vier Monaten.

Axonotmesis: Hierbei handelt es sich um eine Unterbrechung der Axone bei erhaltenen *Schwann*schen Scheiden. Es kommt zur *Waller*schen Degeneration. Klinisch und elektromyographisch ist eine Differenzierung zur *Neurotmesis*, der vollständigen Nervendurchtrennung, nicht möglich. Es muß daher revidiert werden. Findet sich keine Kontinuitätsunterbrechung des Nerven, ist keinerlei rekonstruktive Maßnahme erforderlich. Es erfolgt eine spontane Regeneration, die immer zu vollständiger Funktionsrückkehr führt, da die Endoneuralrohre erhalten bleiben. Die Dauer der Reneurotisation ist abhängig von der Höhe der Verletzung und kann 4 bis 18 Monate in Anspruch nehmen. Dagegen erfolgt bei der Neurotmesis nur nach korrekt ausgeführter Naht eine Regeneration, die immer unvollständig bleibt.

Bei der Untersuchung werden die Sensibilität und die motorischen Funktionen geprüft. Während die Sensibilitätsprüfung immer, das heißt auch bei erheblich verletzten Händen möglich und unerläßlich ist, kann auf ausführliche Testung der motorischen Ausfälle notfalls verzichtet werden. Der Patient wird zunächst befragt, ob und wenn ja, an welchen Fingern er subjektiv eine Gefühlsminderung verspürt. Die Testung erfolgt dann als Prüfung der Zweipunktediskriminationsfähigkeit (2PD) am einfachsten mit einer aufgebogenen Büroklammer. Der zu prüfende Finger muß dabei fixiert werden, damit der Patient keinen Gegendruck erzeugen kann. Er wird nur ganz leicht mit einem oder beiden Drahtenden berührt (s. Abb. 2 (S. 13). Normalerweise beträgt die 2PD an den Fingerkuppen etwa 4 mm und ist je nach Verletzungsgrad verbreitert oder gänzlich aufgehoben. Die sensiblen Versorgungsgebiete der Nerven im Bereich der Hand sind der Abb. 1 auf Seite 19 zu entnehmen. Hinweise für die motorische Testung finden sich in Tabelle I.

Tabelle I

Nerv	Geprüfte motorische Funktion
N. medianus (distal)	Opposition (M. opponens pollicis), palmare Abduktion (M. abductor pollicis brevis)
N. medianus (proximal)	Daumenendgelenksbeugung (M. flexor pollicis longus), Zeigefingerendgelenksbeugung (M. flexor digitorum profundus II)
N. ulnaris	Daumenadduktion (M. adductor pollicis), Radialabduktion II (I. dorsaler Interosseus), Grundgelenksflexion V (M. flexor digiti minimi)
N. radialis (R. profundus)	Langfingergrundgelenksstreckung (M. extensor digitorum), Daumenendgelenksstreckung gegen Widerstand (M. extensor pollicis longus)
N. radialis (Oberarm)	Handgelenksstreckung (Mm. extensores carpi radialis longus et brevis, M. extensor carpi ulnaris)

Das klinische Bild einer „Schwurhand" oder „Fallhand" besteht nur bei hoher Lähmung des Mittel- bzw. Speichennerven. Die Krallenstellung bei Ulnarislähmung setzt überstreckbare Grundgelenke voraus, was nicht immer der Fall ist. In einer nicht unbeträchtlichen Zahl von distalen Medianusverletzungen ist die aktive Opposition nur unwesentlich herabgesetzt. In diesen Fällen wird die Thenarmuskulatur, insbesondere der M. abductor pollicis brevis, vom N. ulnaris mitinnerviert. Bei der seltenen *Martin-Gruber-*„Anastomose" erhält der Ellennerv seine motorischen Fasern im Unterarmbereich vom Medianusstamm (oder aus dem N. interosseus anterior). In diesen Fällen führt dann paradoxerweise die hohe Ulnarisdurchtrennung zu keinem, die hohe Medianusdurchtrennung dagegen zu einem kompletten motorischen Ausfall im Bereich der Hand.

Elektromyographische Untersuchungen frischer Verletzungen sind normalerweise nicht erforderlich.

Die primäre Nervenwiederherstellung

Die optimale Nervenwiederherstellung erfordert zwei Dinge: zum einen die möglichst exakte Adaptation einander zugehöriger Faszikel, zum anderen die Reduzierung intraneuraler Narbenbildung auf ein Minimum. Dieses ist sehr wichtig, da die Fibrosierung innerhalb des Nerven das Auswachsen der Achsenzylinder verhindert oder erschwert. Schon die geringste Quetschung und Dehnung des Nervengewebes führt zu einer Fibrosierung, deren Ausdehnung primär kaum eingeschätzt werden kann. Die Vereinigung potentiell geschädigter Nervenstümpfe – auch wenn sie sehr genau erfolgt – programmiert dennoch den Mißerfolg vor. Für die Indikation zur primären Nervennaht ergeben sich folgende Voraussetzungen:

1. Es handelt sich um eine saubere, glatte Schnittverletzung (begleitende Sehnenverletzungen sind keine Kontraindikation, wohl aber Frakturen und Hautdefekte, wenn sie durch Gewebsquetschung oder -zerreißung [Kreissägenverletzung] entstanden sind)
2. Die Nervenstümpfe lassen sich völlig spannungsfrei adaptieren
3. Eine gute Weichteildeckung ist möglich
4. Die technischen und personellen Möglichkeiten für einen mikrochirurgischen Eingriff sind gegeben.

Sind diese Bedingungen erfüllt, so hat die primäre Nervennaht erhebliche Vorteile. Nicht nur dem Patienten wird ein weiterer Eingriff erspart, auch der Operateur findet nie wieder so ideale Verhältnisse vor wie zum Zeitpunkt der Primärversorgung. Anhand der Form der Schnittfläche und des Verlaufs der Vasa nervorum läßt sich die Adaptation exakt durchführen und ein Rotationsfehler vermeiden. Auch die Zuordnung der einzelnen Faszikelgruppen bereitet in diesem Zustand keine größeren Schwierigkeiten.

Die *epineurale Naht* kann bei multifaszikulären Nerven heute nicht mehr empfohlen werden. Sie mag äußerlich zwar gut aussehen, jedoch täuscht dieses Bild oft: Im Inneren liegen nur wenige Faszikel so aneinander, daß ein ungehindertes Einsprossen möglich ist; viele Faszikel sind gegeneinander versetzt oder umgebogen (Abb. 2). Die alleinige epineurale Naht wenden wir daher nur noch bei monofaszikulären Nerven an. Schon bei oligofaszikulären Nerven (z. B. im Finger- und Hohlhandbereich) verwenden wir eine Kombination aus epi- und perineuraler Naht, die *epi-perineurale Naht* (Abb. 3a). Dabei wird mit dem Epineurium auch das randständige Perineurium des unter dieser Nahtstelle gelegenen Faszikels erfaßt, wodurch sich eine gute Adaptation erreichen läßt. Bei multifaszikulären Nerven, wie z. B. dem N. medianus oder dem N. ulnaris am Handgelenk, wird die allei-

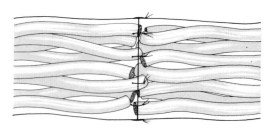

Abb. 2 Wirres Durcheinander der Faszikel nach ausschließlich epineuraler Nervennaht (Nachzeichnung histologischer Befunde, nach *Edshage*)

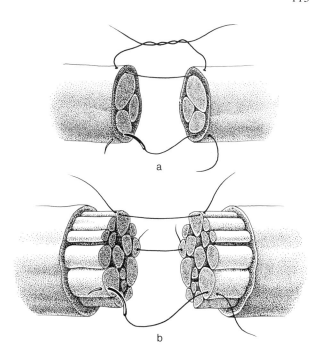

Abb. 3 Kombinierte epi-perineurale Naht eines oligofaszikulären Nerven (a). Perineurale Naht eines multifaszikulären Nerven nach Resektion von 3 bis 4 mm des Epineuriums (b)

nige *perineurale Naht* angewandt, bei der das Epineurium 3–4 mm reseziert und nach Anfrischen der Nervenstümpfe unter dem Operationsmikroskop das Perineurium einiger Faszikelgruppen oder einzelner größerer Faszikel vereinigt wird (Abb. 3b). Die Identifizierung der zusammengehörigen Faszikel erfolgt durch ihre Größe und Lokalisation sowie anhand der epineuralen Blutgefäße. Als Nahtmaterial findet 10 × 0 (metric 0,2) Nylon Verwendung. Der Nahtvorgang kann durch eine epineural gelegte Haltenaht (8 × 0, metric 0,4) erleichtert werden, die die Nervenenden in richtiger Rotation fixiert und das Legen der feinen perineuralen Nähte erleichtert. **Die primäre Nervennaht muß in jedem Fall spannungsfrei gelingen!** Ist das nicht möglich, muß auf ihre Durchführung verzichtet werden. Eine primäre Nerventransplantation ist nur in seltensten Fällen indiziert. Begleitverletzungen der Arterien sind ebenfalls primär zu versorgen, um durch Ernährungsstörung bedingte vermehrte intraneurale Narbenbildung zu vermeiden.

Die früh-sekundäre Nervenwiederherstellung

Die Sekundärversorgung wird ausgeführt, sobald die Wunde per primam verheilt, das posttraumatische Ödem abgeklungen und bezüglich der Nebenverletzungen ein Zustand erreicht ist, der den Eingriff erlaubt. Ein Vorteil der Sekundärversorgung ist, daß das Verletzungsgebiet durch eine entsprechende Schnittführung großzügig freigelegt werden kann. Die Nervenstümpfe werden vom Gesunden her freigelegt. Das Epineurium wird abpräpariert; die einzelnen Faszikelgruppen werden isoliert. Dieser Vorgang und auch das weitere Präparieren der Faszikelgruppen in Richtung der Verletzungsstelle erfolgt in mikrochirurgischer Technik. Die Identifizierung und Freilegung eventuell noch erhaltener Faszikel im Narbengebiet ist sehr schwierig. Wenn allerdings sicher ist, daß eine komplette Durchtrennung stattgefunden hat, kann die Stumpfanfrischung erfolgen. Diese erfolgt scheibchenweise, wenn man aufgrund der Einschätzung des zu erwartenden Defektes (in diesem Stadium ist die Ausdehnung der Fibrose sehr gut zu erkennen) und nach Mobilisierung

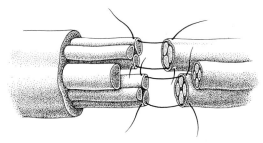

Abb. 4 Interfaszikuläre Nerventransplantation. Stufenförmiges Anfrischen der Faszikelgruppen und Adaptation der Transplantate mit feinsten perineuralen Nähten

der Stümpfe erwarten kann, daß eine Sekundärnaht (gleiche Technik wie oben beschrieben) ohne wesentliche Spannung gelingt. Ist dies nicht der Fall (Defekte über 10–15 mm), wird eine Nerventransplantation ein besseres Ergebnis erwarten lassen, da eine Naht unter Spannung zu einer reaktiven Fibrose in der Nahtstelle führt, die die Axone komprimiert. Die Faszikel werden einzeln und in verschiedener Höhe angefrischt, damit die Nahtreihe nicht in einer Ebene liegt (Abb. 4). Die Faszikelgruppen des distalen Stumpfes werden nach Möglichkeit bis zur Aufteilung des Nerven verfolgt, so daß die motorische und sensible Faszikelstruktur des distalen Stumpfes weitgehend geklärt werden kann. Man versucht nun, die korrespondierenden Faszikelgruppen des proximalen Stumpfes zu finden, wobei man sich nach der Lokalisation und dem Durchmesser richtet. Je größer der Defekt, um so unterschiedlicher das Bild der Nervenquerschnitte. Als Transplantat verwendet man in erster Linie den N. suralis, aber auch den N. cutaneus antebrachii ulnaris (für Digitalnerven gut geeignet). Der N. suralis wird von einem kleinen Querschnitt zwischen Außenknöchel und Achillessehne freigelegt und schonend von weiteren Querschnitten entlang seines Verlaufes herauspräpariert (Abb. 5). Der N. cutaneus antebrachii ulnaris wird im medialen proximalen Unterarmbereich von einem Querschnitt oder bogenförmigen Längsschnitt aus freigelegt und entnommen. Für kleinere Defekte eignen sich auch Mittelhandnerven, wenn der dazugehörige Finger amputiert ist. Die Transplantate sollen etwas länger sein als der Defekt (gemessen in Neutralposition der angrenzenden Gelenke). Sie

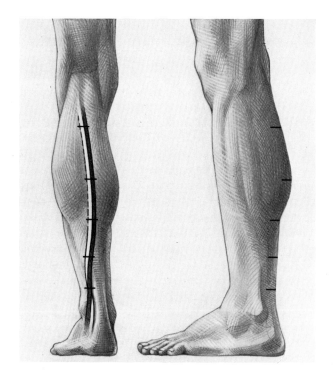

Abb. 5 Darstellung des Verlaufs des N. suralis mit den zur Entnahme notwendigen Inzisionen (aus: *Buck-Gramcko, D.,* und *Dietrich, F. E.:* Allgemeine Operationstechnik. In: Handchirurgie, hrsg. von *H. Nigst, D. Buck-Gramcko* und *H. Millesi*, Band I. Georg Thieme Verlag, Stuttgart/New York 1981)

werden in umgekehrter Verlaufsrichtung – um Verluste durch abzweigende Fasern zu umgehen – mit ein oder zwei 10-0-Nähten an die Faszikelgruppe adaptiert (interfaszikuläre Adaptation). Größere Faszikel werden mit einem Transplantat versorgt (faszikuläre Adaptation). Vor der eigentlichen Transplantation wird die Blutleere geöffnet und die Blutstillung besonders sorgfältig durchgeführt. Ein Sauger wird danach nicht mehr benutzt, da die Transplantate sonst in Gefahr geraten, weggesaugt zu werden.

Ruhigstellung

Nach primärer Nervennaht wird eine dorsale Gipsschiene für drei Wochen in leichter Beugung des benachbarten Gelenkes angelegt, um die Naht zu entlasten.

Die postoperative Ruhigstellung nach Transplantation erfolgt lediglich bis zur Wundheilung, etwa 10 Tage, nach Sekundärnaht für drei bis vier Wochen.

Postoperative Behandlung und Kontrolle

Nach der Ruhigstellung muß darauf geachtet werden, daß die temporär immobilisierten Gelenke wieder durch aktive Bewegungen voll mobilisiert werden. Selten ist dazu eine krankengymnastische Übungsbehandlung notwendig. Spezielle Maßnahmen müssen ergriffen werden, wenn motorische Paresen vorliegen. Während gegen die zunehmende Atrophie kaum etwas getan werden kann (eine wirklich sinnvolle elektrostimulierende Therapie ist im Normalfall zu zeitaufwendig, da sie praktisch täglich und mit Einzelelektroden durchgeführt werden müßte), muß dafür gesorgt werden, daß die Sehnen, Gelenke und damit auch die Weichteile passiv bewegt werden. Bevor eine befriedigende Reneurotisation erreicht ist, kommt es sonst sehr rasch zu Kontrakturen. Die gelähmten Muskeln müssen vor Überdehnung geschützt werden, was in erster Linie durch statische und auch dynamische Schienen erreicht wird. Hierzu gehören die Radialisschiene zur Lagerung der Fallhand, die Opponensschiene bei Medianusläsion oder die Medianus-Ulnarisschiene zur Beseitigung der Grundgelenksüberstreckung (Abb. siehe Kap. „Ergotherapie"). Auch wenn es nicht zu einer ausreichenden motorischen Reinnervation kommt, ist diese Behandlung zur Vorbereitung auf motorische Ersatzoperationen unentbehrlich.

Patienten mit Nervenverletzungen bedürfen einer besonderen, langfristigen Nachkontrolle. Jeder Patient wird darauf hingewiesen, daß er sich vor Verletzungen an sensibilitätsgestörten Fingern schützen muß, nicht etwa durch Handschuhe, sondern in erster Linie durch besondere Umsicht und Blickkontakt beim Greifen. Brandwunden (Zigaretten) heilen an asensiblen Fingern nur sehr zögernd. Ein spezielles Sensibilitätstraining kann sehr nützlich sein.

Durch regelmäßige klinische (später auch elektromyographische) Kontrollen vergewissert man sich, ob es zu einem Vorwachsen der Axone nach distal über die Verletzungsstelle bzw. die distale Naht bei Transplantationen hinweg kommt. Man prüft durch Beklopfen des Nerven von proximal nach distal, wie weit das *Hoffmann-Tinel*sche Zeichen (elektrisierende Empfindung über regenerierenden Axonen) positiv ist. So erkennt man, ob die Reneurotisation planmäßig voranschreitet, da man davon ausgeht, daß die Axone pro Tag etwa 1 mm nach distal wachsen. Wenn nach spätestens sechs Monaten noch keine Regenerationszeichen festzustellen sind und das *Hoffmann-Tinel*sche Zeichen distal der Nahtstelle nicht auslösbar ist, sollte man revidieren, die vernarbte Nahtstelle resezieren und eine erneute Naht oder Transplantation durchführen. Von einem Endergebnis läßt sich etwa zwei Jahre nach dem Eingriff sprechen (bei distaler Lokalisation der Nervdurchtrennung). Beurteilt werden die Sensibilität mit der Messung der Zweipunkte-Diskrimination und die Motorik durch klinische und elektromyographische Prüfung der Muskulatur. Die Messung der Nervenleitgeschwindigkeit ist eine wertvolle Ergänzung.

Sekundäreingriffe

Die zuvor beschriebene Technik der interfaszikulären **Nerventransplantation** kann selbstverständlich auch bei älteren Nervenverletzungen durchgeführt werden. Grundsätzlich sollte die Nervenwiederherstellung so früh wie möglich nach einem Trauma erfolgen, da die Degeneration des distalen Nervenabschnittes sowie die Atrophie und Fibrose der betroffenen Muskeln ungünstige Verhältnisse schaffen. Obwohl zwei Jahre als übliche Grenze gelten, sind noch zufriedenstellende Besserungen auch bei Fällen beschrieben worden, in denen die Verletzung 10 Jahre und mehr zurücklag. Durch Transplantation können Defekte von 20 cm oder mehr überbrückt werden.

Eine äußere **Neurolyse** vermag einen Nerv an seiner Nahtstelle oder in seinem Verlauf aus narbiger Umklammerung zu lösen. Narbige Irritationen lassen sich dadurch beseitigen und die Funktionsfähigkeit bessern. Seltener ist auch eine innere Neurolyse notwendig.

Motorische und sensible Ersatzoperationen kommen bei irreversiblen Nervenschäden in Betracht. Am häufigsten sind die Opponensplastik bei Medianuslähmung und die Radialisersatzplastik. Über Indikation und Technik dieser Eingriffe orientiert die spezielle handchirurgische Literatur.

Dauer der Arbeitsunfähigkeit

Vielfach führen Nervenverletzungen im Bereich der oberen Extremität dazu, daß die Betroffenen in ihrem erlernten Beruf nicht mehr arbeitsfähig werden. Ist dies für den Chirurgen absehbar, sollte sehr früh eine Umschulung befürwortet werden. In anderen Fällen kann die Behandlung bei distaler Schädigung eines großen Nerven meist nach ca. sechs Wochen, bei Schädigung beider Nerven nach ca. zwölf Wochen beendet werden. Die vielmonatige Dauer der Reneurotisation soll in der Regel nicht bei bestehender Arbeitsunfähigkeit abgewartet werden. Es ist jedoch leider häufig so, daß an die Stelle der medizinischen nun die sozialen Probleme treten. Besteht die Nervenverletzung im Rahmen einer komplexen Handverletzung, beenden wir die Behandlung, wenn bezüglich der Knochen-, Sehnen- und Weichteilschädigungen ein befriedigendes Maß an Beweglichkeit wiedergekehrt ist.

MdE

Bei vollständigem Funktionsausfall der einzelnen Nerven werden zunächst folgende Rentensätze gewährt:
N. medianus – 30 v.H.
N. ulnaris – 20 v.H.
Nn. medianus et ulnaris – 50 v.H.
N. radialis ohne Fallhand – 20 v.H.
N. radialis mit Fallhand – 30 v.H.
Diese Rentensätze mindern sich zur Dauerrente je nach Grad der Nervenregeneration bzw. nach dem Ergebnis funktionsverbessernder Ersatzoperationen. Bei isoliertem Sensibilitätsausfall an einem oder mehreren Fingern oder Fingerhälften richtet sich die MdE nach dem tatsächlichen Funktionsausfall, der durch die funktionelle Wertigkeit der betreffenden Finger oder Fingerhälften bestimmt wird.

XVI Gefäßverletzungen

Anatomie

Die arterielle Blutzufuhr für die Hand erfolgt über zwei Arterienstämme, die A. ulnaris und A. radialis. Beide kommunizieren in der Regel miteinander über den oberflächlichen und/oder den tiefen Hohlhandbogen. Es gibt jedoch keine typische Gefäßanatomie, da die Variationsbreite erheblich ist (Abb. 1). Selbst der „Normalfall" trifft nur in weit weniger als der Hälfte aller Fälle zu. Die Äste des oberflächlichen Hohlhandbogens (Aa. digitales palmares communes) anastomosieren mit jenen des tiefen Hohlhandbogens (Aa. metacarpeae palmares) und bilden gemeinsam die Aa. digitales palmares propriae. Die ulnare Kleinfinger-Arterie entspringt selbständig aus dem oberflächlichen Hohlhandbogen, wohingegen die Anatomie der radialen Zeigefingerarterie und der arteriellen Daumenversorgung sehr variabel ist. In der Regel werden letztere aus Ästen des R. profundus der Speichenarterie versorgt (A. radialis indicis, A. princeps pollicis). Die Dorsalseite der Hand wird bis zu den Mittelgelenken über die Aa. metacarpeae dorsales und Aa. digitales dorsales versorgt, die aus den Rr. carpei dorsales beider Handgelenksarterien entspringen. Die Dorsalseite der Mittel- und Endglieder werden durch Äste der palmaren Fingerarterien versorgt, die daher bei allen seitlichen Inzisionen zu beachten und zu schonen sind.

Sowohl am Handgelenk wie auch im Handbereich stehen die Arterien in enger Lagebeziehung zu den Nerven, so daß man ab der distalen Hohlhand auch von Gefäß-Nerven-Bündeln spricht.

Indikation

Durchtrennungen einzelner Arterien im Handgelenks-, Hohlhand- oder auch Fingerbereich stellen keine kritischen Gefäßverletzungen dar. Nur in seltenen Fällen anatomischer Besonderheiten kommt es durch isolierte Verletzungen der A. ulnaris oder A. radialis zu starken Durchblutungsstörungen bzw. Gangrän der Hand oder Teilen der Hand. Im Normalfall bleibt die so verletzte Hand vom Aspekt her gut durchblutet, ist warm, zeigt prompten Kapillarreflux und guten Turgor der Fingerspitzen. Aus diesem Grund wird von vielen Autoren die Notwendigkeit zur Wiederherstellung isoliert durchtrennter Arterien verneint. Wir meinen, daß diese Ansicht zu relativieren ist und halten die Arterienrekonstruktion für ratsam, was in den nachfolgenden Abschnitten näher begründet werden soll.

Untersuchung

Eine stark blutende Wunde ist noch kein Beweis für eine Arterienverletzung. Oft haben wohlmeinende Ersthelfer am Unfallort die Extremität mit einem Druck unterhalb des systolischen Blutdruckes abgebunden, so daß eine profuse venöse Blutung die Folge ist. Die Regel, daß jede Blutung im Bereich des Armes oder der Hand durch einen festen Kompressionsverband und Hochhalten der Extremität zum Stehen gebracht werden kann, hat sich leider noch nicht allgemein herumgesprochen. Eine pulsierende Spritzblutung ist zum Zeitpunkt der Erstuntersuchung oft auch nicht mehr erkennbar, da die Gefäße im Bereich der Verletzungsstelle thrombosieren. Bei Durchtrennungen *beider* Unterarmarterien ist die Hand blaß, der Gewebsturgor deutlich gemindert und der Kapillarreflux verzögert. Bei Durchtrennung *einer* Arterie fehlen diese klinischen Zeichen (siehe oben). Die gleichen Befunde finden sich – auf den Finger bezogen – bei Durchtrennung beider palmarer Digitalarterien.

Bei proximaler Durchtrennung der Speichen- und Ellenarterie kann natürlich auch der fehlende Puls am Handgelenk Aufschluß über die Diagnose geben. Der *Allen*-Test findet bei der

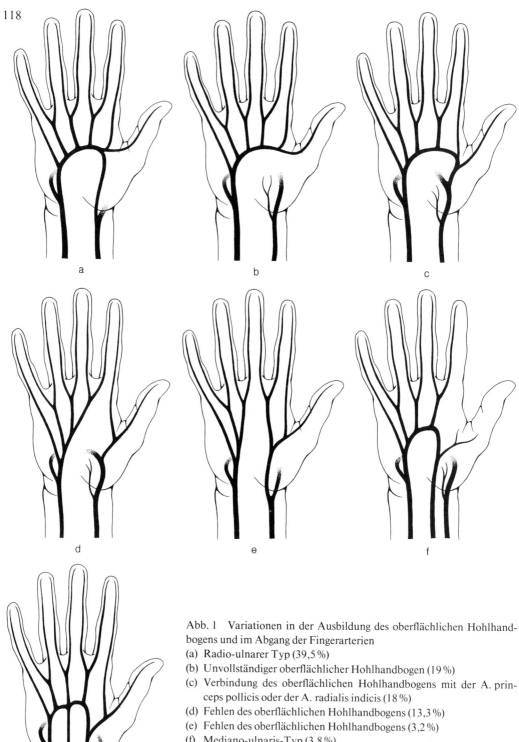

Abb. 1 Variationen in der Ausbildung des oberflächlichen Hohlhandbogens und im Abgang der Fingerarterien
(a) Radio-ulnarer Typ (39,5 %)
(b) Unvollständiger oberflächlicher Hohlhandbogen (19 %)
(c) Verbindung des oberflächlichen Hohlhandbogens mit der A. princeps pollicis oder der A. radialis indicis (18 %)
(d) Fehlen des oberflächlichen Hohlhandbogens (13,3 %)
(e) Fehlen des oberflächlichen Hohlhandbogens (3,2 %)
(f) Mediano-ulnaris-Typ (3,8 %)
(g) Beteiligung der A. mediana an der Bildung des oberflächlichen Hohlhandbogens (1,2 %)

(aus: *Poisel, A.:* Deskriptive Anatomie. In: Handchirurgie, hrsg. v. *H. Nigst, D. Buck-Gramcko* und *H. Millesi,* Band I. Georg Thieme Verlag, Stuttgart/New York 1981)

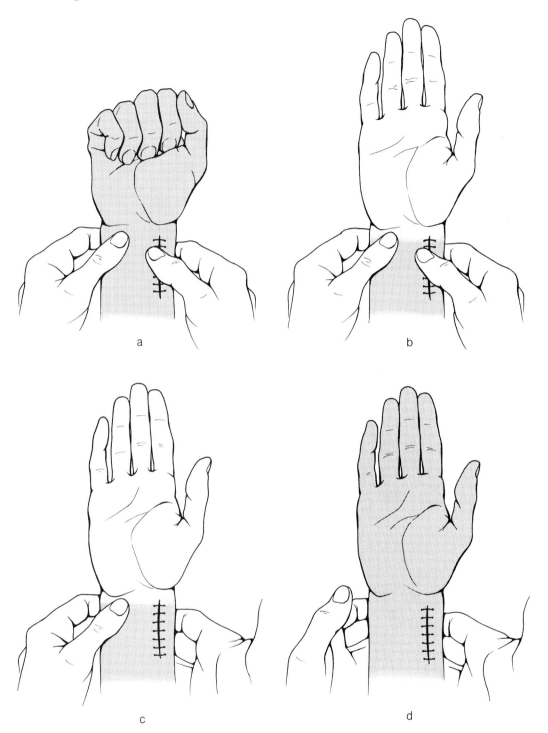

Abb. 2 *Allen*-Test: (a) Kompression beider Arterien am Handgelenk. Der Patient öffnet und schließt die Hand mehrfach hintereinander; (b) die Hand ist blutleer und blaß. (c) Die Arterien werden nun einzeln freigegeben. Im dargestellten Fall Verschluß der A. radialis. Die Hand bleibt blaß. (d) Nach Freigabe der durchgängigen A. ulnaris ist die Hand wieder durchblutet

Untersuchung des Frischverletzten üblicherweise keine Anwendung, kann jedoch in zweifelhaften Fällen helfen (Abb. 2).

Auf Angiographien kann in Notfällen verzichtet werden; die operative Revision beseitigt letztlich jeden Zweifel. Das Übersehen von Teilläsionen der Arterien führt manchmal zur Bildung von falschen Aneurysmen.

Spezielle Behandlung

Verletzungen im Handgelenksbereich

Die Wiederherstellung der arteriellen Strombahn bei Durchtrennung beider Handgelenksarterien (oder Thrombosierung durch Quetschung) ist absolut indiziert. Zumindest die A. ulnaris muß rekonstruiert werden, notfalls unter Zuhilfenahme von Veneninterponaten, was allerdings nur bei größeren Defekten notwendig sein dürfte. Die Arterie läßt sich gut mobilisieren, besonders, wenn das Dach der *Guyon*schen Loge gespalten wird. Auch bei isolierter Durchtrennung oder Teilläsion einer Arterie halten wir eine Wiederherstellung der Kontinuität für angezeigt. Folgende Gründe sind dafür ausschlaggebend:

1. Die Ligatur einer Handgelenksarterie (insbesondere der A. ulnaris) kann bei Menschen, die niedriger Außentemperatur ausgesetzt sind, zu Kälteempfindlichkeit der Hand führen
2. Die Möglichkeit der späteren Schädigung der verbliebenen Arterien und die damit dann erhebliche Durchblutungsstörung der Hand kann nicht ausgeschlossen werden
3. Die Anastomosierung ist rasch und ohne besondere Schwierigkeiten durchführbar.

In den nicht seltenen Fällen der kombinierten Verletzung von Arterie und Nerv kommen folgende, wesentliche Gründe hinzu:

1. Die stärkste Kälteintoleranz tritt auf nach gemeinsamer Durchtrennung von Arterie und Nerv und sollte daher durch optimale Wiederherstellung der arteriellen Durchblutung gemindert werden
2. Die Reneurotisation wiederhergestellter Nerven kann bei unversorgt gebliebenen Begleit-

arterien infolge erhöhter intraneuraler Narbenbildung verzögert sein.

Der Lumendurchmesser der Handgelenksarterien beträgt 2–4 mm. Ein Mikroskop ist zur Versorgung nicht unbedingt erforderlich, eine Lupenbrille jedoch von Vorteil. Die Anastomose muß spannungsfrei sein und wird mit feinem Nahtmaterial (8–0/9–0 bzw. metric 0,5/0,3) durch Einzelknopfnähte hergestellt. Veneninterponate, die dem Kaliber entsprechen, finden sich auf dem Handrücken und der Unterarmbeugeseite. Eine dorsale Unterarmgipsschiene in Funktionsstellung wird für 10 Tage angelegt. Postoperativ infundieren wir fünf Tage lang Rheomakrodex 10%ig (500 ml/24 h) und geben 3 × 1 Dragée Asasantin (Kombination Persantin und Acetylsalicylat).

Verletzungen im Hohlhandbereich

Wegen seiner oberflächlichen Lage im proximalen Hohlhandbereich direkt unter der Palmaraponeurose wird der Arcus superficialis von Verletzungen sehr viel häufiger betroffen als der in der Tiefe besser geschützte tiefe Hohlhandbogen, dem für die arterielle Blutversorgung der Finger (außer dem Daumen) auch mindere Bedeutung zukommt. Bei Durchtrennung im eigentlichen Bogenbereich kann im anatomischen „Normalfall" (Abb. 1 a) eine Ligatur der Arterienstümpfe erfolgen. Sind jedoch der ulnare Stamm (oberflächlicher Ast der A. ulnaris) oder distal des Bogens die Aa. digitales palmares communis verletzt, sollte aus den oben angegebenen Gründen die Arteriennaht angestrebt werden.

Verletzungen im Fingerbereich

Bei Schnitt- und Quetschverletzungen der Fingerbeugeseite sind Gefäße häufig beteiligt, obwohl dies oft nicht registriert wird. Da die Fingerarterien dicht unter dem Nerv liegen (von palmar betrachtet), ist bei klinisch eindeutiger Nervendurchtrennung an eine arterielle Begleitverletzung zu denken. Zur Diagnosesicherung kann auch der digitale *Allen*-Test beitragen. Proximal der Verletzungsstelle werden beide Fingerarterien komprimiert. Der Patient wird auf-

Spezielle Behandlung

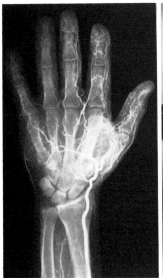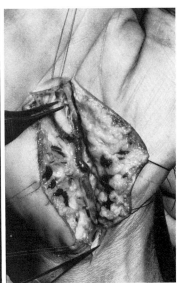

Abb. 3 Traumatisch bedingte Thrombose der A. ulnaris mit Angiographie und intraoperativem Befund

gefordert (falls möglich), den Finger mehrfach aktiv zu beugen, um ihn blutleer zu machen; gegebenenfalls wird der Finger blutleer ausgestrichen.

Jede Arterie wird in zwei aufeinanderfolgenden Tests einzeln freigegeben. Ist die zuerst freigegebene durchgängig, wird der Finger sofort rosig.

Bei Durchtrennung beider palmarer Arterien ist die Durchblutung des Fingers im Vergleich zu einem unverletzten sichtbar gemindert, der Hautturgor ebenfalls merklich herabgesetzt. In der überwiegenden Zahl dieser Verletzungen sind die Fingernerven (und Beugesehnen) ebenfalls durchtrennt. Mit Recht wurde vor der Ära der Mikrochirurgie in solchen Fällen häufig die Indikation zur primären Langfingeramputation gestellt. Dies ist heute nicht mehr der Fall, worauf bereits im Kapitel „Traumatische Amputationen" hingewiesen wurde. Eine Revaskularisation mit Naht einer oder beider Arterien in mikrochirurgischer Technik ist anzustreben. Solche Patienten sollten daher dem Spezialisten zugewiesen werden. Die Naht einer isoliert durchtrennten Fingerarterie ist zwar wünschenswert und wird bei uns auch nach Möglichkeit ausgeführt, zur Erhaltung des Fingers ist sie jedoch nicht notwendig.

Thrombose der A. ulnaris („Hypothenar hammer syndrome")

Die stumpfe Traumatisierung der A. ulnaris über dem Hamulus ossis hamati – meist Folge chronischer, berufsbedingter Beanspruchung der Hypothenarregion – kann zur Thrombosierung des Gefäßes führen. Nur in Ausnahmen treten die Symptome (Schmerzen, Gefühlsstörungen und Kälteempfindlichkeit im Klein- und Ringfinger) akut auf. Bei der Untersuchung finden sich eine herabgesetzte Hauttemperatur, Blässe oder Zyanose im Fingerspitzenbereich sowie seltener Ulzerationen oder sogar beginnende Gangrän im Kuppenbereich. Der *Allen*-Test oder die Dopplersonde beweisen den Arterienverschluß. Durch Angiographie können das exakte Ausmaß der Thrombosierung sowie eventuelle weitere Gefäßveränderungen dokumentiert werden (Abb. 3).

Die Behandlung richtet sich nach den subjektiven Beschwerden und dem objektiven Befund. Bei geringer Symptomatik reicht eine konservative Behandlung mit Stellatumblockaden und Vasodilatatoren. Das operative Vorgehen richtet sich nach der Ausdehnung des Gefäßverschlusses. Sind Fingerarterien oder der oberflächliche Hohlhandbogen beteiligt, wird der thrombosierte Gefäßabschnitt reseziert und die Arterie ligiert. In allen anderen Fällen ist der Versuch gerechtfertigt, die Strombahn wiederherzustellen, entweder durch Thrombektomie, Resektion und End-zu-End-Naht oder Interposition eines Venentransplantates.

Gefäßverletzungen im Rahmen der Amputationen mit nachfolgender Replantation werden im entsprechenden Kapitel (S. 75) beschrieben.

XVII Frakturen

Diagnose

Zum Nachweis oder Ausschluß von Frakturen an den Fingern und an der Hand ist eine exakte und kompromißlose Röntgentechnik erforderlich. Überstrahlte oder zu weiche Aufnahmen können ebenso zu Fehldiagnosen führen wie eine Nachlässigkeit bei der Einstellung der entsprechenden Röntgenebenen. Im Bereich der Finger und für den Daumen sind Röntgenaufnahmen der einzelnen Finger in exakt senkrecht aufeinanderstehenden Ebenen (dorso-palmar und seitlich) notwendig. Bei Schrägaufnahmen können kleinere knöcherne Absprengungen funktionell wichtiger Teile, wie an den Ansätzen der Strecksehnen am End- und Mittelglied, durch Überprojektion übersehen werden. Ebenso ist das Ausmaß einer Achsenabweichung nur bei genau senkrecht aufeinanderstehenden Röntgenebenen zu beurteilen.

Im Bereich der Mittelhand muß neben den beiden Ebenen dorso-palmar und seitlich eine dritte Aufnahme gefertigt werden, da bei der seitlichen Aufnahme, die zu der Beurteilung der Achsenstellung notwendig ist, sich die Mittelhandknochen übereinander projizieren. Für die Beurteilung der Mittelhandknochenköpfchen werden zusätzlich bei entsprechendem klinischen Verdacht Aufnahmen nach *Brewerton* gemacht (Abb. 1). Die Basis des I. Mittelhandknochens wird neben der seitlichen Ebene am besten in palmardorsaler Richtung dargestellt. Aus dieser Richtung läßt sich auch das Os trapezium gut erkennen.

Die Handwurzel erfordert zur korrekten Beurteilung Aufnahmen in vier Ebenen. Für den Karpaltunnel wird zusätzlich noch eine axiale Aufnahme nötig; auch Brüche des Hamulus des Os hamatum lassen sich nur auf diesen Aufnahmen erkennen (Abb. 2).

Lassen sorgfältig angefertigte und ausgewertete Röntgenaufnahmen keine Fraktur erkennen und besteht nach dem klinischen Befund und dem Unfallhergang besonders am Kahnbein der Verdacht auf eine Fraktur weiter, so werden die Röntgenaufnahmen nach 10–14 Tagen wiederholt. Feine Fissuren sind dann wegen der Resorptionsvorgänge am Bruchspalt besser sichtbar.

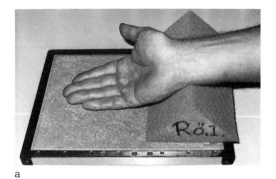

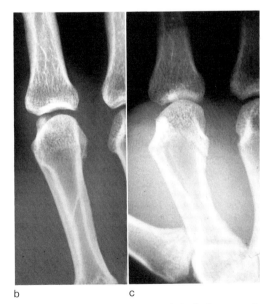

Abb. 1 Einstellung für die Spezialaufnahmen nach *Brewerton* (a). Die Frakturlinien im distalen Mittelhandknochen sind in der Normalaufnahme (b) kaum erkennbar und kommen erst in der *Brewerton*-Aufnahme zur Darstellung (c). (Herrn Dr. *G. D. Lister* wird für die freundliche Überlassung der Röntgenbilder gedankt)

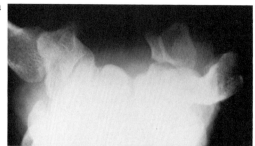
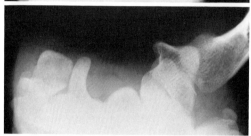

Abb. 2 Fraktur des Hamulus ossis hamati, die nur auf der axialen Spezialaufnahme erkennbar ist (a); zum Vergleich der Normalbefund der anderen Hand (b)

Aufklärung

Die Risiken der operativen und konservativen Knochenbruchbehandlung müssen besonders gut gegeneinander abgewogen werden, wenn nur eine relative Indikation zur Operation besteht. Dem Vorteil einer anatomisch gerechten Reposition und übungsstabilen Osteosynthese mit ihren besseren Aussichten auf eine Wiederherstellung der vollen Funktion steht neben den allgemeinen Operationsrisiken das Risiko einer Infektion entgegen. Kleine Fragmente können bei dem Osteosyntheseversuch zerbrechen. Bei Vorliegen von Mehrfragmentfrakturen ist nicht immer eine anatomisch vollständige Reposition und stabile Osteosynthese zu erreichen, so daß das Pseudoarthrosenrisiko ebenfalls nicht ausgeschlossen werden kann.

Behandlungsvoraussetzungen

Auch an der Hand stellt eine operative Knochenversorgung strenge Ansprüche an die Asepsis des Operationssaales. OP-Räume, die auch für allgemein-chirurgische Operationen benutzt werden, sind in der Regel nicht geeignet. Es muß eine reichhaltige instrumentelle Ausrüstung sowie Osteosynthesematerial aller Größen vorhanden sein, da häufig erst intraoperativ die beste Fixationsmöglichkeit erkennbar ist. Kompromisse in der Auswahl des Osteosynthesematerials sind häufig Ursache von Mißerfolgen.

Die Möglichkeit, intraoperative Röntgenaufnahmen zu fertigen, ist eine weitere unabdingbare Voraussetzung für die operative Knochenbehandlung.

Allgemeine Grundsätze

1. Eine absolute Operationsindikation besteht für in Fehlstellung stehende Frakturen mit Gelenkbeteiligung und für Frakturen, die sich konservativ nicht ausreichend anatomisch-korrekt fixieren lassen.
2. Offene Frakturen müssen sofort, geschlossene möglichst vor Ausbildung einer stärkeren Schwellung versorgt werden.
3. Die operative Freilegung der Fraktur soll möglichst gewebeschonend vorgenommen werden. Kleinere Kortikalisfragmente ohne Gewebsverbindung zur Umgebung werden wegen der Gefahr einer Sequesterbildung entfernt.
4. Die der Fraktur benachbarten Gelenke sollen durch die interne Fixation nicht miterfaßt werden (Ausnahme: knöcherne Sehnenausrisse am End- und Mittelgelenk).
5. Es ist eine übungsstabile Osteosynthese anzustreben.
6. Das Repositionsergebnis muß im Operationssaal röntgenologisch dokumentiert werden.
7. Der postoperative Gipsschienenverband muß nachträglich bis auf die Haut aufgeschnitten und mit einer elastischen Binde fixiert werden. Die Fingerkuppen sollen frei von Verbänden bleiben, um die Durchblutung überwachen zu können.

Spezielle Behandlung

Nagelkranzfrakturen

Nagelkranzfrakturen bedürfen nur bei stärkerer Quetschung des Endgliedes einer Ruhigstellung. Eine *Stack*-Schiene (s. S. 104) eignet sich dazu gut, wenn sie ausreichend groß dimensioniert ist. Anderenfalls nehmen wir eine kleine palmare Fingergipsschiene.

Endgliedschaftfrakturen

Eine Operationsindikation besteht hier bei konservativ nicht reponierbarer beträchtlicher Achsenfehlstellung oder Dehiszenz im Bruchbereich. Bei bleibender Bruchverschiebung könnte sich sonst neben einer Deformierung eine Störung des Nagelwachstums ausbilden. Von einem Mediolateral-Schnitt aus läßt sich der Bruch darstellen und reponieren. Ein schrägverlaufender dünner *Kirschner*-Draht, der das Endgelenk nicht miterfaßt, und eine zusätzliche intraossäre Drahtnaht ergeben eine ausreichend stabile Fixation. Das Ende des *Kirschner*-Drahtes soll dabei nicht in der Mitte der Fingerkuppe liegen, da es dort leicht Schmerzen verursacht und auch eine Drucknekrose der Haut entstehen kann. Ein schrägverlaufender Draht umgeht diese Nachteile (s. a. Abb. 4).

Endgliedbasisfrakturen

Endgliedbasisfrakturen mit Beteiligung des Gelenkes sollen wie alle Gelenkfrakturen anatomisch gerecht reponiert werden. Kleine Fragmente werden durch die ansetzenden Streck- bzw. Beugesehnen oft beträchtlich disloziert. Wenn es durch den Zug der gegenseitigen Sehne am Hauptfragment zu einer Luxation bzw. Subluxation kommt, sind diese Verletzungen nicht mehr „knöcherne Sehnenausrisse", sondern Endgelenksverrenkungsbrüche, die einer entsprechenden Reposition und Osteosynthese bedürfen (Abb. 3). Der Zugang erfolgt durch Mediolateralschnitte oder über einen dorsalen H-förmigen Schnitt. Je nach Größe der Fragmente erfolgt deren Fixation mit dünnen *Kirschner*-Drähten, intraossären Drahtnähten oder durch

eine Zuggurtung. Besondere Vorsicht ist hierbei geboten, um die Bruchstücke nicht zu zerbrechen und dadurch eine Reposition noch mehr zu erschweren. In vielen Fällen ist eine zusätzliche

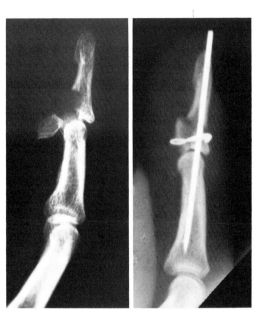

Abb. 3 Endgelenksverrenkungsbruch mit knöchernem Ausriß der tiefen Beugesehne vor und nach Reposition und Osteosynthese

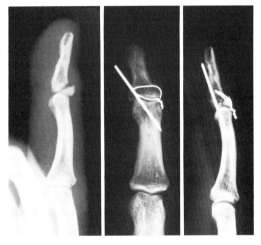

Abb. 4 Endgliedbasisfraktur mit Verlagerung des Fragmentes durch die ansetzende Streckaponeurose. Nach Fixation durch intraossäre Drahtnaht und transartikulären *Kirschner*draht ist keine optimale Reposition erreicht worden

transartikuläre *Kirschner*-Drahtfixation erforderlich, die für etwa vier Wochen aufrechterhalten bleiben soll. Es ist nochmals hervorzuheben, daß diese „kleinen" Verletzungen große Behandlungsprobleme bieten können und in vielen Fällen keineswegs in befriedigendem radiologischen Zustand ausheilen (Abb. 4).

Mittelgliedköpfchen- und Basisfrakturen

Verschobene Frakturen mit Gelenkbeteiligung erfordern eine exakte stufenlose Reposition. Die Fixierung nehmen wir entweder mit Minischrauben, *Kirschner*-Drähten, Drahtnähten oder Gewebekleber vor (vergl. Abb. 7 und 8). Der Zugang erfolgt über bogenförmige Schnitte von dorsal oder von einem Mediolateral-Schnitt. Bei Verwendung des dorsalen Zugangs wird die Streckaponeurose längsgespalten und wieder vernäht. Es muß sorgfältig auf Schonung des Ansatzes des Streckermittelzügels geachtet werden, um einer sekundären späteren Ausbildung einer Knopflochdeformität vorzubeugen (Abb. 5). Kleine Knochenabsprengungen an der Basis des Mittelgliedes ohne Beteiligung des Gelenkes oder Bandapparates erfordern keine Ruhigstellung und werden funktionell behandelt.

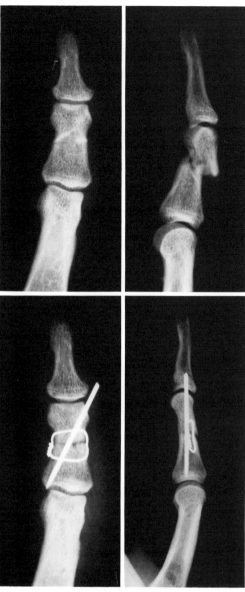

Abb. 6 Querfraktur des Mittelgliedschaftes vor und nach Reposition und Osteosynthese mit intraossärer Drahtnaht und *Kirschner*draht, der die angrenzenden Gelenke freiläßt

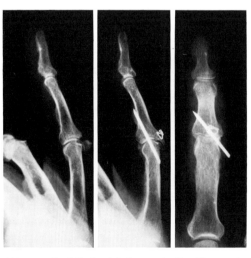

Abb. 5 Mittelgliedbasisfraktur mit Beteiligung des Streckaponeurosenmittelzügels

Mittelgliedschaftfrakturen

Die Art des Osteosynthesematerials bei Mittelgliedschaftfrakturen hängt vom Verlauf der Bruchlinie ab. Querbrüche werden mit einer intraossären Drahtnaht in Kombination mit

Spezielle Behandlung

einem die Gelenke freilassenden *Kirschner*-Draht sicher fixiert (Abb. 6). Für schräg oder spiralförmig verlaufende Bruchlinien verwenden wir zwei Minizugschrauben oder Drahtcerclagen. Bei Benutzung von Drahtumschlingungen muß peinlich darauf geachtet werden, daß weder die Profundussehne noch die Streckaponeurose mit dem Draht erfaßt werden. Durch ein seitliches Röntgenbild kann dies überprüft werden. Die Drahtschlinge muß in dieser Ebene direkt am Knochen anliegen (vergl. Abb. 5, S. 49).

Eine Fixation mit kleinen Platten hat sich nach unseren Erfahrungen als ungünstig erwiesen, da es wegen der Notwendigkeit, den Knochen über eine größere Strecke freizulegen, zu sekundären Vernarbungen im Gleitlager der Sehnen kommt und wegen des nur geringen und wenig verschieblichen Weichteilmantels an der Streckseite ein spannungsloser Wundverschluß problematisch sein kann.

Grundgliedköpfchen-, Schaft- und Basisfrakturen

Bei Brüchen der Grundglieder gehen wir analog wie bei den Brüchen der Mittelglieder vor (Abb. 7 und 8). Es ist besonders auf Vermeidung von Rotationsfehlern zu achten (s. S. 133).

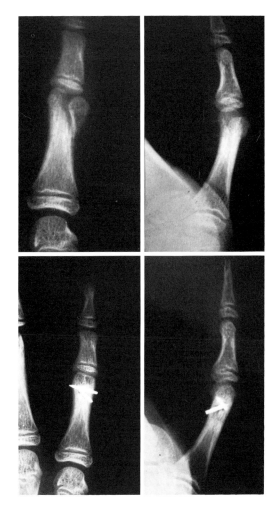

Abb. 7 Grundgliedköpfchenfraktur mit starker Drehung des Fragmentes vor und nach Reposition und *Kirschner*draht-Osteosynthese

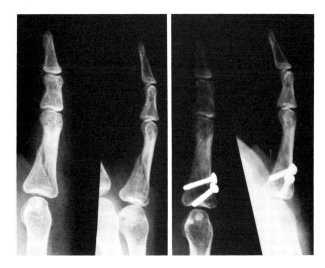

Abb. 8 Spiralfraktur des Grundgliedes. Fixation mit zwei Schrauben

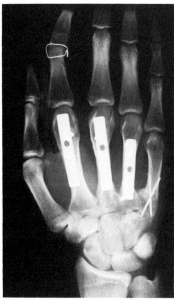
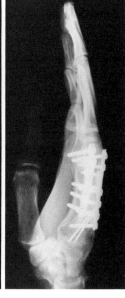

Abb. 9 Versorgung von Schaftfrakturen des 2. bis 4. Mittelhandknochens mit Kleinfragmentplatten sowie einer Basisfraktur am 5. Metakarpalknochen mit *Kirschner*drähten

Mittelhandknochenfrakturen

Brüche der Mittelhandknochenköpfchen bedürfen bei Beteiligung der Grundgelenke einer sehr exakten Reposition. Die Fixation erfolgt meist über *Kirschner*-Drähte und Schrauben (Minioder Kleinfragmente). Eine ausreichende stabile Fixation ist dabei besonders wichtig, da die Grundgelenke wegen der großen Gefahr der Einsteifung möglichst frühzeitig mobilisiert werden sollen.

Frakturen proximal der Köpfchen eignen sich gut für die Versorgung mit Kleinfragmentplatten zur Erzielung einer stabilen Fixation (Abb. 9). Die Fixierung mit zwei schrägverlaufenden *Kirschner*-Drähten empfehlen wir bei Schaftfrakturen nur dann, wenn sich bei vielen kleineren Fragmenten eine bessere Fixation durch andere Verfahren nicht erreichen läßt. Die *Kirschner*-Drähte sollen dabei jedoch an ihren Enden möglichst wenig aus dem Knochen herausragen, da sie sonst bei Bewegungsübungen erheblich stören können. Basisfrakturen der Mittelhandknochen II–V lassen sich dagegen gut mit *Kirschner*-Drähten und Schrauben fixieren (s. Abb. 10).

Der Zugang zu den Mittelhandknochen geschieht von dorsal über einen bogen- und S-förmigen Hautschnitt unter Beachtung des Verlaufes der Endäste des R. superficialis des N. radialis bzw. des R. dorsalis des N. ulnaris. Der motorische Ast des N. ulnaris sowie die die Mm. interossei ernährenden palmaren Metakarpalarterien müssen bei der Darstellung der Fraktur unbedingt geschont werden, denn Vernarbungen und umschriebene ischämische Kontrakturen der Mm. interossei können zu einer störenden Einschränkung der Fingerbeweglichkeit führen, auch wenn die Beuge- und Strecksehnen selbst frei gleiten können.

Besondere Aufmerksamkeit erfordern die Brüche der Basis des I. Mittelhandknochens. Zur Erhaltung einer guten schmerzfreien Beweglichkeit des Daumensattelgelenkes muß eine Stufenbildung im Gelenk unbedingt vermieden werden. Diese Brüche sind daher eine absolute Op-Indikation. Dabei kann die Reposition eines großen ulnaren Fragmentes (*Bennett*scher Verrenkungsbruch) noch relativ einfach sein. Der kräftige Zug des M. abductor pollicis longus führt zur (Sub-)Luxation der Basis des I. Mittelhandknochens, der durch eine entsprechende Osteosyntheseform (Minizugschraube, *Kirschner*-Drähte) entgegengewirkt werden muß

Spezielle Behandlung

Abb. 10 Spiralfrakturen des 3. und 4. Mittelhandknochens. Osteosynthese mit Kleinfragmentschrauben

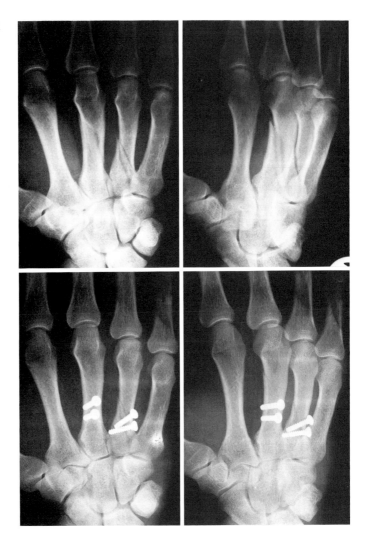

Abb. 11 *Bennett*scher Verrenkungsbruch eines Chirurgen (a), bei dem nach anatomischer Reposition (b) im Vertrauen auf die *Kirschner*draht-Fixation die Gipsschiene bereits nach 14 Tagen abgenommen wurde. Bei der sofort aufgenommenen Tätigkeit kam es infolge der starken Hebelwirkung und des Muskelzuges zum Abrutschen des Fragmentes und erneuter Subluxation (c). Nach erneuter operativer Reposition und Osteosynthese wurde jedoch noch ein gutes Resultat ohne Stufenbildung im Gelenk erreicht (5 Jahre später, d.)

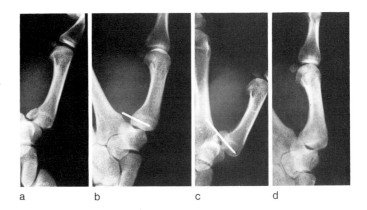

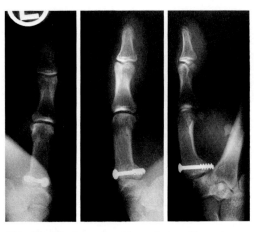

Abb. 12 Fixation eines *Bennett*schen Verrenkungsbruches durch Zugschraube

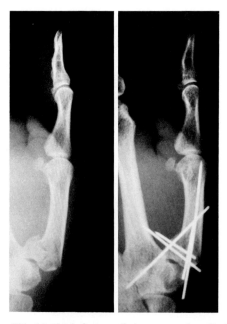

Abb. 13 Mehrfragmentfraktur an der Basis des 1. Mittelhandknochens: eine ausreichende Fixation konnte nur durch mehrere *Kirschner*drähte erreicht werden

(Abb. 11 und 12). Häufig zeigen sich jedoch nach Freilegung des Sattelgelenkes mehrere Fragmente (*Rolando*-Fraktur) und große Trümmerzonen, die eine Reposition und stabile Fixation erheblich erschweren (Abb. 13). Nach unseren Erfahrungen ist dann eine Stabilisierung mit einer Zugschraube nur sehr selten möglich. Meist läßt sich nur eine Adaptationsosteosynthese mit dünnen *Kirschner*-Drähten erreichen. Beim Zugang zum Daumensattelgelenk über einen L-förmigen Hautschnitt (Längsschnitt dorsal über der MHK-Basis, Querschnitt palmar eben distal der Handgelenksbeugefalte) ist eine Verletzung der Daumenäste des R. superficialis des N. radialis und der A. radialis, die zwischen den Basen des I. und II. Mittelhandknochens verläuft, ebenso zu vermeiden wie eine Schädigung des R. palmaris ni. mediani.

Handwurzelfrakturen

Die Brüche einzelner Handwurzelknochen werden in der Regel konservativ behandelt mit Ausnahme der verschobenen und konservativ nicht reponierbaren Brüche des Os trapezium und Os scaphoideum. Die verschobene Trapeziumfraktur erfordert wegen der Beteiligung am Daumensattelgelenk und die verschobene Kahnbeinfraktur wegen der Beteiligung des Radiokarpalgelenkes und der Gefahr der sekundär-arthrotischen Bewegungseinschränkung und Beschwerden eine operative Reposition und Fixierung.

Für das Os trapezium können für die Osteosynthese eine Spongiosaschraube oder *Kirschner*-Drähte angewandt werden (Abb. 14). Für das Kahnbein verwenden wir bei geeigneten Bruchformen im mittleren Drittel die *Streli*-Schraube. Diese Methode kann nur erfolgreich sein, wenn das Zugschraubenprinzip streng beachtet wird: Der Gewindeanteil der Schraube muß vollständig im proximalen Fragment liegen, wenn die Schraube nicht sperren soll (Abb. 15). Bei der Versorgung der verschobenen Kahnbeinfraktur sind zwei Zugänge notwendig: Von radial zur Einbringung der Schraube und von palmar zwischen der A. radialis und dem Flexor carpi radialis zur Reposition.

Kindliche Frakturen und Epiphysenlösungen

Prinzipielle Unterschiede in der Frakturenbehandlung an der Hand zwischen Erwachsenen und Kindern bestehen nicht. Bei Kleinkindern können zwar leichte Achsenabweichungen bei

Spezielle Behandlung

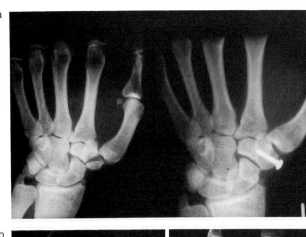

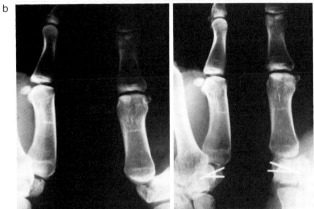

Abb. 14 Trapezium-Frakturen: Osteosynthese durch Schraube (a). *Kirschner*draht-Osteosynthese nach stufenfreier Reposition (b)

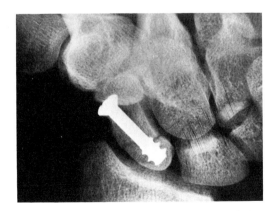

Abb. 15 Zugschrauben-Fixation eines (verschobenen) Kahnbeinbruches: der Gewindeanteil muß ausschließlich im proximalen Fragment liegen (derselbe Patient wie in Abb. 17 und 18, Kap. XVIII, S. 146/7)

Schaftfrakturen der Röhrenknochen unberücksichtigt bleiben, da sie im Laufe des Wachstums ausgeglichen werden. Drehfehler gleichen sich jedoch nicht aus und müssen daher immer primär korrigiert werden. Dies gilt auch für Frakturen mit Gelenkbeteiligung. Eine möglichst exakte Reposition der Gelenkflächen ist notwendig, um einer Früharthrose vorzubeugen.

Traumatische Epiphysenlösungen sind eine Besonderheit des Kindesalters. Die Verletzlichkeit der Epiphysenfuge erfordert eine besonders schonende Behandlung. Nach einer geschlossenen oder offenen Reposition sollte die am wenigsten traumatisierende interne Fixation gewählt werden, um das Repositionsergebnis zu erhalten. Dies ist in der Regel ein schräg eingebrachter dünner *Kirschner*draht, der besser stabilisiert als ein axialer, der eine Rotation um den Draht zuläßt. Häufige Fehlversuche bei der Fi-

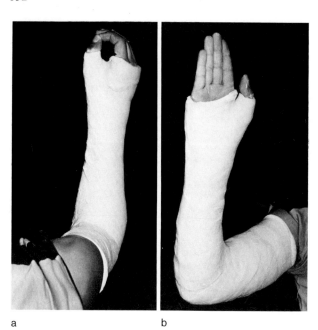

Abb. 16 Kahnbeingips: zirkulärer *Oberarmgips*, der distal den Daumen bis zum Grundgliedköpfchen in mittlerer Opposition zur Durchführung eines Spitzgriffes fixiert und palmar die Grundgelenke der Langfinger freiläßt

a b

xation schädigen die Epiphysenfuge unnötig und können zu einer Wachstumsstörung führen. Eine frühzeitige Entfernung des Osteosynthesematerials nach Konsolidierung der Fraktur ist notwendig. Ohne interne Fixation besteht eine erhöhte Gefahr, daß die Luxation disloziert, da sich bei einer Epiphysenluxation eine gewisse Stabilität durch Verhaken der Fragmente nicht einstellt. Besonders im Bereich der Radiusepiphyse ist eine Fixation nach Reposition nötig, da die Gefahr einer sekundären Dislokation nach Reposition ohne interne Fixation groß ist.

Ruhigstellung

Alle operativ behandelten und stabil fixierten Frakturen erhalten zur Erzielung einer ungestörten Wundheilung postoperativ eine Ruhigstellung durch eine Unterarm-Gipsschiene. Distal werden dabei nur die verletzten Finger fixiert. Eine Ruhigstellung der unverletzten Nachbarfinger wird wegen der Gefahr der zusätzlichen Bewegungseinschränkung dieser Finger abgelehnt. Die Grundgelenke der Langfinger werden um 70 bis 80 Grad gebeugt, die Mittel- und Endgelenke um 20 bis 30 Grad. Die Dauer der Gipsruhigstellung liegt bei etwa 10 Tagen.

Bei der konservativen Frakturbehandlung hängt die Dauer der Gipsruhigstellung an den Fingern von der Lokalisation der Fraktur ab. Brüche in Bereichen mit reichlich Spongiosa, wie an den Basen und an den Köpfchen der Fingerglieder, erfordern eine kürzere Ruhigstellung als Brüche im Bereich mit überwiegend Kortikalisanteilen wie in der Schaftmitte. Die Brüche in den spongiösen Anteilen benötigen eine drei- bis vierwöchige Ruhigstellung bis zum Beginn einer vorsichtigen Mobilisation der Gelenke, während die Brüche im Schaftbereich ca. vier bis fünf Wochen immobilisiert werden müssen. Es ist unsere Grundeinstellung, die Ruhigstellung möglichst kurz zu halten, um rechtzeitig durch vorsichtige Mobilisation eine Bewegungseinschränkung der dem Bruch benachbarten Gelenke zu vermeiden, selbst durch Inkaufnahme einer verzögerten Knochenheilung. Es ist wesentlich schwieriger und unsicherer, Gelenkversteifungen zu beseitigen als Pseudarthrosen.

Die Dauer der Ruhigstellung von drei bis vier Wochen gilt auch für die Frakturen der Handwurzel mit Ausnahme des Kahnbeines. Hier ist in der Regel ein Zeitraum von 8–12 Wochen, davon sechs Wochen im Oberarmgips, bis zur knöchernen Konsolidierung zu veranschlagen.

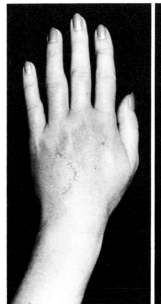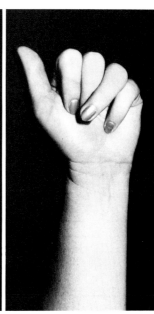

Abb. 17 Drehfehlstellung nach Grundgliedbruch am Ringfinger, hervorgerufen durch (falsche) Ruhigstellung in gestreckter Position, in der die Fehlstellung nicht zu erkennen ist – im Gegensatz zur Fingerbeugung

Nur durch einen Oberarmgips ist aufgrund der Ausschaltung der Unterarmdrehbewegungen eine ausreichende Ruhigstellung zu erreichen. Der Kahnbeingips fixiert den Daumen in Oppositionsstellung bis zum Endgelenk und läßt die Langfinger einschließlich der Grundgelenke frei; der Gips endet palmar an der distalen queren Hohlhandbeugefalte, so daß die Grundgelenke der Langfinger voll gebeugt werden können (Abb. 16). Der Kahnbeingips ist eine der seltenen Ausnahmen der Verwendung zirkulärer Gipsverbände – allerdings auch erst als Zweitgips, das heißt, nach Abklingen der Schwellneigung 8–10 Tage nach dem Unfall bzw. postoperativ.

Nachbehandlung

Eine gezielte, frühzeitig einsetzende und regelmäßig (möglichst täglich) durchgeführte Nachbehandlung mit aktiven und passiven Übungen ist ein wesentlicher Faktor für den Erfolg einer Knochenbruchbehandlung.
Bei stabil fixierten Brüchen setzt die Nachbehandlung ein, sobald es die Wundheilung erlaubt, bei konservativ behandelten Frakturen dann, wenn durch eine Mobilisation ohne Belastung eine Gefahr für eine Verschiebung der Fragmente nicht mehr besteht. Neben einer krankengymnastischen Übungsbehandlung wird 42 Grad warmes Paraffin geknetet. Bei zusätzlicher Nervenverletzung soll die Temperatur des Paraffins bei 38 Grad liegen, um Hitzeschädigungen zu vermeiden. Auch eine Eisbehandlung kann sehr wirksam sein. Außerdem werden durch Ergotherapie gezielt die entsprechenden Gelenke geübt und die Kraft trainiert. Auch Schwimmen hat einen guten Trainingseffekt. Die Nachbehandlung soll solange fortgeführt werden, wie noch ein objektiv nachprüfbarer Erfolg nachzuweisen ist. Es müssen daher regelmäßige Messungen des Bewegungsausschlages der Gelenke und Messungen der Kraftzunahme den Behandlungsverlauf überprüfen.

Sekundäreingriffe

Durch sekundäre Eingriffe lassen sich unbefriedigende Ergebnisse operativer und konservativer Knochenbruchbehandlung verbessern.

Korrektur von Fehlstellungen

Drehfehler und Achsenknicke an den Fingern müssen korrigiert werden, wenn sie bei Beugung

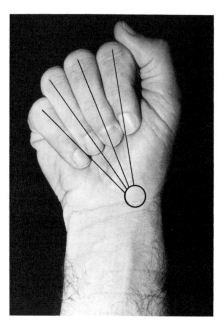

Abb. 18 Bei Fingerbeugung treffen sich die Fingerlängsachsen im Bereiche des Kahnbeines

der Finger zu einem Übergreifen der Finger führen (Abb. 17). Dies bedeutet eine empfindliche Störung des Grob- und Hakengriffes. Die verlängerten Achsen der vier Langfinger treffen sich bei Beugung der Finger im Bereich des Kahnbeines (Abb. 18). In dieser Position muß bei konservativer und operativer Behandlung von Frakturen die korrekte Rotation überprüft werden.
Grundsätzlich werden die Fehlstellungen dort korrigiert, wo sie entstanden sind. Bei nur geringer Drehfehlstellung am Grundglied kann jedoch eine Korrektur im Mittelhandknochenbereich technisch einfacher sein, da hier eine stabile Osteosynthese durch Platten besser erreichbar ist. Eine längere Immobilisation wird vermieden, und eine Sehnenirritation tritt nicht ein. Das Ausmaß der Korrektur ist jedoch wegen der Ursprünge der M. interossei begrenzt. Auch bei Fehlstellungen im Schaftbereich kann es günstiger sein, die Korrektur im Bereich der spongiösen Anteile der Basis oder des Köpfchens vorzunehmen, jedoch außerhalb des Gelenkbereiches. Die Fixation an den Phalangen erfolgt durch eine intraossäre Drahtnaht mit einem zusätzlichen *Kirschner*-Draht und an der Mittelhand

durch eine stabile Plattenosteosynthese. An den Fingern wird als Zugang der Mediolateralschnitt an beiden Seiten gewählt, um die Streckaponeurose möglichst wenig zu verletzen. Im Mittelhandknochenbereich verwenden wir bogen- oder S-förmige dorsale Zugangswege.

Sanierung von Pseudarthrosen

Pseudarthrosen der Fingerglieder und der Mittelhandknochen werden durch Übertragung von Darmbeinspongiosa und Verwendung einer geeigneten internen Fixation sicher saniert. Von dorsalen bogenförmigen oder S-förmigen Hautschnitten werden an den Fingern die Streckaponeurose längsgespalten, an den Mittelhandknochen die Strecksehnen nach ulnar oder radial zur Seite gehalten. Die Pseudarthrose wird angefrischt und eine Nut in beide Anteile gesägt oder gemeißelt. In diese Nut wird ein spongiöser Span aus dem Darmbein fest eingebolzt (vergl. Abb. 20). An den Fingern erfolgt die Stabilisierung dann durch einen schrägverlaufenden *Kirschner*-Draht mit zwei intraossären Drahtnähten, an den Mittelhandknochen durch eine passende Platte. Wir verwenden in der Regel nur Spongiosa aus dem Darmbein, da deren Einbau nach unseren Erfahrungen am sichersten und schnellsten erfolgt.
Im Bereich der Handwurzel spielen nur Pseudarthrosen des Kahnbeines eine wesentliche Rolle. Wenn auch die Beschwerden von seiten einer *Kahnbeinpseudarthrose* häufig nur gering sind, ist eine Sanierung geboten, da die Kahnbeinpseudarthrose fast immer zur schmerzhaften Früharthrose des Handgelenkes führt. Dadurch wird zugleich die Indikation zur Sanierung der Pseudarthrose begrenzt. Bei einer bereits bestehenden Handgelenksarthrose ist eine Beseitigung der Kahnbeinpseudarthrose nicht mehr indiziert, da sie nicht zu einer Besserung des Beschwerdebildes führt. Der erfolgreichere Eingriff ist dann eine Denervation des Handgelenkes. Die besten Aussichten zur Ausheilung bieten Brüche im distalen und mittleren Drittel des Kahnbeines. Kleine proximale Fragmente mit ihren durchblutungsbedingten schlechteren Anheilungschancen werden daher von uns entfernt und die entstehende Lücke durch ein

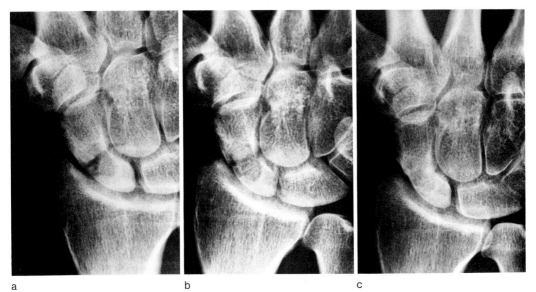

Abb. 19 Kahnbeinpseudarthrose vor (a) und nach Sanierung durch *Matti-Russe*-Operation mit Styloidektomie (b) sowie nach Ausheilung (c)

zusammengerolltes Sehnentransplantat aus der Palmaris longus-Sehne oder der Plantaris-Sehne aufgefüllt.

Der Zugang zum Pseudarthrosenspalt am Kahnbein liegt längsverlaufend über der Handgelenksbeugefalte zwischen der A. radialis und dem Flexor carpi radialis. Liegt der Schnitt zu weit distal, kann leicht der palmare Ast der A. radialis verletzt werden. Nach Darstellung der Pseudarthrose wird eine Öffnung von palmar über den Spalt gemeißelt unter Schonung der Gelenkfläche des Kahnbeines. Die beiden Fragmente werden mit entsprechend geformten Meißeln von nekrotischer Spongiosa gesäubert. Dann wird ein spongiöser, vorher gepreßter Span aus dem Beckenkamm als innere Schienung eingebolzt. Die Resthöhle wird mit Spongiosachips ausgefüllt (*Matti-Russe*-Operation). Bei einem spitz ausgezogenen Processus styloideus radii wird dieser abgemeißelt, damit er nicht bei radialer Abduktion des Handgelenkes als Hypomochlion wirkt und zur Lockerung der sanierten Pseudarthrose führt (Abb. 19).

Anschließend wird der Arm für sechs Wochen in einem Oberarm-Kahnbeingips ruhiggestellt, danach in einem Unterarm-Kahnbeingips, bis sich röntgenologisch ein Durchbau der Pseudarthrose erkennen läßt, was vier bis fünf Monate in Anspruch nehmen kann.

Sanierung von Knocheninfekten

Die operative Knochenbruchbehandlung offener Frakturen 2. und 3. Grades mit gequetschten, schlecht durchbluteten Gewebsanteilen ist mit dem Risiko der Infektion behaftet. Unter alleiniger konservativer Antibiotikabehandlung wird man an den Fingern bei einer Osteitis nicht zum Erfolg kommen. Die schnellste und sicherste Aussicht bietet eine frühzeitige operative Intervention. Die Entfernung aller nekrotischen Knochen- und Gewebsanteile ist dabei die wichtigste Voraussetzung. Es wird ein intraoperativer Wundabstrich abgenommen. Zunächst wird ein Breitspektrum-Antibiotikum verabreicht und nach Austestung des Antibiogramms gezielt und hochdosiert ein entsprechendes Antibiotikum einige Tage über das Abklingen der klinischen Entzündungszeichen hinaus gegeben. Wenn sicher ist, daß alle nekrotischen Gewebsanteile entfernt worden sind, wird Beckenkammspongiosa eingebolzt und der Knochen durch *Kirschner*-Drähte und Drahtnähte sowie Platten im Mittelhandknochenbereich stabili-

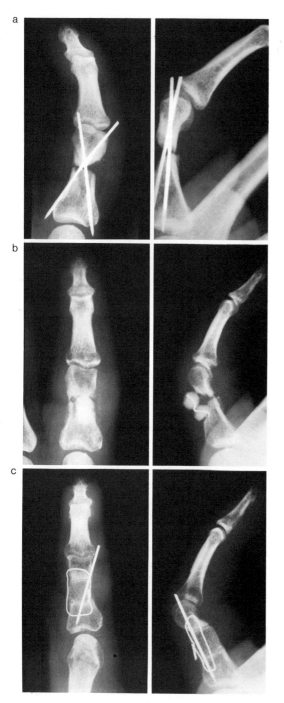

siert. In Fällen unsicherer Infektbeseitigung werden PMMA-Kugeln an den Fingern und Ketten im Bereich der Mittelhand eingelegt, die etwa nach 10 bis 14 Tagen entfernt werden. Es erfolgt dann in einem zweiten Eingriff die Übertragung der Darmbeinspongiosa (Abb. 20).

Behandlungsdauer und Einschätzung der MdE

Abgesehen von Kahnbeinfrakturen und Pseudarthrosen, die Behandlungszeiten bis zu sechs Monaten und länger benötigen, liegt der durchschnittliche Behandlungszeitraum bei komplikationslosen Finger- und Mittelhandknochenfrakturen bei sechs bis acht Wochen, wenn die Verletzten keine die Hand stärker belastenden Tätigkeiten durchführen müssen. Mittelhandknochenbrüche im mittleren Drittel können manchmal jedoch wesentlich länger für den knöchernen Durchbau benötigen.

Nach einer ausgeheilten Handwurzel- oder Mittelhandknochenfraktur mit Einschränkung der Handgelenks- und Fingergelenksbeweglichkeit resultiert in der Regel eine vorübergehende MdE von 20 bis 30%. Zur Dauerrenteneinschätzung liegt die durchschnittliche MdE unter 20 v. H. Bei Fingerfrakturen ist die Einschätzung der MdE davon abhängig, inwieweit eine primäre Greifform der Hand beeinträchtigt ist. Der vollständige Verlust einer Greifform wird mit 30% eingeschätzt. Die Beeinträchtigung des Grobgriffes, die häufigste Behinderung nach Fingerfrakturen, mit einem etwa 2 bis 3 cm betragenden Fingerkuppenhohlhandabstand an mehreren Fingern bedingt eine MdE von ca. 20 v. H. Daumenfrakturen führen zu einer Behinderung des Schlüssel- und Spitzgriffes, so daß auch hier eine vorübergehende MdE von 20 v. H. zurückbleiben kann.

Abb. 20 Pseudarthrosen-„Erzeugung" durch (falsche) Osteosynthese mit gekreuzten *Kirschner*drähten (a); nach Ausräumung der nekrotischen infizierten Knochenanteile und Entfernung der blockierenden *Kirschner*drähte Einlegen von PMMA-Kugeln (b); nach Abklingen des Infektes Defektüberbrückung durch einen Darmbeinspan, der mit intraossärer Drahtnaht und schrägverlaufendem *Kirschner*draht sicher fixiert wird (c)

XVIII Verrenkungen und Bandverletzungen der Gelenke

Diagnose

Exakt gefertigte Röntgenaufnahmen sichern die klinische Verdachtsdiagnose. Es müssen ebenso, wie im Kapitel über Frakturen beschrieben, an den Fingern Aufnahmen in dorso-palmarer und seitlicher Richtung vorgenommen werden. An der Mittelhand sind drei Ebenen, im Bereich der Handwurzel vier Ebenen erforderlich. Ergibt die klinische Überprüfung der Bandführung der Gelenke den Verdacht auf eine Verletzung, werden zusätzlich gehaltene Aufnahmen in dorsopalmarer Richtung mit einer Vergleichsaufnahme der Gegenseite notwendig (Abb. 1). Ist ein verletztes Fingergelenk mehr als die benachbarten Gelenke oder das vergleichbarere Gelenk der Gegenseite überstreckbar, muß eine Ruptur der palmaren Platte angenommen werden. Die Diagnose wird durch eine gehaltene seitliche Aufnahme dokumentiert (Abb. 2).

Während in der Regel die Beurteilung der Röntgenaufnahmen an den Fingern und im Bereich der Mittelhand keine Probleme aufwirft, so kann das Erkennen von Subluxationen und Luxationen einzelner Handwurzelknochen dem wenig Geübten Schwierigkeiten bereiten. Die streng seitliche Aufnahme der Handwurzel läßt Verrenkungen einzelner Handwurzelknochen (Kahnbein und Mondbein) sowie ganzer Handwurzelabschnitte (perilunäre Luxation) am leichtesten erkennen. Hierbei vermag die Bestimmung der Achsen von Radius, Skaphoid, Lunatum und Kapitatum / 3. Mittelhandknochen und der durch sie gebildeten Winkel behilflich zu sein (Abb. 3). Diese Achsen werden durch die Mitte des Köpfchens und der Basis des 3. Mittelhandknochens, die Mitte des Kapitatum-Kopfes, durch die Mittelpunkte beider Gelenkflächen des Mondbeines bzw. der distalen Radiusgelenkfläche gezogen und liegen mit Ausnahme derjenigen des Kahnbeines (bestimmt durch die Mittelpunkte seines distalen und proximalen Poles) in Neutralstellung des Handgelenks auf einer Linie. Das bedeutet, daß sowohl

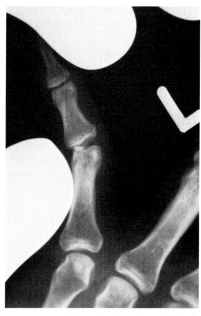

Abb. 1 Ruptur des radialen Seitenbandes am Mittelgelenk V, sichtbar gemacht durch gehaltene Röntgenaufnahme

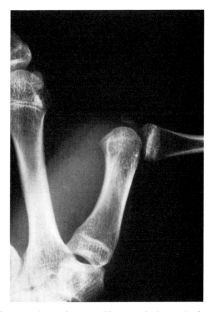

Abb. 2 Ruptur der palmaren Platte, gehaltene Aufnahme

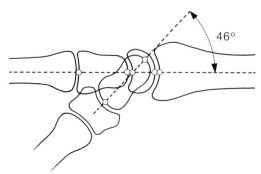

Abb. 3 Schematische Darstellung der verschiedenen Karpal-Achsen und deren Winkel. Der skapholunäre Winkel beträgt 46°; der radiolunäre und der kapitolunäre Winkel betragen in der Neutralstellung eines normalen Handgelenkes 0° und kommen somit als Winkel nicht zur Darstellung (vergleiche aber Abb. 4)

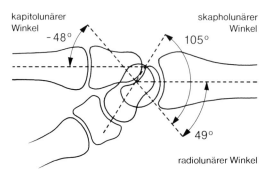

Abb. 4 Schematische Darstellung einer dorsalen Instabilität des Handgelenkes im seitlichen Röntgenbild: Der skapholunäre Winkel ist durch die jeweiligen Drehungen von Mond- und Kahnbein auf 105° vergrößert, der radiolunäre auf 49°, während der kapitolunäre −48° beträgt (negativ, da der distale Knochen [Kapitatum] gegenüber dem Mondbein zur Beugeseite abgewinkelt ist)

der kapitolunäre als auch der radiolunäre Winkel 0 Grad betragen und nur unter pathologischen Bedingungen positiv (wenn der jeweils distale der beiden den Winkel bestimmenden Knochen nach dorsal abgewinkelt ist) oder negativ (bei beugeseitiger Abwinkelung des distalen Knochens) werden. Der skapholunäre Winkel reicht an normalen Handgelenken von 30° bis 60° und beträgt durchschnittlich 46° (Abb. 3). Werte über 70° gelten als pathologisch und sind typisch für eine karpale Instabilität, die meist eine dorsale ist (Abb. 4), sehr viel seltener eine palmare (mit gegenüber dem Radius nach beugeseitig abgewinkeltem Mondbein und somit negativem radiolunären Winkel, niedrigem skapholunären und positivem kapitolunären Winkel).

Die dorsale karpale Instabilität tritt meist im Sinne der *skapholunären Dissoziation* auf (Abb. 5 und 13). Diese durch Zerreißung des Lig. radio-scapho-lunatum, des Lig. radio-scapho-capitatum, des dorsalen skapholunären Bandes und der interossären Bänder zwischen Kahnbein und Mondbein zustandegekommene Veränderung ist radiologisch im seitlichen Bild gekennzeichnet durch die in Abb. 4 schematisch dargestellten Verschiebungen der Achsen der einzelnen Karpalknochen, die zu einer Vergrößerung des skapholunären Winkels auf Werte oft weit über 70° und zu einem positiven radiolunären und einem negativen kapitolunären Winkel führen. Im dorso-palmaren Strahlengang finden sich ebenfalls typische Veränderungen mit Verbreiterung des Gelenkspaltes zwischen Skaphoid und Lunatum um mehr als zwei Millimeter, Höhenreduktion des Kahnbeines – häufig kombiniert mit einem Ringschatten durch Überlagerung der proximalen und distalen Anteile –,

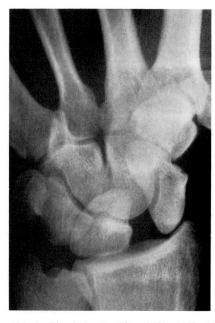

Abb. 5 Skapholunäre Dissoziation (s. Text)

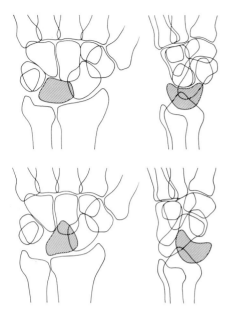

Abb. 6 Normales radiologisches Bild des Mondbeins mit der typischen Trapezform im dorsopalmaren Strahlengang (oben). Pathologische Dreieckform durch Mondbeinverrenkung oder perilunäre Dorsalluxation (unten)

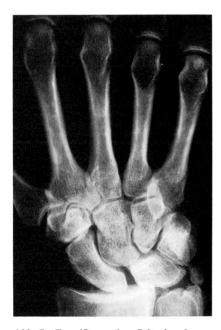

Abb. 7 Zerreißung des Seitenbandes am rechten Handgelenk; die gesamte Handwurzel ist nach ulnar verschoben

Überlagerung von Teilen des Kahnbeines und des Mondbeines mit dem Kopfbein sowie Veränderung der typischen Trapezform des Lunatums in Richtung auf eine Dreieckform.

Diese Veränderung in der radiologisch sichtbaren Form des Mondbeines von der anatomisch normalen Trapez- in die pathologische Dreieckform (Abb. 6) ist immer beweisend für eine Verrenkung oder Teilverrenkung (Kippung) des Mondbeines und sollte den Betrachter eines derartigen Röntgenbildes sofort alarmieren. Eine solche Veränderung muß eventuell durch weitere Röntgen-Darstellungen auf ihre Ursache abgeklärt und darf nicht als „Variante" angesehen werden und unberücksichtigt bleiben.

Bandzerreißungen des Handgelenkes selbst werden durch eine verstärkte Aufklappbarkeit des Handgelenkes an der verletzten Seite und durch eine meist nach ulnar gerichtete Verschiebung der gesamten Hand gegenüber der Unterarmachse in der dp-Aufnahmerichtung erkannt (Abb. 7).

Aufklärung

Durch sekundäre Narbenschrumpfung des Kapsel- und periartikulären Gewebes an den Finger- und Daumengelenken hinterlassen Luxationen und Bänderrisse häufig schmerzhafte Bewegungseinschränkungen der verletzten Gelenke. Trotz korrekt ausgeführter Naht eines Bandes kann es nach Belastung zu einer Überdehnung des Bandapparates und zur Instabilität des Gelenkes kommen. Die Spätfolge ist die Ausbildung einer schmerzhaften Sekundärarthrose. Das Resultat der Behandlung ist wesentlich mit abhängig von einer intensiven Mitwirkung des Patienten bei der Nachbehandlung. Die konservative Behandlung von Bänderrissen führt in der Regel nicht oder nur nach sehr langer Ruhigstellung mit den entsprechenden nachteiligen Folgen zu einer ausreichenden Stabilität.

Behandlungsvoraussetzungen

Dieselben strengen Ansprüche an die Asepsis des Operationssaales wie bei der operativen

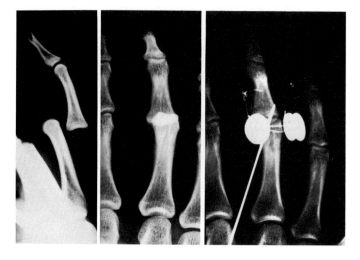

Abb. 8 Ruptur beider Seitenbänder nach Verrenkung im Mittelgelenk II sowie Zustand nach Naht der Bänder (Ausziehnaht) mit *Kirschner*draht-Fixation

Knochenbruchbehandlung sind bei der Versorgung von Verrenkungen und Bänderrissen zu stellen. Auch die intraoperative oder unmittelbar postoperative Röntgenkontrolle ist zur Dokumentation des Repositionsergebnisses notwendig.

Allgemeine Grundsätze

1. Konservativ nicht vollständig reponierbare oder reponierte Luxationen, die zu reluxieren drohen, müssen operativ versorgt werden.
2. Luxationen mit Kompressionssymptomen von Nerven sind dringliche Operationsindikationen.
3. Luxationen, die nach Reposition instabil sind, müssen temporär mit *Kirschner*drähten fixiert werden.
4. Bänderrisse an der radialen Seite der Langfinger- und an der ulnaren Seite der Daumengelenke sollen operativ versorgt werden. Für die Radialseite des Daumens und für die Ulnarseite der Langfinger ist die Operationsindikation relativ.
5. Dislozierte knöcherne Bänderausrisse mit Beteiligung von Gelenkflächen sind absolute Operationsindikationen.
6. Das Repositionsergebnis muß im Operationssaal röntgenologisch dokumentiert werden.
7. Der postoperative Gipsschienenverband muß nachträglich bis auf die Haut aufgeschnitten und mit einer elastischen Binde fixiert werden. Die Fingerkuppen sollen frei von Verbänden bleiben, um die Durchblutung und Sensibilität überwachen zu können.

Spezielle Behandlung

Mittel- und Endgelenke der Langfinger II bis V

Die Luxationen hier lassen sich leicht, eventuell in *Oberst*scher Leitungsanästhesie, durch Zug reponieren und bedürfen dann nur einer kurzzeitigen Ruhigstellung von ca. einer Woche auf einer Finger-Gipsschiene in Beugestellung der betroffenen Gelenke. Nach Reposition müssen die Bandstabilität und die Stabilität der palmaren Platte dieser Gelenke geprüft werden. Zeigt sich dabei eine komplette Ruptur eines Seitenbandes, so muß das Gelenk operativ freigelegt und das Band mit 5 × 0 Nylon genäht werden. Das gilt insbesondere für die radialen Seitenbänder, da diese beim Spitz- und Schlüsselgriff besonders belastet sind (Abb. 8). Knöcherne Abrisse werden von einem Mediolateral-Schnitt freigelegt und exakt reponiert. Dabei können größere Fragmente mit einer Zugschraube fixiert werden, kleinere Bruchstücke werden mit einer Drahtnaht oder mit feinen Periostnähten adap-

Spezielle Behandlung

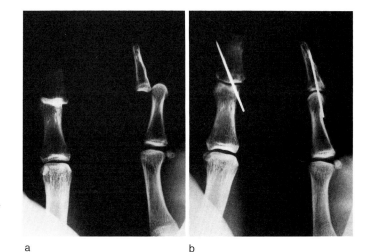

Abb. 9 Luxation im Daumenendgelenk (a); temporäre *Kirschner*draht-Fixation (b)

tiert. Das Gelenk wird in 10–30 Grad Beugestellung bei gespanntem Bandapparat durch einen *Kirschner*draht temporär für drei bis vier Wochen fixiert (wie in Abb. 8 und 9).

Auch Rupturen der palmaren Platte müssen operativ versorgt werden, da sie an den Mittelgelenken bei fortbestehender Ruptur zu einer Schwanenhalsdeformität mit Behinderung der Beugung im Mittelgelenk führen können. Auch hier erfolgt die Freilegung am sichersten über zwei Mediolateralschnitte. Nach transartikulärer *Kirschner*draht-Fixation des entsprechenden Gelenkes in 30 Grad Beugung wird auch hier eine Adaptationsnaht mit 5 bis 6 × 0 Nylon vorgenommen.

Grundgelenke der Langfinger II bis V

Bei der Reposition von Verrenkungen an den Grundgelenken können sich bei konservativer Behandlung gelegentlich Schwierigkeiten ergeben. Besonders am Zeigefinger kann das Mittelhandköpfchen durch einen Riß der Gelenkkapsel und der palmaren Platte nach beugeseitig hin durchtreten und wie in einem Knopfloch zwischen den Beugesehnen und der Sehne des M. lumbricalis gefangen werden (Abb. 10). Eine konservative Reposition durch Zug ist dann in der Regel nicht möglich, so daß eine offene Reposition von der Beugeseite mit einem Zugang über der distalen queren Hohlhandbeugefalte er-

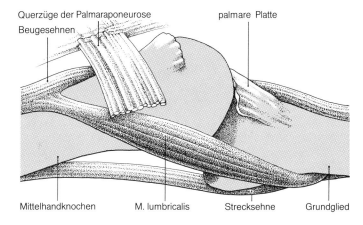

Abb. 10 Irreponible Grundgelenksverrenkung: Das Mittelhandköpfchen ist wie durch ein Knopfloch zwischen der palmaren Platte (die am proximalen Ansatz rupturiert ist), den Beugesehnen, dem Lumbrikalis und den queren Zügen der Palmaraponeurose hindurchgetreten und zwischen diesen Strukturen gefangen

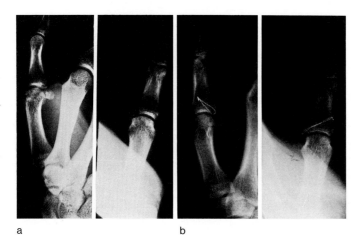

Abb. 11 Ausriß des ulnaren Daumengrundgelenk-Seitenbandes mit kleinem Fragment unter Gelenkbeteiligung (a). Nach operativer Reposition sind Gelenkfläche und Bandstabilität wiederhergestellt (b)

folgen muß. Nach Naht der Gelenkkapsel ist eine Ruhigstellung in 70 bis 90 Grad Beugestellung des Grundgelenkes für nur etwa eine Woche notwendig. Eine längere Ruhigstellung ist zu vermeiden, damit es nicht zu einer Schrumpfung im Bereich der palmaren Platte und zu einer Streckbehinderung im Grundgelenk kommt.

Die Luxationen der Mittelhandköpfchen nach streckseitig sind sehr viel seltener. Sie können bei ausgeprägten arthrotischen Randzacken im Bereich der Köpfchen der Mittelhandknochen, an denen sich die Seitenbänder verhaken, eine operative Freilegung erforderlich machen.

Knöcherne Seitenbandausrisse an der Basis der Grundglieder und im Bereich der Köpfchen der Mittelhandknochen werden nach denselben Grundsätzen behandelt wie im Bereich der Mittel- und Endgelenke der Finger.

Daumenendgelenk

Die Behandlung erfolgt hier entsprechend den Hinweisen bei den Endgelenken und Mittelgelenken der Langfinger. Zu bedenken ist lediglich, daß das stärker belastete Seitenband beim Spitzgriff an der ulnaren Seite liegt, so daß auf dieser Seite unbedingt ein stabiler Bandapparat für einen festen Griff vorhanden sein muß.

Daumengrundgelenk

Die palmare Verrenkung des Köpfchens des I. Mittelhandknochens wird verursacht durch ein Hyperextensionstrauma. Dabei tritt das Köpfchen des I. Mittelhandknochens durch einen Riß der palmaren Kapselanteile und des M. flexor pollicis brevis, ähnlich wie an den Grundgelenken der Langfinger, wie durch ein Knopfloch hindurch. In Adduktionsstellung des Daumens bei Entspannung der Daumenballenmuskulatur läßt sich in Leitungsanästhesie meist eine konservative Reposition erreichen. Verhakt sich das Köpfchen, so sind weitere konservative Repositionsversuche nutzlos. Es muß eine offene Reposition von der Beugeseite des Grundgelenkes erfolgen.

Die häufigste Bandverletzung an der Hand ereignet sich an der ulnaren Seite des Daumengrundgelenkes. Dies ist eine typische Verletzung bei vielen Sportarten, besonders beim Skilaufen. Bei kompletter Ruptur des ulnaren Seitenbandapparates, das heißt, des Seitenbandes und des akzessorischen Seitenbandes, kann durch konservative Behandlung eine ausreichende Stabilität nicht erreicht werden. Gerade der ulnare Seitenbandapparat wird beim festen Spitzgriff am stärksten belastet. Seine operative Wiederherstellung ist daher absolut indiziert. Der Zugang erfolgt über einen bogenförmigen dorso-ulnaren Hautschnitt. Die Ausstrahlungen des M. adductor pollicis müssen abgelöst werden, um den ulnaren Seitenbandapparat vollständig überblicken zu können. Knöcherne Ausrisse des Seitenbandes müssen exakt reponiert werden und entweder durch Minischraube, Drahtnähte, *Kirschner*-Drähte oder durch feine Periostnähte fixiert

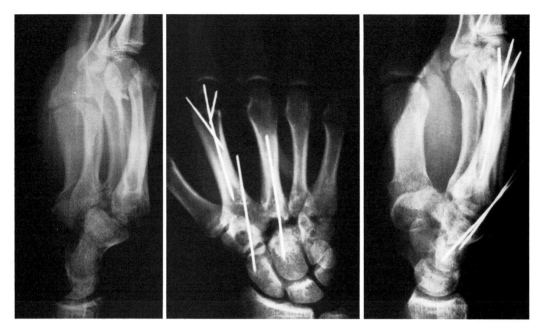

Abb. 12 Luxation der Karpometakarpalgelenke II–IV, Fixation mit *Kirschner*drähten nach Reposition (zusätzlich Köpfchenfraktur des 2. Mittelhandknochens)

werden (Abb. 11). Die transossäre Fixation hat sich bei uns nicht gut bewährt, da sich unter dem als Widerlager wirkenden Knopf ein Druckulkus bildet, wenn man eine ausreichende Festigkeit erzielen will. Das Daumengrundgelenk wird nach Naht des Bandes oder Reposition des knöchernen Ausrisses in einer leichten Beugung von 10° für fünf Wochen mit einem schrägverlaufenden, 1,2 mm starken *Kirschner*draht fixiert.

Karpometakarpalgelenke I bis V

Eine isolierte Bandzerreißung an der ulnaren Seite des Daumensattelgelenkes ist selten. Bei einem entsprechenden Verdacht läßt sich durch eine gehaltene Röntgenaufnahme die Diagnose überprüfen. Kann man dabei den I. Mittelhandknochen nach radial verschieben, so ist eine Ruptur des Ligamentum metacarpeum interosseum I anzunehmen. Die daraus resultierende Subluxation im Daumensattelgelenk mit der Gefahr einer nachfolgenden Früharthrose erfordert eine Wiederherstellung des Bandes und Fixation des Sattelgelenkes für vier Wochen mit einem *Kirschner*draht. Die knöchernen Bandausrisse des Sattelgelenkes werden im Kapitel „Frakturen" beim *Bennett*schen Verrenkungsbruch abgehandelt.

Die Luxation der Basen der Mittelhandknochen II bis V gegen die Handwurzel ist ebenfalls nicht häufig. Sie lassen sich meist geschlossen unter Zug reponieren. Dann kann die Stellung durch perkutan eingebrachte *Kirschner*drähte gesichert werden (Abb. 12).

Handwurzel

Häufig wird eine *Verrenkung des Kahnbeines* übersehen. Nach einer Zerreißung des Ligamentum interosseum zwischen Kahnbein und Mondbein und der palmaren Bandverbindung zwischen Radius, Kahnbein, Mondbein und Kopfbein kommt es zu einer Drehung des proximalen Kahnbeinanteiles nach dorsal. Da die Verrenkung (meist nur Teilverrenkung) keine fixierte ist und das Skaphoid wieder in seine Normalstellung zurückkehrt, imponiert die Verletzung klinisch durch das Auslösen eines Schnappens im Handgelenk bei Beugung und Streckung. Auf der dorso-palmaren Röntgenauf-

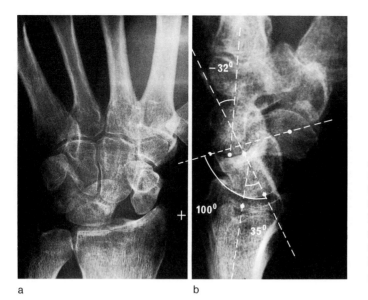

Abb. 13 Skapholunäre Dissoziation mit dem typischen Klaffen des Gelenkspaltes zwischen Kahnbein und Mondbein (a), den Teilverrenkungen dieser beiden Knochen sowie Veränderungen der Winkel: skapholunärer Winkel 100°, radiolunärer Winkel 35° und kapitolunärer Winkel −32° (b)

nahme projiziert sich das nach dorsal verrenkte Kahnbein verkürzt, und der Spalt zwischen Mond- und Kahnbein ist verbreitert (skapholunäre Dissoziation, s. a. S. 138 und 148).
Die seitliche Aufnahme läßt deutlich die Achse des Kahnbeines nach dorsal abgewichen erkennen (Abb. 13). Der skapholunäre Winkel (s. S. 138 und Abb. 3 und 4) ist auf 100°, der radiolunäre Winkel auf 35° vergrößert, der kapitolunäre Winkel ist negativ (− 32°). Wird die Verletzung sofort diagnostiziert, ist eine Naht der zerrissenen Handwurzelbänder möglich, später nicht mehr. Sie erfolgt sowohl von einem palmaren als auch von einem dorsalen Zugang unter Schonung der zahlreichen wichtigen anatomischen Strukturen, die in diesem Bereich verlaufen. Das Kahnbein wird in reponierter Stellung durch einen quer eingebrachten *Kirschner-Draht* für sechs Wochen gegen das Mondbein fixiert, ohne daß das Handgelenk blockiert wird. Zusätzlich ist für dieselbe Zeitdauer eine dorsale Unterarmgipsschiene erforderlich.
Die *Verrenkung des Mondbeines* nach palmar zeigt meist klinisch Symptome einer Kompression des N. medianus mit Sensibilitätsstörung in seinem autonomen Versorgungsgebiet. Die Beseitigung der Luxation ist dringlich, um einen Dauerschaden des N. medianus zu verhindern.
Die seitliche Röntgenaufnahme läßt die typische halbmondförmige Kontur des Os lunatum um 70 bis 90° verdreht nach palmar von der übrigen Handwurzel erkennen. Dabei stehen die Mittelhand und der Rest der Handwurzel in einer Achse mit dem Unterarm (Abb. 14). Unter Zug läßt sich eine frische Lunatumluxation meist reponieren. Zeigt sich jedoch bei Bewegung des Handgelenkes unter Bildwandlerkontrolle eine Instabilität mit Reluxationstendenz oder läßt sich das Mondbein konservativ nicht reponieren, wird eine operative Freilegung erforderlich. Von einem bogenförmigen beugeseitigen Hautschnitt über dem Handgelenk unter Schonung des Ramus palmaris ni mediani werden der N. medianus und die Beugesehnen nach radial beiseitegehalten. Danach läßt sich das Mondbein leicht aufsuchen, das durch einen Riß der beugeseitigen Handgelenkskapsel hindurchgeschlüpft ist. Die distalen Bandverbindungen des Mondbeines zum Os capitatum sind zerrissen; von den proximalen Ligamenten sind nur die palmaren erhalten. Sie müssen intraoperativ unter allen Umständen geschont werden. Unter Zug an der Hand und Druck auf das Mondbein gelingt eine Reposition meist leicht. Das Mondbein wird mit einem querverlaufenden *Kirschner*draht nach Reposition gegen das Kahnbein und das Os triquetrum für sechs Wochen gesichert, ohne daß das Handgelenk mit erfaßt

Spezielle Behandlung

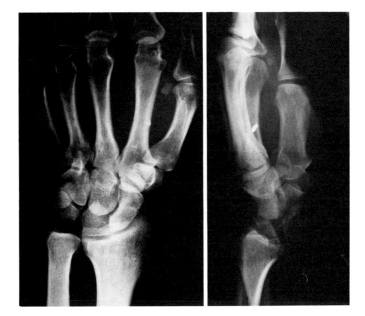

Abb. 14 Verrenkung des Mondbeines nach palmar: Das Mondbein ist aus dem Verband aller übrigen Handwurzelknochen herausgetreten und gekippt. Handwurzel und Mittelhand haben ihre Achse gegenüber den Unterarmknochen behalten – im Gegensatz zur perilunären Verrenkung (s. Abb. 15)

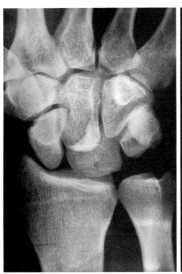 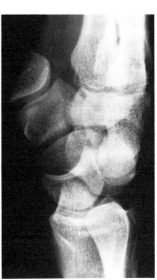

Abb. 15 Perilunäre Dorsalverrenkung des Handgelenkes: Das Mondbein ist – wenn auch leicht gekippt – in seiner Relation gegenüber dem Radius verblieben, während die übrige Handwurzel mit der Mittelhand nach dorsal versetzt ist

wird (s. Abb. 16). Der beugeseitige Kapsel-Band-Apparat wird zur Verhinderung einer Instabilität nach Entfernung der *Kirschner*drähte sorgfältig genäht. Eine Naht der dorsalen Kapsel-Band-Strukturen ist meist nicht erforderlich. Bei *der perilunären Luxation* ist die Handwurzel um das Mondbein herum nach dorsal (in sehr seltenen Fällen nach palmar) verrenkt, wobei die Stellung des Mondbeines gegenüber dem Radius in der seitlichen Ebene nicht verändert ist. Die Handwurzel selbst ist gegenüber der Achse des Radius um die Breite des Mondbeines nach dorsal versetzt (Abb. 15). Das Mondbein selbst kann bis zu 90° nach beugeseitig gedreht sein, wodurch sich seine typische Trapezform im dp-Röntgenbild in eine Dreieckform ändert (s. Abb. 6). Auch hier wird zunächst ein konservativer Repositionsversuch unternommen. Bei In-

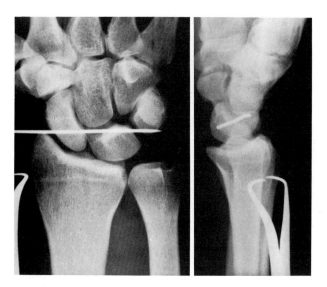

Abb. 16 Perilunäre Verrenkung der Abb. 15 nach Reposition, Bandnähten und *Kirschner*draht-Fixation

stabilität der Verrenkung, Mißlingen des konservativen Repositionsversuches oder anhaltenden Sensibilitätsstörungen des N. medianus wird wie bei der isolierten Lunatumluxation operativ vorgegangen (Abb. 16).

Der *de Quervainsche Verrenkungsbruch* ist eine perilunäre Luxation, bei dem das Kahnbein nicht insgesamt an der Verrenkung beteiligt, sondern frakturiert ist. Das distale Fragment ist mit der Handwurzel zusammen nach dorsal verrenkt (Abb. 17). Bei dieser Verletzung besteht eine absolute Operationsindikation, da bei konservativer Reposition wegen des Kahnbeinbruches die Tendenz zur Reluxation sehr stark ist. Meist besteht auch eine Interposition von Kapsel- und Bandgewebe, die eine korrekte Reposition unmöglich macht. Bei einer geeigneten Bruchform des Kahnbeines wird das Kahnbein verschraubt; seltener verwenden wir *Kirschner*drähte. Notwendig werden meist zwei Haut-

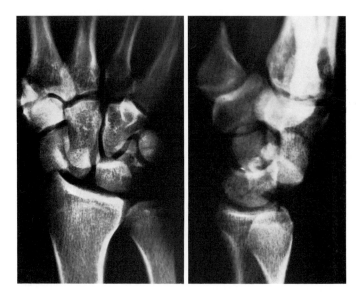

Abb. 17 De *Quervain*scher Verrenkungsbruch (perilunäre transskaphoideale Luxationsfraktur)

schnitte: einer über der Radialseite des Handgelenkes zum Einbringen der Schraube, der andere beugeseitig am Handgelenk wie bei der perilunären Luxation zur exakten Reposition der Fraktur (Abb. 18).

Ruhigstellung

Seitenbandstabile Luxationen der Fingergelenke benötigen nur eine kurzzeitige Ruhigstellung in 30 Grad Beugung für die End- und Mittelgelenke und 70 Grad für die Grundgelenke für ca. eine Woche bis zum Rückgang der Schwellung. Nach operativer Versorgung und Fixation der Gelenke mit *Kirschner*drähten ist eine zusätzliche Gipsruhigstellung nur bis zur Wundheilung, also für ca. zehn Tage, notwendig, während der fixierende *Kirschner*draht in der Regel für drei bis vier Wochen verbleiben muß. Lediglich im Bereich des Daumensattel- und Daumengrundgelenkes belassen wir den *Kirschner*draht ca. fünf Wochen, da diese Gelenke beim Spitzgriff einer stärkeren seitlichen Belastung ausgesetzt sind. Bei den Bandzerreißungen im Bereiche des Handgelenkes ist auch nach operativer Versorgung eine Immobilisierung für sechs Wochen erforderlich, um einer späteren Instabilität vorzubeugen.

Nachbehandlung

Nach Entfernung der *Kirschner*drähte beginnt die Übungsbehandlung des vorher fixierten Gelenkes. Die anderen benachbarten Gelenke werden schon vorher sofort nach Abnahme des Gipses täglich durchbewegt. Neben der Krankengymnastik werden Paraffin-Kneten, Ergotherapie und Schwimmen verordnet. Die seitliche Belastung der operierten Bänder sollen bei der Nachbehandlung vermieden werden. Die Nachbehandlung wird so lange fortgesetzt, wie noch eine meßbare Verbesserung des Bewegungsausschlages des verletzten Gelenkes nachweisbar ist.

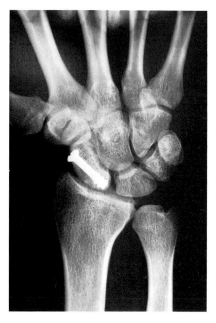

Abb. 18 Radiologisches Ergebnis der primären operativen Reposition mit Bandnähten und Verschraubung des Kahnbeinbruches (derselbe Patient wie in Abb. 17)

Sekundäreingriffe

Wiederherstellende Eingriffe an den Gelenken haben meist eine deutliche Funktionsverbesserung zur Folge.

Arthrolysen

Ist es nach ausreichend langer (drei bis vier Monate) und intensiver täglicher Nachbehandlung nicht zu einer befriedigenden Beweglichkeit gekommen, besteht an den Mittel- und Grundgelenken der Langfinger eine Indikation zur Arthrolyse. Die Schnittführung liegt medio-lateral an beiden Seiten oder dorsal über dem betroffenen Gelenk. Die Verklebungen im Gelenk werden möglichst stumpf gelöst; meist wird eine Einkerbung der palmaren Platte an ihrem proximalen Rand nötig, um eine volle Streckung zu erreichen. Noch intraoperativ wird eine Quengelschiene mit Gummizügel angelegt, damit eine

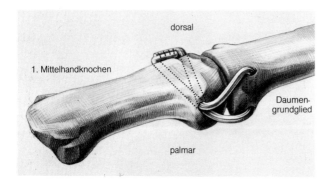

Abb. 19 Technik der Seitenbandplastik am Daumengrundgelenk

kontrollierte Nachbehandlung unverzüglich postoperativ beginnen kann.

Bandplastiken

Nach ungenügender (konservativer) Behandlung oder infolge Nichterkennens von Bandrupturen bleiben nicht selten funktionell sehr störende Gelenkinstabilitäten zurück. Sie machen Ligamentrekonstruktionen erforderlich, da nach dieser Zeit direkte Bandnähte nicht mehr möglich sind. Die häufigste Indikation besteht an der ulnaren Seite des *Daumengrundgelenkes.* Der Seitenbandersatz wird hier mit einem Sehnentransplantat aus der Palmaris longus-Sehne vorgenommen. Das Grundgelenk wird wie bei der Versorgung einer frischen Seitenbandruptur freigelegt. Nach Anlegen eines dorso-palmaren Bohrkanales in der ulnaren Basis des Grundgliedes und von zwei Bohrkanälen durch den distalen Metakarpalbereich wird das Sehnentransplantat derart eingezogen, daß es beide Seitenbandanteile (Ligamentum collaterale und Ligamentum collaterale accessorium) ersetzt (Abb. 19). Dadurch wird die Seitenführung des Gelenkes so stabil, daß auf eine zusätzliche *Kirschner*draht-Fixation verzichtet werden kann, so daß die Nachbehandlung gleich nach der Wundheilung beginnen kann. Die Belastung des Seitenbandes wird durch eine entsprechend angelegte Schiene vermindert, die das Grundgelenk des Daumens seitlich führt und dadurch eine vorzeitige Belastung verhindert, die zur Dehnung des rekonstruierten Bandes führen könnte. Diese auf *Lister* zurückgehende Methode hat sich bei uns wesentlich besser bewährt als die früher übliche Ligamentrekonstruktion nur in einer Achtertour, die infolge fehlenden Ersatzes des Ligamentum collaterale accessorium nie eine volle Gelenkstabilität ergab.

Bei bestehender Subluxationstendenz im Bereich des *Daumensattelgelenkes* wegen fehlender Bänderführung an der ulnaren Seite muß mit einer vorzeitigen Arthrose in diesem Gelenk mit entsprechenden Beschwerden gerechnet werden. Deswegen ist auch hier ein Ersatz des Seitenbandes notwendig. Das Band wird durch Abspaltung eines Teiles der Sehne des Flexor carpi radialis ersetzt. Das abgespaltene Sehnenende bleibt distal am Ansatz der Sehne an der Basis des 2. Mittelhandknochens fixiert. Das freie Ende wird durch einen querverlaufenden Knochenkanal an der Basis des 1. Mittelhandknochens gezogen und schlingenartig mit sich selbst bzw. an der anderen FCR-Hälfte befestigt (Abb. 20). Auch hier ist eine sechs Wochen dauernde Ruhigstellung durch einen Gipsverband nötig, der 1. Mittelhandknochen und Daumengrundgelenk in mittlerer Oppositionsstellung und palmarer Abduktion einschließt. Wegen der Stabilität der Bandplastik ist eine zusätzliche *Kirschner*drahtfixation meist nicht erforderlich.

Am *Handgelenk* führt eine nicht beseitigte *skapholunäre Dissoziation*, die Instabilität des Bandapparates zwischen Mondbein und Kahnbein, zu einer Arthrose und zu lästigen Beschwerden mit einem Schnapp-Phänomen bei Bewegungen im Handgelenk. Es ist deswegen eine möglichst frühzeitige Beseitigung der Dorsal-Subluxationsstellung des Kahnbeines not-

Arthrodesen und Gelenkersatz

Knorpelschäden, die häufig bei Luxationen auftreten, bleibende Subluxationsstellungen oder unphysiologische Gelenkbelastungen bei instabilen Bandapparaten führen zu schmerzhaften Arthrosen der Gelenke. Sind röntgenologisch deutliche Zeichen einer Arthrose zu erkennen, bringt ein Bandersatz keinen Erfolg, da die von der Arthrose ausgelösten Beschwerden nicht beseitigt werden. Eine schmerzfreie Stabilität kann dann nur durch eine Arthrodese erreicht werden. Ein Ersatz durch eine Allo-Arthroplastik ist nur im Bereich der Grund- und Mittelgelenke bei intakten Sehnenverhältnissen sinnvoll.

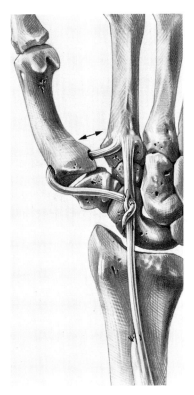

Abb. 20 Technik der Bandplastik am Daumensattelgelenk

wendig. Der Bandapparat zwischen Kahnbein und Mondbein wird durch ein freies Transplantat aus der Sehne des M. palmaris longus rekonstruiert. Von einem beuge- und streckseitigen Hautschnitt aus wird, wie bei einer frischen Verrenkung, das Gelenk zwischen Mond- und Kahnbein dargestellt und durch beide Knochen je ein senkrecht verlaufender Bohrkanal gelegt, durch die die Sehne des Palmaris longus gezogen und dorsal miteinander und den Bandresten vernäht wird (Abb. 21). Auch hierbei erfolgt wieder eine Fixation des Mondbeines gegen das Kahnbein und gegen das Os triquetrum durch einen querverlaufenden *Kirschner*draht für mindestens sechs Wochen. Für sechs Wochen ist auch eine zusätzliche Immobilisation durch eine dorsale Unterarmgipsschiene erforderlich.

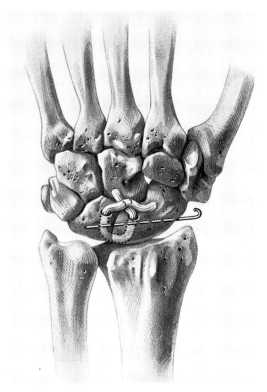

Abb. 21 Technik der Bandplastik mit der Sehne des M. palmaris longus bei Bandzerreißung zwischen Mond- und Kahnbein (skapholunäre Dissoziation)

Behandlungsdauer und Einschätzung der MdE

Bänder sind Gewebe mit einem bradytrophen Stoffwechsel und brauchen länger als stoffwechselaktive Gewebe wie Muskulatur, bis sie ausreichend fest vernarben. An den einer seitlichen Belastung ausgesetzten Fingergelenken setzen wir einen Zeitraum von etwa vier bis fünf Wochen an. An den Gelenken ohne Scherbelastung sind drei bis vier Wochen ausreichend. Besonders belastete Bänder, wie zum Beispiel das ulnare Seitenband des Daumengrundgelenkes, benötigen sechs Wochen, bis sie nach einer Naht ausreichend stabil sind. Auch genähte Bänder der Handwurzel werden etwa sechs Wochen fixiert. Nach Freigabe der Gelenke schließt sich eine mindestens zwei- bis dreiwöchige intensive Übungsbehandlung an.

Die Höhe der MdE richtet sich nach der wiedererreichten Stabilität und der Beweglichkeit des Gelenkes. Eine Wiederherstellung des ulnaren Seitenbandes am Daumen kann eine vorübergehende MdE von 20% als Gesamtvergütung für drei Monate bedingen, während Bandnähte an den Gelenken der Langfinger nicht höher als vorübergehend mit 10% zu bewerten sind. Bandverletzungen der Handwurzel hinterlassen je nach Funktion des Handgelenkes und belastungsabhängigen Beschwerden eine MdE von 10 bis 20%.

XIX Weichteilverletzungen

Diagnose

Die Abschätzung der Tiefe und der Ausdehnung einer Weichteilverletzung erfordert einige Übung. Die Untersuchung muß ein klares Bild darüber ergeben, welche Strukturen freiliegen, da die Art der Versorgung davon abhängig ist, welche Strukturen gedeckt werden müssen. Die Beurteilung erfolgt durch sorgfältige Inspektion, Untersuchung der Sensibilität sowie der verbliebenen aktiven Beweglichkeit.

Aufklärung

Da häufig erst intraoperativ entschieden werden kann, welche Art der Versorgung am zweckmäßigsten ist, ist eine umfassende Aufklärung über die Erweiterung der Operation und über eine intraoperative Abänderung des Operationsplanes notwendig. So kann bei einer Versorgung mit zunächst geplanter Deckung durch freie Hauttransplantate sehr schnell eine Indikation für einen gestielten Hautlappen entstehen, wenn nach dem Débridement doch Sehnen, Nerven, Gelenke oder Knochen freiliegen, zu deren Deckung sich freie Hauttransplantate nicht eignen. Dies hat auch Konsequenzen für die Aufklärung über die Anästhesieform: Aus einer Operation in Lokal- oder Leitungsanästhesie wird dann eine Operation in Allgemeinnarkose.
Es ist weiterhin zu berücksichtigen, daß ausgedehnte Weichteilverletzungen zum Teil unansehnliche und in manchen Fällen zu Keloidbildung neigende Narben entstehen lassen, daß freie Hauttransplantate besonders bei unsauberen Wundflächen und nach Infektionen nicht immer vollständig anwachsen und Zweit- und Dritteingriffe erforderlich werden können und daß die übertragene Haut häufig dunkler pigmentiert ist als die Umgebung.

Behandlungsvoraussetzungen

Die Versorgung ausgedehnter Weichteilverletzungen soll nur von einem Operateur ausgeführt werden, der die Methoden der freien Hauttransplantation und der gestielten Lappenplastiken beherrscht. Es muß auch von der Anästhesieseite personell die Möglichkeit gegeben sein, eine Leitungs- oder Lokalanästhesie in eine Allgemeinnarkose umzuwandeln.
Plastisch-chirurgische Operationen sind oft zeitraubender, als zunächst angenommen wird, so daß der Operationsraum über längere Zeit blockiert sein kann.
Eine regelmäßige postoperative Überwachung zur Kontrolle der Lappendurchblutung muß gewährleistet sein, um rechtzeitig strangulierende Verbände oder Lappenstielabknickungen durch ungünstige Lagerung beseitigen zu können.

Grundsätze der Versorgung

Prinzipiell sollen alle offenen Wunden bei akuten Handverletzungen geschlossen werden. Sekundär heilende Wunden begünstigen eine Infektion. Die dabei entstehenden derben Narben beeinträchtigen die Funktion von Sehnen, Gefäßen, Nerven und Gelenken. Geradlinige Hautwunden, die beugeseitig quer zur Gelenkachse verlaufen, müssen vermieden werden, da sie bei der zu erwartenden Schrumpfung zu einer Kontraktur führen. Jede Wunde, die nicht durch Mobilisation der Wundränder spannungslos verschlossen werden kann, bedarf der sofortigen plastisch-chirurgischen Deckung.

Freie Transplantate

Gut durchblutete, saubere Wundflächen bilden einen adäquaten Untergrund für ein freies Hauttransplantat, das in Vollhautdicke oder als Spalthauttransplantat in verschiedener Schicht-

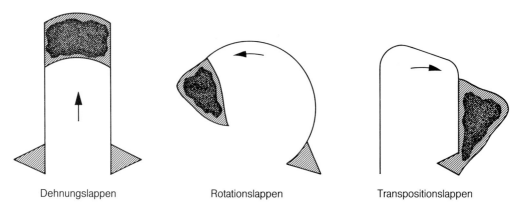

| Dehnungslappen | Rotationslappen | Transpositionslappen |

Abb. 1 Grundformen der lokalen Verschiebelappen. Die gestrichelten Bereiche zeigen die Begradigung des ursprünglichen Hautdefektes (dunkel) bzw. die Resektion des Hautüberschusses nach der Lappenverschiebung (*Burow*sches Dreieck)

dicke sowie als Mesh graft übertragen werden kann. Bei der Wahl des geeigneten Transplantates müssen folgende Kriterien berücksichtigt werden:
Je dünner das Transplantat, desto leichter wächst es an, desto weniger belastbar ist aber später die eingeheilte Haut. Je dicker das Transplantat, desto größer sind die Ansprüche an den Untergrund in bezug auf Sauberkeit und Ernährung. Daraus folgt, daß Maschentransplantate, die sehr dünn sind, sich nicht für belastete Regionen an der Greifseite der Haut und über Gelenken eignen, jedoch für großflächige Hautdefekte bei schlechtem Untergrund und bei nur wenig zur Verfügung stehender Spenderhaut verwendbar sind.
Künstlicher Hautersatz aus Polyurethanschaum, Tierhaut oder menschliche Leichenhaut dienen nur zur temporären Deckung zur Vorbereitung für die endgültige Deckung, um den Wundgrund zu säubern.
Die spätere Sensibilität im Bereich der freien Hauttransplantate und der gestielten Hautlappen ist gestört. Dies muß berücksichtigt werden, wenn Bereiche der Hand gedeckt werden, die vorwiegend für den Spitzgriff genutzt werden. Hier ist eine taktile Gnosis für die Funktionsfähigkeit der Hand am wichtigsten. In diesem Bereich hat ein lokaler Verschiebelappen mit erhaltener Sensibilität Vorteile gegenüber freien Transplantationen oder gestielten Hautlappen

ohne Sensibilität (s. a. Kapitel „Fingerspitzenverletzungen").

Lokale Verschiebelappen

Drei Formen lokaler Verschiebelappen werden unterschieden (Abb. 1):
1. der Dehnungslappen
2. der Transpositionslappen
3. der Rotationslappen

Ihre Anwendung setzt keine besonderen Kenntnisse voraus und ist problemlos unter Beachtung zweier Prinzipien durchführbar:
1. Der Lappen muß unter Berücksichtigung des Drehpunktes wesentlich länger oder breiter umschnitten werden als der zu deckende Hautdefekt groß ist (Abb. 2)
2. Als Spenderbezirke müssen funktionell weniger wichtige Handteile mit unvernarbter Haut benutzt werden.

Gestielte und freie Hautlappen

Steht ein lokaler Verschiebelappen für eine Defektdeckung nicht zur Verfügung, wird ein Fernlappen, entweder an seinem Hautstiel verbleibend oder als freie Gewebsübertragung mit mikrovaskulärem Gefäßanschluß, verwendet.

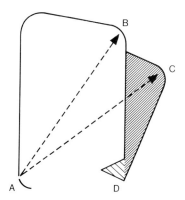

Abb. 2 Planung eines Transpositionslappens, der zur Vermeidung zu starker Spannung in der kritischen Linie AB länger (oder breiter) gewählt werden muß, als es der Defektgröße entspricht. Die Spannung in der Linie AB, die in ihrer Länge der Linie AC entsprechen muß, kann durch einen kurzen Rückschnitt am Drehpunkt A verringert werden. Da die Strecke DB länger ist als DC, ist häufig die Resektion eines Hautüberschusses bei D erforderlich, wobei jedoch nur die Haut, nicht aber die gefäßführende Subkutangewebsschicht entfernt werden darf

Die Fernlappen kann man nach Art ihrer Blutversorgung grundsätzlich in zwei Gruppen einteilen:

1. Lappen mit einem zufälligen Gefäßmuster, die im angelsächsischen Sprachraum als *random pattern flaps* bezeichnet werden. Verwendet werden für die Deckung an der Hand vorwiegend Bauchhaut- und Cross-arm-Lappen. Aufgrund ihrer Gefäßversorgung muß bei der Planung ein Längen-Breiten-Verhältnis von etwa 2:1 beachtet werden (Abb. 3).

2. Lappen mit einem in ihrer Längsachse verlaufenden zentralen Gefäßsystem, sogenannte Arterienlappen oder *axial pattern flaps*. Sie können wegen ihrer besseren Blutversorgung ohne besondere Rücksicht auf das Längen-Breiten-Verhältnis wesentlich langstieliger entnommen werden. Besonders geeignet für die Hand sind aus dieser Gruppe der Leistenlappen und der epigastrische Lappen. Der Leistenlappen erhält seine Blutversorgung über die A. circumflexa ilium superficialis und der epigastrische Lappen aus der A. epigastrica inferior. Ihre Hebungsdefekte lassen sich nach Mobilisation der Ränder in der Regel ohne Hautübertragung verschließen (Abb. 4).

Beide Lappengruppen, *random pattern* und *axial pattern flaps,* erhalten für etwa drei Wochen ihre Blutversorgung über den Lappenstiel. Ab zehntem Tag wird ihr Stiel intermittierend mit einer weichen Darmklemme abgeklemmt. Die Zeitdauer der Unterbrechung der Blutzufuhr steigt langsam täglich bis auf zwei Stunden. Nach drei Wochen ist es zu einem ausreichenden Einsprossen von Gefäßen aus dem Empfängerareal gekommen, so daß eine Abtrennung des ernährenden Lappenstieles erfolgen kann. Besteht Unsicherheit in bezug auf eine ausreichende Lappenernährung vom Empfängeruntergrund, kann die Lappenstieldurchtrennung beim axial pattern flap auch zweizeitig erfolgen. In der ersten Operation nach drei Wochen wird ledig-

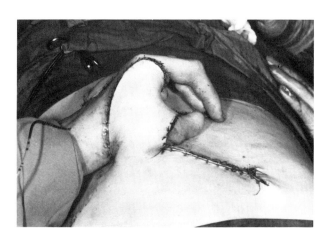

Abb. 3 Deckung eines Hautdefektes in der 1. Zwischenfingerspalte durch einen Bauchhautlappen (random pattern flap)

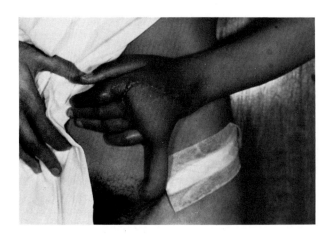

Abb. 4 Deckung eines Hautdefektes am Handrücken durch einen Leistenlappen (axial pattern flap) mit langem, eingerolltem Stiel, der gewisse Bewegungen der Finger- und Armgelenke zuläßt. Der Hebungsdefekt konnte durch direkte Naht verschlossen werden

lich die zentrale Arterie im Lappenstiel und nach einer weiteren Woche der Stiel vollständig durchgetrennt.

Aus der Gruppe der axial pattern flaps sind die frei mit mikrovaskulärem Gefäßanschluß übertragenen Haut- und Hautmuskellappen hervorgegangen. Die freien Gewebsübertragungen haben den Vorteil, daß größere Defekte gedeckt werden können, da der Lappenstiel entfällt, und daß die Zeit der Behandlung um etwa drei Wochen verkürzt werden kann. Weiter werden dem Patienten eine manchmal unbequeme Lagerung und Fixation erspart. Dem gegenüber steht jedoch das erhöhte Risiko einer freien Gewebsübertragung durch Thrombosierung an der Gefäßnahtstelle.

Da die freie Gewebstransplantation in der Regel den spezialisierten Abteilungen vorbehalten ist, soll im Rahmen dieses Buches nicht näher auf sie eingegangen werden. Erwähnt werden soll jedoch, daß neben dem Gefäßanschluß (Arterie und Vene) auch die Transplantation von Gewebsanteilen mit Nervenanschluß für die Sensibilität der Haut oder für eine motorische Innervation mitübertragener Muskulatur vorgenommen werden kann. Als Beispiele für eine freie Hautübertragung mit Nervenanschluß für die Sensibilität sind der Dorsalis pedis-Lappen und der Zwischenzehenlappen anzuführen, während der Latissimus dorsi-Lappen sich für eine reine Hautweichteildeckung und durch einen Nervenanschluß für die übertragene Muskulatur für den Ersatz von Muskeln eignet.

Für die rekonstruktive Handchirurgie hat sich der von chinesischen Chirurgen inaugurierte Unterarmlappen (radial flap, Abb. 5) in den letzten Jahren als besonders wertvoll erwiesen. Es handelt sich um einen gestielten fasziokutanen Lappen, dessen zentrales Gefäß die A. radialis ist. Nahezu die gesamte Unterarmhaut – bis auf einen 3 cm breiten Streifen ulnar – wird über feine Äste, die von der Unterarmfaszie einstrahlen, von der A. radialis ernährt. Es können somit Hautfaszienlappen jeder für die Hand infrage kommenden Größe gehoben werden. Zur Überbrückung von Knochendefekten kann ein Anteil des Radius vaskularisiert mitübertragen werden. Durch Anschluß der Hautnerven Nn. cutanei antebrachii radialis et ulnaris an Nervenstümpfe der verletzten Hand kann der Unterarmlappen als sensibler Lappen benutzt werden. Basierend auf der A. radialis läßt sich auch die Unterarmfaszie ohne bedeckende Haut als Faszienlappen mobilisieren und zur Defektdeckung verwenden. Die Faszie dient dann als gut durchbluteter Untergrund für ein freies Hauttransplantat. Seine besondere Bedeutung erhält der Unterarmlappen dadurch, daß er praktisch als lokaler Insellappen dient, da er sich um den Drehpunkt am Handgelenk (oder weiter distal jenseits der Tabatière) mühelos schwenken läßt und trotz des retrograden Blutflusses (distal gestielte A. radialis mit ihren Begleitvenen) überlebt.

Der Unterarmlappen kann auch frei, d.h. mit mikrovaskulärem Anschluß übertragen werden.

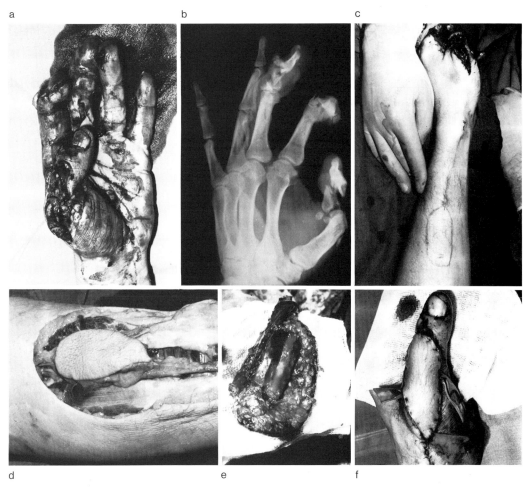

Abb. 5 Anwendung eines gestielten Unterarmlappens mit vaskularisiertem Knochenspan bei einer Kreissägenverletzung mit Knochen- und Weichteildefekt am Daumen (a) und (b). Der an der *distalen* A. radialis gestielte Lappen ist vorgezeichnet (c) und umschnitten (d). An seiner Unterseite ist der Knochenspan aus dem Radius zu erkennen (e). Eingenähter Lappen am Ende der Erstversorgung (f)

Aufgrund seiner Ausdehnung und seiner geringen Unterhautfettgewebsschichtdicke ist er an exponierten Körperteilen (z. B. Hals, Unterschenkel, Fuß) besonders geeignet. Spezielle Anwendungsmöglichkeiten bestehen durch die Mitverpflanzung eines vaskularisierten Knochenspans zur Überbrückung von Defektpseudarthrosen mit gleichzeitigem Hautdefekt und durch den bereits erwähnten Nervenanschluß als sensibler Lappen zur Deckung von Fußsohlen- oder Fersendefekten.

Spezielle Behandlung

Beugeseitige Haut- und Weichteildefekte der Finger

Oberflächliche Hautdefekte können durch freie Hauttransplantate versorgt werden, wobei je nach Untergrund der Defekt mit möglichst dikken Hautanteilen (Spalthaut) gedeckt werden soll, da dicke Spalthaut später stärker belastbar ist. Gerade an der Greifseite der Finger ist dies wichtig. Bei Kindern ist eine Deckung mit Vollhaut anzustreben. Tiefere Hautdefekte mit Ex-

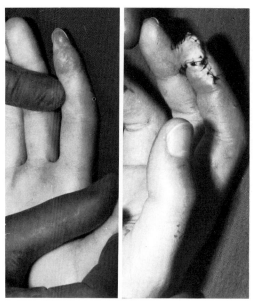

Abb. 6 Narbenersatz an der Zeigefingerkuppe durch gekreuzten Fingerlappen mit Naht des radialen dorsalen Nerven des Mittelfingers an den radialen palmaren Zeigefingernerven

position von Sehnenanteilen können nicht durch freie Hauttransplantate versorgt werden. Sie lassen sich gut durch einen Cross-finger-Lappen von der Streckseite des Nachbarfingers decken, wobei am Hebungsdefekt des Nachbarfingers die Strecksehnen nicht von ihrem paratendinösen Gewebe entblößt werden dürfen. Der Hebungsdefekt wird durch ein Spalthauttransplantat gedeckt. An den Fingerkuppen kann auch ein Nervenanschluß erfolgen (Abb. 6).

Bestehen beugeseitige, tiefe Hautweichteildefekte an mehreren Fingern, ist ein Cross-arm-Lappen für die Deckung gut geeignet (Abb. 7).

Streckseitige Haut-Weichteildefekte der Finger

Haut- und Weichteildefekte an der Streckseite der Langfinger werden nicht durch Cross-finger-Lappen versorgt, da der Hebungsdefekt anatomische Strukturen wie Sehnen und Nerven an der funktionell wichtigen Greifseite der Nachbarfinger entblößen würde. Kann der Defekt nicht durch freie Transplantate oder lokale Verschiebelappen (Abb. 8) versorgt werden, muß

die Deckung durch gestielte Hautlappen erfolgen. Bauchhaut- oder Leistenlappen kommen nur bei sehr ausgedehnten Defekten zur Anwendung. Bei Schädigung aller Langfinger hat sich der Cross-arm-Lappen vom gegenseitigen Oberarm gut bewährt (Abb. 9). Es wird dabei zunächst eine „künstliche Syndaktylie" (Abb. 9c und d) geschaffen, die schrittweise durchtrennt wird (Abb. 9e und f).

Haut-Weichteildefekte der Mittelhand

Analoges Vorgehen gilt für die Weichteilverletzung in der Hohlhand, am Handrücken, Handgelenk und Unterarm. Dabei ist die Greifseite der Hand wegen der größeren Belastung möglichst mit dickerer Haut zu versorgen. Am Handrücken kann eine Spalthautdeckung erfolgen, solange noch Gleitgewebe über intakten Strecksehnen vorhanden ist. Sind diese jedoch zerstört und müssen sekundär ersetzt werden, ist eine Deckung mit einem Leistenlappen oder Unterarmlappen vorzunehmen (Abb. 4 und 10). Besondere Aufmerksamkeit ist der 1. Zwischenfingerfalte zu widmen. Narbige Kontrakturen in diesem Bereich schränken die Funktionsfähigkeit des Daumens durch Behinderung der Abduktion und Opposition wesentlich ein. Zur Verhinderung sollte der Daumen bei Zerstörung der Muskulatur und der Haut der 1. Zwischenfingerfalte mit *Kirschner*-Drähten gegen den 2. Mittelhandknochen in mittlerer Opposition fixiert werden. In den meisten Fällen muß der Hautdefekt dann mit einem gestielten Lappen versorgt werden. Für diese Lokalisation eignet sich besonders gut der Leistenlappen wegen seines günstigen Längen-Breiten-Verhältnisses. Die Kenntnisse seiner Blutversorgung über die A. circumflexa ilium superficialis ist die Voraussetzung für seine Verwendung.

Quetschungen der Hand

Ausgedehnte Quetschungen der Mittelhand und des Handgelenkes können zu einer Störung der arteriellen Versorgung durch massive Schwellung und nachfolgende Kompression des oberflächlichen Hohlhandbogens führen. Leitungsstörungen des N. medianus treten durch eine

Spezielle Behandlung

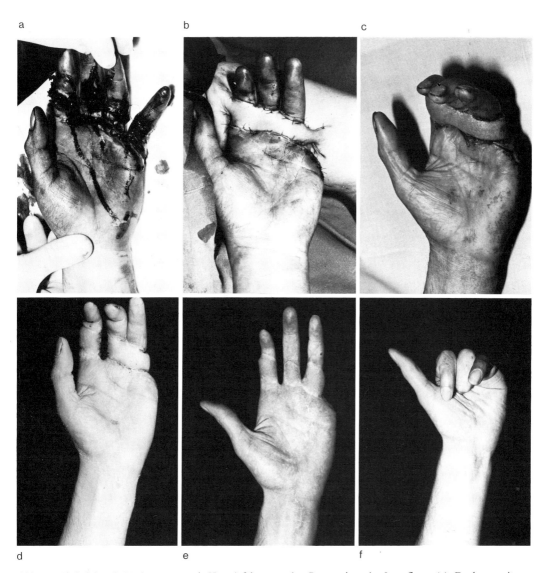

Abb. 7 Tiefreichende Verletzungen mit Hautdefekten an den Beugeseiten der Langfinger (a). Deckung mit gekreuztem Armlappen vom gegenseitigen Oberarm nach Amputation des Kleinfingers (b). 3 Wochen später Abtrennung beider Lappenstiele (c) und schrittweises Durchtrennen der „künstlichen Syndaktylie" (d). Ergebnis 1 Jahr später (e und f)

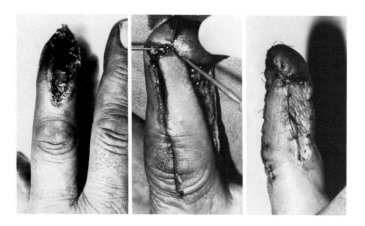

Abb. 8 Verlust des Fingernagels mit Nagelbett, Nagelwurzel und angrenzender Haut am Zeigefinger. Deckung durch dorso-ulnaren Transpositionslappen, dessen Hebungsdefekt mit Spalthaut verschlossen wird

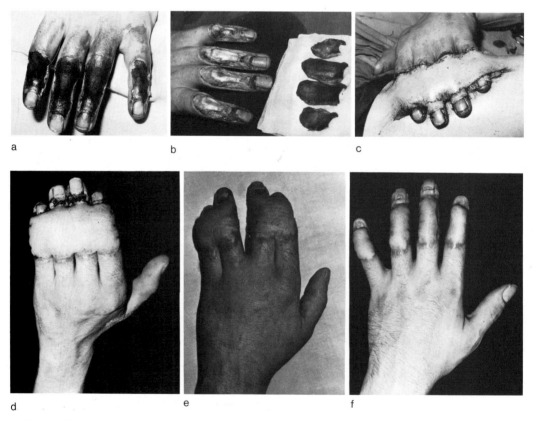

Abb. 9 Heißmangelquetschung und -verbrennung der Langfingerstreckseiten (a); nach Abtragung der Nekrosen liegen die Strecksehnen und stellenweise der Knochen frei (b); Deckung durch einen gekreuzten Armlappen vom gegenseitigen Oberarm (c); die dabei erzeugte „künstliche Syndaktylie" wird nach Lappenstieldurchtrennung (d) schrittweise durchtrennt (e und f)

Ruhigstellung

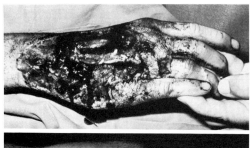
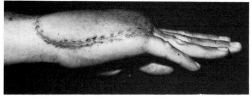

Abb. 10 Deckung eines tiefen Handrückendefektes mit Strecksehnenzerstörung durch Leistenlappen. Sekundärer Strecksehnenersatz

Kompression auf. Entlastungsinzisionen und eine frühzeitige Spaltung des Retinaculum flexorum in vollständiger Länge verhindern diese Störung. Dabei ist ein besonderes Augenmerk auf den motorischen Ast des N. medianus zu richten, der in mehreren Variationen intraligamentär oder an der ulnaren Seite des Retinaculum flexorum und auch in mehreren Ästen zum Daumenballen ziehen kann. Zur Vermeidung seiner Verletzung ist deshalb das Anlegen einer Blutleere zu fordern (s. a. Kap. „Komplexe Handverletzungen").

Ruhigstellung

Zur ungestörten Wundheilung ist eine Ruhigstellung erforderlich, d. h. eine Gips- oder Schienenfixation für etwa 10 Tage. Eine längere Ruhigstellung bringt nur Nachteile für die Gelenkbeweglichkeit. Eine Ausnahme bildet der Crossfinger-Lappen, der meist für drei Wochen bis zur Abtrennung des Lappenstieles fixiert werden muß. Es sollen nur die Finger ruhiggestellt werden, die verletzt sind. Eine Mitfixation der Nachbarfinger zur Schienung ist zu vermeiden, da sie eine Gefahr für die Beweglichkeit der unverletzten Finger darstellt. Die Fingergelenke werden in 70 bis 80 Grad Beugung für die Grundgelenke und in Neutralstellung oder leichter Beugung für die Mittel- und Endgelenke fixiert, damit sich die Seitenbänder in gespannter Stellung befinden. Nach Stiel-Lappenplastiken von Arm, Abdomen oder Leiste erfolgt keine Gipsfixation. Hier muß jedoch bei der einem *Desault*-Verband ähnlichen Verbandsanordnung darauf geachtet werden, daß die Lappendurchblutung jederzeit zu überwachen ist und Stielabknickungen vermieden werden.

Nachbehandlung

Hauttransplantate erfordern eine Narbenpflege mit Fett und eine auflockernde Narbenmassage, wenn sie vollständig und sicher eingeheilt sind. Bei Ausbildung von derben Narben und Keloiden kann die Verordnung einer komprimierenden Bandage (Firma JOBST) helfen, die für ungefähr ein halbes Jahr möglichst ständig getragen werden sollte. Nach der Anlage eines gestielten Lappens müssen die Gelenke, soweit es die Lagerung zuläßt, zur Verhinderung von arthrogenen Einsteifungen durch krankengymnastische Übungsbehandlung täglich durchbewegt werden.
Nach Abtrennen des Lappenstieles bedürfen die Gelenke, die wegen der Lagerung nicht beübt werden konnten, besonders das Schultergelenk, einer intensiven Nachbehandlung.

Sekundäreingriffe

Kommt es nicht zu einer vollständigen Einheilung der übertragenen Hautanteile, so liegt die Ursache in einer falschen Einschätzung des Untergrundes an der Empfängerstelle in bezug auf die Sauberkeit und Durchblutung. Es muß daher überlegt werden, ob ein erneuter Versuch mit freier Hautübertragung nach vorheriger Wundsäuberung angebracht oder ob der Untergrund für ein freies Transplantat nicht geeignet ist und ein lokaler Verschiebelappen oder ein gestielter Hautlappen von einer anderen Körperregion zur Deckung benutzt werden muß.
Schrumpfende Narben an den Rändern der übertragenen Hautanteile können sekundäre

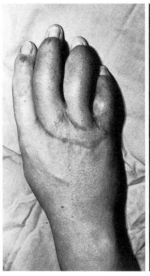 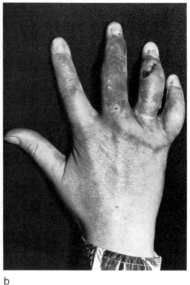

Abb. 11 Kosmetisch störende Leistenlappendeckung der Langfinger III und IV (a). Verbesserung des Aussehens durch Abtragung des Lappens bis auf die unterste Fettgewebsschicht, die mit aus der Lappenhaut gewonnener Vollhaut gedeckt wurde (b)

a   b

Verlängerungen der Narben durch Z-Plastiken oder erneute Hauttransplantationen notwendig machen. Durch zickzackförmigen oder vorwiegend quer- bzw. schräggerichteten Verlauf des Wundrandes soll eine narbige Verkürzung und Kontraktur aber bereits während der Erstoperation vermieden werden. Dieses ist besonders bei Kindern wichtig, da längsverlaufende Narben nicht ausreichend mitwachsen – auch nicht in Bereichen, in denen beim Erwachsenen nie Kontrakturen entstehen (z. B. der seitliche Fingeranteil).

Kosmetisch störende, fettreiche Hautlappen können entfettet oder abgetragen und durch Vollhauttransplantate ersetzt werden (Abb. 11).

Dauer der Behandlung und Arbeitsunfähigkeit

Freie Hauttransplantate sind nach ca. drei bis vier Wochen belastbar. Bei gestielten Hautlappen verlängert sich die Behandlungszeit entsprechend um weitere drei Wochen, in der der Lappen noch über seinen Stiel ernährt wird. Auch bei den lokalen Verschiebelappen ist bei komplikationslosem Verlauf eine Zeit von drei bis vier Wochen anzusetzen.

MdE

Bei der Einschätzung der MdE müssen die verbliebene Funktion der Finger, die Sensibilität und die Belastbarkeit der übertragenen Haut berücksichtigt werden. Auch das Aussehen der Hand beeinflußt die Einschätzung.

XX Hochdruckeinspritzverletzungen

Diagnose

Aus der Anamnese ist die Diagnose einer Einspritzverletzung unter hohem Druck leicht zu stellen. Schwieriger ist es jedoch, die Ausdehnung der Schädigung sicher einzuschätzen. Die fast immer nur kleine Einspritzwunde wird als Bagatellverletzung unterschätzt. Es muß daher bei einer Einspritzung von Fremdmaterial unter hohem Druck zunächst versucht werden, durch Palpation und Inspektion die Ausdehnung der Verletzung zu erkennen. Die Überprüfung des Zweipunkteunterscheidungsvermögens erlaubt einen Überblick über die Beteiligung der sensiblen Nerven. Eine Röntgenkontrolle der verletzten Hand in mindestens zwei Ebenen ist unerläßlich, da bei kontrastgebendem Fremdmaterial direkt und bei nicht kontrastgebenden Materialien durch indirekte Zeichen wie Gasblasen der Umfang der Verletzung realisiert werden kann (Abb. 1). Sehr wichtig ist es auch zu wissen, welches Material eingespritzt wurde, da neben den Schäden durch die innere Druckerhöhung auch chemisch-toxische Noxen von dem eingespritzten Material ausgehen können.

Aufklärung

Das Ausmaß der Schädigung ist bei der ersten Untersuchung oft nicht sicher zu übersehen, da durch die sekundäre Infektion und chemisch-toxische Einflüsse eine Ausweitung des Schadens eintreten kann. Durch Narbenbildung nach Überstehen der akuten Verletzungsphase können Störungen der Nervenleitfähigkeit und der Beweglichkeit der Finger entstehen. Die intraoperative Verletzungsgefahr von wichtigen Strukturen ist groß, da die Übersicht durch das eingespritzte Fremdmaterial erschwert ist. Die Indikation zur operativen Revision ist jedoch absolut.

Behandlungsvoraussetzungen

Die Ausräumung des Fremdmaterials muß in hoher Leitungsanästhesie oder Allgemeinnarkose unter Blutsperre durchgeführt werden. Lokalanästhesie würde durch die zusätzliche lokale Druckerhöhung den Schaden vergrößern. Sehr gute anatomische Detailkenntnisse sind erfor-

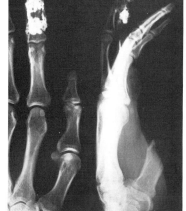 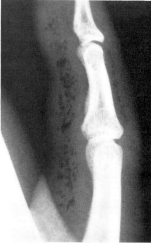

Abb. 1 Eine Röntgenuntersuchung deckt das Ausmaß der Ausbreitung des unter hohem Druck eingespritzten Fremdkörpermaterials auf: (a) durch direkten Kontrast oder (b) durch Gasblasenbildung

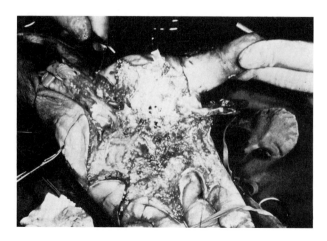

Abb. 2 Immer wieder überraschend ist auch für den Erfahrenen die Ausdehnung des mit hohem Druck eingespritzten Materials, das sich hier von der Hohlhandmitte bis weit in den Unterarm ausgebreitet hat

derlich, da die Nerven und Gefäße durch das umgebende Fremdmaterial maskiert werden. Nach Ausräumung der Nekrosen können große Hautweichteildefekte zurückbleiben, die primär plastisch-chirurgisch versorgt werden müssen, so daß auch auf diesem Gebiet entsprechende Kenntnisse vorhanden sein müssen.

Allgemeine Behandlungsgrundsätze

1. Hochdruckeinspritzverletzungen sind dringliche handchirurgische Notfälle, da das Ausmaß der Schädigung neben der Höhe des Druckes von der Länge der Einwirkung abhängig ist
2. Alle bereits nekrotischen Gewebsanteile und möglichst das gesamte Fremdmaterial müssen entfernt werden
3. Nach primärem lockeren Wundverschluß muß eine Abflußmöglichkeit für weitere Sekretabsonderungen bestehen
4. Frühzeitige und häufige Verbandswechsel sind erforderlich
5. Bei ausgedehnten Nekrosen wird ein Breitspektrum-Antibiotikum als Infektionsprophylaxe gegeben
6. Nach Abklingen der akuten Verletzungsphase muß eine Nachbehandlung frühzeitig einsetzen.

Operationstechnik

Es wird in subaxillärer oder supraklavikulärer Plexusanästhesie oder in Allgemeinnarkose und Blutsperre (nicht Blutleere) von der oft punktförmigen Einspritzwunde ausgehend der Hautschnitt so angelegt, daß er an der Beugeseite der Finger zickzackförmig verläuft. In der Hohlhand orientiert man sich an den vorgegebenen Hautfalten. Eine Fortsetzung des Hautschnittes am Unterarm erfolgt – falls erforderlich – bogenförmig oder S-förmig geschwungen. Nach Freilegung bietet sich auch dem Erfahrenen immer wieder ein alle Erwartungen übertreffendes Bild (Abb. 2). Das Fremdmaterial kann sich entlang der Bindegewebssepten vom Einspritzort z. B. an der Fingerspitze bis in die Hohlhand oder von dieser bis in den Unterarm ausgebreitet haben (Abb. 3). Zwischen den Mittelhandknochen kann es zur Streckseite durchbrechen.
Das eingespritzte Material und alle Gewebsnekrosen sollen möglichst radikal entfernt werden. Dabei müssen jedoch die wichtigen anatomischen Strukturen wie Nerven, Blutgefäße und Sehnen, deren äußere Schichten oft beteiligt sind, geschont werden. Das Abtragen dieser Gewebsschichten erfordert große Erfahrung; nicht so selten sind hier Kompromisse notwendig. Durch Spülung mit *Ringer*lösung versucht man, auch unzugängliche Nischen zu säubern. Bei Beteiligung der Hohlhand wird der Karpaltunnel zur Druckentlastung des N. medianus gespalten. Ist ein primärer Wundverschluß zu erreichen,

Operationstechnik

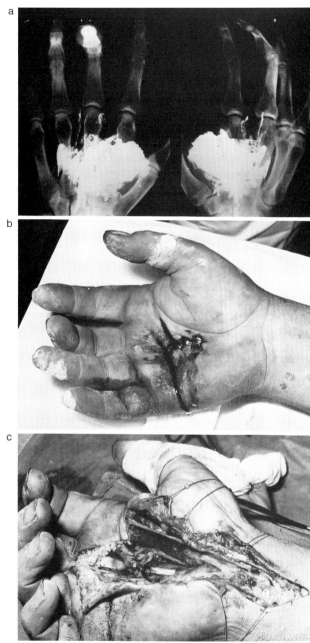

Abb. 3 Radiologische Darstellung der Ausdehnung des eingespritzten Materials (a) von einer kleinen Wunde in der Hohlhand (b). Bei der operativen Freilegung fanden sich wichtige anatomische Strukturen völlig vom Fremdmaterial umgeben (c)

wird nur eine lockere Wundadaptation vorgenommen. Drains für den Abfluß der zu erwartenden starken Sekretion sind immer notwendig. Ist ein spannungsfreier Wundverschluß nicht möglich, muß der Defekt durch lokale Verschiebelappen oder durch Fernlappen bedeckt werden. Nach Anlegen eines lockeren Verbandes wird die Hand durch eine Gipsschiene in der auf S. 40 beschriebenen Intrinsic-plus-Stellung ruhiggestellt. Der erste Verbandswechsel erfolgt spätestens am ersten postoperativen Tag und wird dann täglich ein- bis zweimal, je nach Ausmaß der Sekretion, vorgenommen.

Nachbehandlung

Nach Abklingen der akuten Verletzungsphase wird frühzeitig mit einer krankengymnastischen Übungsbehandlung, zunächst während der Verbandswechsel, begonnen. Nach 10 Tagen kann bei primärer Wundheilung auf die Gipsfixation verzichtet werden und neben der Krankengymnastik beschäftigungstherapeutische Maßnahmen und Paraffinkneten sowie Eisbehandlung vorgenommen werden. Wegen der zu erwartenden derben Narbenbildung ist häufig eine längere Nachbehandlung und eine Versorgung mit Quengelschienen notwendig.

Sekundäreingriffe

Neben spätsekundären Eingriffen wie Tenolysen und Sehnenersatz, Neurolysen und Nervenersatz sowie Korrekturen von Narben sind häufig frühsekundäre Operationen notwendig, da Hochdruckeinspritzverletzungen nur sehr selten primär heilen. Dies ist auf drei Ursachen zurückzuführen:

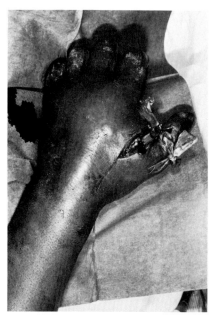

Abb. 4 Infektion nach ungenügender Ausräumung des eingespritzten Fremdmaterials

1. Das Fremdmaterial ist nicht vollständig ausgeräumt worden.
2. Das primär zerstörte Gewebe ist nicht radikal genug entfernt worden
3. Auf dem Boden einer inneren Drucknekrose oder einer chemischen Gewebsschädigung hat sich eine sekundäre Infektion entwickelt (Abb. 4).

Den beiden erstgenannten Gründen muß durch eine Verbesserung der operativen Technik begegnet werden.

Bei einer sekundären Infektion ist die wichtigste Maßnahme die Ausräumung aller nekrotischen infizierten Gewebsanteile. Neben der Spülung und Drainage wird ein Breitspektrum-Antibiotikum für einige Tage gegeben; lokal werden PMMA-Kugeln oder Ketten eingelegt, die nach ca. 10 Tagen wieder entfernt werden (s. a. Kap. XXIII, S. 183 ff).

Sekundäreingriffe an Sehnen

Tenolysen sollen erst dann durchgeführt werden, wenn die Narben ausreichend weich sind. Dies ist in der Regel nach etwa einem halben Jahr der Fall (s. S. 95). Sehnentransplantationen werden nach ausgedehnten narbigen Verwachsungen, wie sie bei Spritzpistolenverletzungen zu erwarten sind, in der Regel zweizeitig, d. h. nach vorheriger Silastikstabeinlage, vorgenommen. Auch die Silastikstabeinlage (s. S. 94) sollte erst nach Abklingen aller Reizungen und ausreichender Narbenauflockerung vorgenommen werden.

Sekundäreingriffe an Nerven

Neurolysen und Nerventransplantationen sollen ebenfalls erst dann durchgeführt werden, wenn die Schwellung sich zurückgebildet hat und harte Narben nicht mehr bestehen. Diese Eingriffe sollen jedoch im Gegensatz zu den sekundären Sehneneingriffen so früh wie möglich durchgeführt werden, damit bei einer erfolgreichen Reneurotisation der Nervenstämme die Nervenfasern noch funktionsfähige Endorgane vorfinden. Bei einem fibrosierten Muskel nützt auch eine Reneurotisation nur wenig.

Narbenkorrekturen

Auch Narben benötigen eine gewisse Zeitspanne, bis sie reif sind für eine Korrektur. Nach einer Phase der Induration in den ersten Wochen werden sie nach drei bis vier Monaten deutlich weicher. Narben, die quer zur Gelenkachse verlaufen und geschrumpft sind, führen zu einer Beugekontraktur. Besonders bei Kindern nimmt eine Beugekontraktur mit zunehmendem Wachstum zu, da die Narben nicht entsprechend mitwachsen. Ist ausreichend verschiebliche Haut in der Umgebung vorhanden, lassen sich die Narben durch Z-Plastiken verlängern. In anderen Fällen muß der Narbenzug durch eine quere Inzision unterbrochen werden. Der entstandene Hautdefekt wird dann bei entsprechendem Untergrund durch freie Hauttransplantate oder lokale Verschiebelappen gedeckt. In Frage kommt auch eine Übertragung einer freien Hautweichteilinsel mit mikrochirurgischem Gefäß- und Nervenanschluß, wenn Sensibilität an einem funktionell wichtigen Bereich, zum Beispiel an der Daumenbeugeseite, fehlt (s. S. 178).

Behandlungsdauer und Einschätzung der MdE

Es sind Richtwerte für die Dauer der Behandlung pauschal nur sehr schwer aufzustellen. Auch in günstigen Fällen, bei primärer Wundheilung nach kompletter Ausräumung des Fremdmaterials ohne sekundäre Infektion, wird man eine Behandlungszeit mindestens von drei Wochen annehmen müssen. Sekundäre Infektionen und toxische Gewebsschäden können die Behandlungszeit jedoch um viele Wochen verlängern. Nach Abheilen der Wunden kann unter Berücksichtigung der Tätigkeit des Verletzten Arbeitsfähigkeit ausgesprochen werden, da die Korrekturen der Narben oft erst Monate später durchgeführt werden können. Die MdE richtet sich nach den funktionellen Ausfällen. Derbe oder empfindliche Narben an der Greifseite eines Fingers können den Gebrauchswert dieses Fingers so wesentlich herabsetzen, daß er bei der Einschätzung dem Verlust gleichgesetzt werden muß.

XXI Thermische und chemische Hautschäden

Diagnose

Die Einschätzung der Tiefe einer thermischen oder chemischen Hautschädigung kann sehr schwierig sein, da die Übergänge zwischen den drei Graden der üblichen Einteilungskriterien fließend sind. Die Einschätzung beruht auf der Kenntnis der Anamnese und dem lokalen Befund. So hinterlassen Explosionen und Verpuffungen oder Verbrühungen mit heißem Wasser vorwiegend zweitgradige Hautschäden, während durch Flammenverbrennung der Kleidung sowie bei Unfällen mit flüssigem Metall, elektrischem Strom oder bei Heißmangelverletzungen drittgradige Verbrennungen entstehen. Besonders schwer in ihrer Tiefe abzuschätzen sind Verätzungen durch Laugen oder Säuren, da das schädigende Agens noch weiter wirkt, wenn es nicht sofort vollständig beseitigt worden ist.

Die *Brandverletzung ersten Grades* ist gekennzeichnet durch eine Rötung der Haut ohne Blasenbildung bei erhaltener Schmerzempfindung.

Die *Brandverletzung zweiten Grades* zeigt durch Abhebung von Epidermisanteilen von der Lederhaut eine Blasenbildung. Darunter ist die Haut stark gerötet. Die Schmerzempfindung ist erhalten (Abb. 1).

Bei einer *drittgradigen Brandverletzung* kann die Haut weiß-gelb wie gekocht oder braunschwarz verkohlt aussehen; zum Teil schimmern koagulierte Gefäße aus der Tiefe durch (Abb. 2). Die Haut kann sich pergamentartig hart anfühlen. Die Schmerzempfindung ist gestört bis aufgehoben. Zur Abgrenzung der Ausdehnung zweit- und drittgradiger Bezirke wird die Anfärbung mit Disulfin-blau oder fluoreszenz-optischen Methoden nach Injektion von Oxytetracyclin empfohlen. In den Übergangsbereichen sind diese Hilfsmittel jedoch ebenfalls nicht eindeutig, so daß sie bei uns nicht angewandt werden und wir somit über eigene Erfahrungen nicht berichten können. Über die drittgradige totale Verbrennung der Haut hinaus gibt es weitere Einteilungen bis zu acht Graden, die sich auf die Zerstörung tieferliegender Strukturen, wie Subkutis, Sehnen, Nerven, Knochen und Gelenke, beziehen.

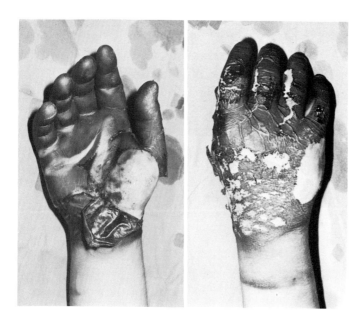

Abb. 1 Brandverletzungen zweiten Grades mit Blasenbildung

Aufklärung

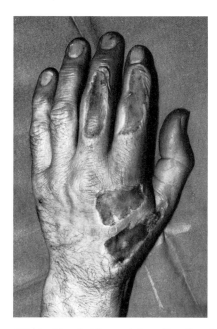

Abb. 2 Umschriebene drittgradige Brandverletzungen

Aufklärung

Die nach Abtragung der Nekrosen übertragene Haut wächst nicht immer vollständig ein, so daß mehrfache Transplantationen notwendig werden können. Derbe hypertrophe Narben können Kontrakturen verursachen, die sekundär korrigiert werden müssen. Die Sensibilität der transplantierten Haut ist deutlich herabgesetzt. Auch an der Entnahmestelle können Sensibilitätsstörungen und Narbenkeloide zurückbleiben. Das funktionelle Ergebnis ist wesentlich mitgeprägt von der Bereitschaft des Patienten, frühzeitig bei der krankengymnastischen Behandlung mitzuarbeiten.

Behandlungsvoraussetzungen

Wenn auch für die Behandlung von lokal begrenzten Verbrennungen keine besonderen räumlichen und personellen Voraussetzungen, wie klimatisierte Boxen, notwendig sind, so ist jedoch die Belastung des Pflegepersonals wegen der häufigen Verbandswechsel, die unter streng sterilen Kautelen erfolgen müssen, sehr groß. Eine zweimal täglich durchzuführende Bewegungsbehandlung setzt auch eine ausreichende Besetzung mit Krankengymnastinnen voraus. Eine Hautbank und ein gut eingerichtetes, ständig besetztes Labor sind bei der Behandlung von lokal begrenzten Verbrennungen nicht nötig, da genug eigene Spenderhaut zur Verfügung steht und lokale Verbrennungen an der Hand keine intensiv-medizinischen Probleme aufwerfen.

Allgemeine Behandlungsgrundsätze

1. Erstgradige und oberflächliche zweitgradige Brandverletzungen werden konservativ behandelt.
2. Tief zweit- und drittgradige Brandverletzungen erfordern immer eine Hauttransplantation.
3. Die Hauttransplantation soll möglichst frühzeitig vor Ausbildung einer infizierten Wundfläche erfolgen.
4. Die Dicke der zu übertragenden Haut ist abhängig von der Qualität des Untergrundes an der Empfängerstelle und sollte den späteren mechanischen Belastungen angepaßt sein.
5. Der Wundgrund muß für die Hautübertragung sauber und bluttrocken sein.
6. Die Hauttransplantate müssen durch die Verbandsanordnung gleichmäßig am Untergrund angedrückt und gegen tangentiale Verschiebung gesichert werden.
7. Nach Einheilung der Transplantate muß eine Übungsbehandlung mehrmals täglich durchgeführt werden.
8. Eine langanhaltende Behandlung mit Kompressionsverbänden verbessern hypertrophe Narben.
9. Längere Nachkontrollen, besonders bei Kindern, sind notwendig, um sekundär auftretende Narbenkontrakturen erkennen und behandeln zu können.

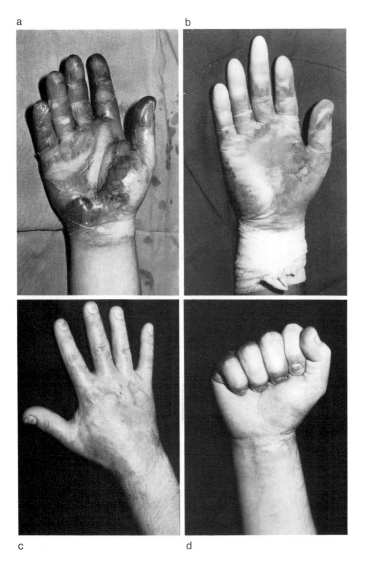

Abb. 3 Brandverletzungen zweiten Grades (a), Bchandlung mit Debrisorb im Gummihandschuh (b), funktionelles Ergebnis (c und d)

Spezielle Behandlung

Brandverletzungen 1. Grades

Bei dieser oberflächlichen Verbrennung sind besondere Behandlungsmaßnahmen und Nachkontrollen nicht notwendig. Spätfolgen sind nicht zu erwarten.

Brandverletzungen 2. Grades

Die Blasen, die sich durch ablösende Anteile der Lederhaut bilden, werden abgetragen. Die Wundflächen werden mit Salbentüll ohne Antibiotika-Zusatz und Betaisodona-Salbe abgedeckt. Sind Finger betroffen, werden diese einzeln verbunden. Eine Ruhigstellung durch eine Gipsschiene erfolgt nicht, damit eine Übungsbehandlung ohne Verzögerung erfolgen kann. Ist die Haut insgesamt oder großflächig zweitgradig verbrannt, umhüllen wir die Hand nach Versorgung mit Salbentüll und Betaisodona-Salbe mit einer Plastiktüte oder einem großen Gummihandschuh. Häufig verwenden wir statt der Salbe auch Debrisorb als sekretaufsaugendes Agens. Die so erzeugte feuchte Kammer verhindert eine Austrocknung der Wundflächen und eine dadurch bedingte Verhärtung, so daß die

Spezielle Behandlung

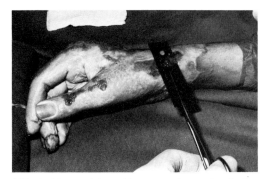

Abb. 4 Tangentiales Abtragen der nekrotischen Hautanteile

Finger ohne große Schmerzen bewegt werden können. Dadurch werden Bewegungseinschränkungen vermieden und die Schwellung verringert. Erforderlich wird wegen der starken Exsudation ein zwei- bis dreimaliger täglicher Verbandswechsel. Eine zweimal täglich durchgeführte Krankengymnastik ist neben der Verhinderung einer Infektion die wichtigste therapeutische Maßnahme (Abb. 3).

Bei einer tief zweitgradigen Brandverletzung ist bei konservativer Behandlung eine derbe, wenig belastbare, zu Kontrakturen führende Narbenbildung zu erwarten. Es werden daher alle tief zweitgradig verbrannten Hautanteile tangential abgetragen und durch Spalthaut ersetzt. Das Abtragen soll möglichst frühzeitig erfolgen, sobald die Tiefe der Brandwunde gut erkennbar und abgrenzbar ist, möglichst vor Eintreten einer Superinfektion der Nekrose. Sie kann in vielen Fällen umschriebener Brandverletzungen an der Hand **primär** vorgenommen werden. Das schichtweise Abtragen erfolgt mit dem Skalpell oder Humby-Messer, bis Blutpunkte am Wundgrund erkennbar sind (Abb. 4). Die Spalthaut wird vom Oberschenkel in ca. $^1/_3$ bis $^1/_2$ Hautschichtdicke entnommen. Die Transplantate werden mit 5 × 0 Fäden sorgfältig eingenäht und mit einigen Stichen am Wundgrund gegen tangentiale Verschiebung gesichert. Nach Abdecken mit Salbentüll und eventueller Absicherung durch einen Überknüpfverband wird die Hand auf einer Gipsschiene in Funktionsstellung der Gelenke ruhiggestellt, damit eine Lösung der Transplantate durch Bewegung der Finger verhindert wird. Der erste Verbandswechsel erfolgt nach vier bis fünf Tagen bei trockenen Wundverhältnissen. Bei einem früheren Verbandswechsel ist das Risiko zu groß, die gerade anwachsenden Transplantate beim Verbandswechsel vom Untergrund abzuheben. Nach etwa 10 Tagen sind die Transplantate soweit angewachsen, daß eine Übungsbehandlung begonnen werden kann.

Brandverletzungen 3. Grades

Drittgradig verbrannte Hautanteile an der Hand werden möglichst frühzeitig exzidiert, am besten primär, wenn die Tiefenausdehnung ausreichend sicher übersehbar ist. Wird abgewartet,

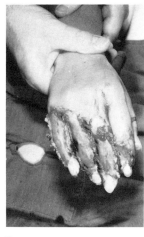
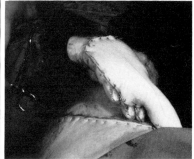

Abb. 5 Umschriebene drittgradige Brandverletzung auf den Streckseiten der Langfinger (a). Deckung mit Leistenlappen (b). Das weitere Vorgehen entspricht dem in Abb. 9, Kap. XIX, S. 158 Dargestellten

a   b

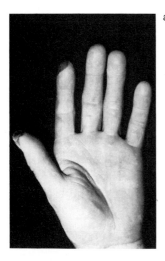

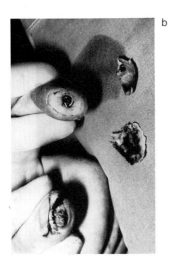

riskiert man eine Infektion im Bereich der Nekrose mit Auswirkung auf die darunterliegenden Strukturen wie Sehnen, Nerven, Gelenke und Knochen.

Die Art der Deckung des entstehenden Defektes hängt vom Untergrund ab, der nach Abtragung der Nekrose zurückbleibt. Ist noch subkutanes, gut durchblutetes Gewebe vorhanden, wird der Defekt mit Spalthaut gedeckt und weiter vorgegangen wie bei tief zweitgradigen Verbrennungen.

Reicht die Nekrose in der Tiefe über die Haut hinaus und liegen nach ihrer Abtragung Sehnen, Gelenke und Knochen frei, so ist eine Deckung mit einem freien Hauttransplantat nicht mehr möglich. Die Deckung wird dann mit einem gestielten Hautlappen vorgenommen. Wenn eine adäquate Hautdeckung nicht durch lokale Verschiebelappen vorgenommen werden kann, werden gestielte Fernlappen vom Abdomen, Leiste oder Arm verwandt (Abb. 5, vergl. auch Abb. 9, Kap. XIX, S. 158).

Verbrennungen an Fingern oder Handanteilen, die alle Gewebe betroffen haben, können nur durch sofortige Amputation versorgt werden. Ein Abwarten bis zur Mumifizierung erhöht das Risiko in bezug auf eine Infektion und eine dadurch notwendige Erweiterung der Amputation.

Erfrierungen

Frische lokale Erfrierungen an den Händen werden durch einmalige, etwa $^1\!/_2$stündige Auf-

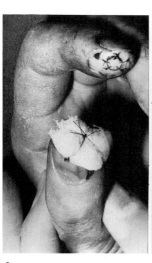

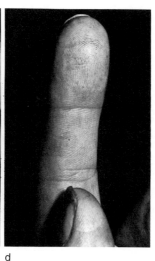

Abb. 6 Flußsäureverätzung: Restliche Nekrosen an den Kuppen von Daumen und Zeigefinger nach mehrfacher Kalziumglukonat-Perfusion (a). Exzision der nekrotischen Gewebsanteile (b). Vollhautdeckung mit Überknüpfverband (c). Endzustand ohne funktionelle und kosmetische Beeinträchtigung (d)

wärmung in warmem Wasser bis ca. 30 Grad behandelt. Danach wird die Behandlung der geschädigten Hautanteile wie bei den Brandverletzungen durchgeführt.

Verätzungen durch Laugen und Säuren

Frische Verätzungen werden zunächst durch sofortiges ausgiebiges Spülen mit Wasser versorgt. Eine Neutralisation ist selten indiziert, da es schwierig ist, die geeignete chemische Substanz bereitzustellen und korrekt anzuwenden. Die nachfolgende Therapie ist abhängig von der Tiefe der Hautschädigung und entspricht dem Vorgehen wie bei einer thermischen Brandverletzung.

Flußsäureverätzungen nehmen eine Sonderstellung bei der Erstbehandlung ein. Neben der sofortigen Spülung mit Wasser wird eine Perfusion mit 10 ml 20%igem Kalziumglukonat in 40 ml 0,9%iger Kochsalzlösung mit einem Perfusor über 3 1/2 bis 4 Stunden über die A. radialis oder ulnaris, je nach Lokalisation der Verätzung, vorgenommen. Die Perfusion wird im Abstand von 12 Stunden bis zum Rückgang der Schmerzen und der entzündlichen Begleitsymptomatik wiederholt. Während der Verweildauer des Katheters erfolgt eine Heparinisierung mit 15 000 E. Liquemin. Nach der Markierung der geschädigten Hautanteile wird der Hautersatz entsprechend der Tiefe der Schädigung durchgeführt (Abb. 6).

Ruhigstellung

Während bei erst- oder oberflächlich zweitgradigen Hautschädigungen keine Ruhigstellung im Gipsverband vorgenommen werden muß, erfordern tief zweitgradige und drittgradige Brandverletzungen nach Hauttransplantation eine Gipsschienen-Immobilisierung für etwa 8 bis 10 Tage in Funktionsstellung oder der Intrinsic-plus-Position (s. S. 40). Nur so ist eine sichere Einheilung der Hauttransplantate gesichert. Es kann vor allem bei zirkulären Brandverletzungen der Hände auch eine offene Behandlung der Hauttransplantate durchgeführt werden. Die Hand muß dann aber durch einen Gitterkäfig oder eine Heugabelschiene fixiert werden. Dies bedarf jedoch einer besonderen Erfahrung und wird deshalb nur in entsprechend spezialisierten Verbrennungsabteilungen durchgeführt (Abb. 7).

Nachbehandlung

Werden keine Hauttransplantationen durchgeführt, beginnt die krankengymnastische Übungsbehandlung sofort. Sie sollte möglichst

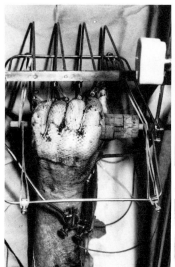
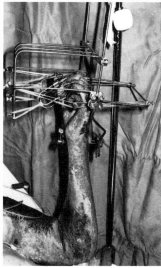

Abb. 7 Fixation einer ausgedehnt brandverletzten Hand nach Spalthaut- und Meshgraft-Deckung auf Beuge- und Streckseite in einer Heugabelschiene

zweimal täglich vorgenommen werden, da durch das schmerzbedingte Ruhighalten der Finger sonst schnell eine Einsteifung, besonders an den Grundgelenken, eintritt. Auch vor Durchführung von Hauttransplantationen bei tief zweit- und drittgradigen Schädigungen ist aus denselben Gründen eine Übungsbehandlung notwendig. Nach Hautübertragung beginnt die Nachbehandlung nach etwa 8 bis 10 Tagen. Sie muß so lange durchgeführt werden, wie meßbare Besserungen der Bewegungsausmaße nachgewiesen werden oder eine freie Beweglichkeit vorliegt.

Neben der krankengymnastischen Übungsbehandlung werden die Narben durch entsprechende manuelle Auflockerung unter Verwendung von Contractubex-Salbe behandelt. Die Ausbildung von hypertrophen Narben kann durch Anlegen einer elastischen Bandagierung oder durch Kompressionshandschuhe (Firma JOBST) (Abb. 8), die jedoch ständig und über mehrere Monate getragen werden müssen, verhindert werden. Bestehen bereits derartige Narben, kann durch konsequentes Tragen der *Jobst*-Bandagen eine deutliche Abflachung erreicht werden. Sekundäre Korrekturen können zum Teil vermieden werden.

Sekundäreingriffe

Nach Verbrennungen müssen häufig derbe Narben, die zu Bewegungseinschränkungen oder verminderter Belastbarkeit geführt haben, durch Exzision oder Korrektur des Narbenverlaufes korrigiert werden.

Die Narbenbildung nach zweitgradiger Verbrennung ist abhängig von der Tiefe der Schädigung und der persönlichen Disposition. Derbe hypertrophe Narben sind gegen äußere Belastung weniger widerstandsfähig und führen zu einer Fehlstellung der Gelenke. Kommt es zu immer wiederkehrenden Narbenaufbrüchen oder zu einer narbig bedingten Bewegungseinschränkung, müssen die Narben exzidiert und die entstehen-

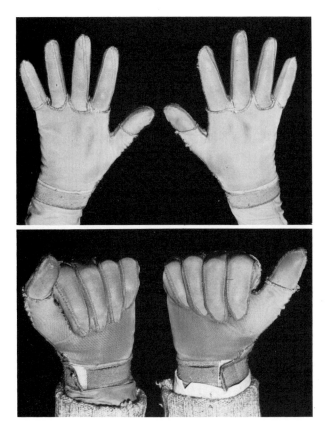

Abb. 8 Elastische *Jobst*-Bandagen – hier in Form von Handschuhen – verhindern durch ständiges konsequentes Tragen eine überschießende Narbenbildung

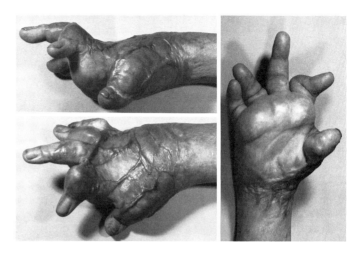

Abb. 9 Starke Deformierung der Hand durch Narbenzug nach Brandverletzung am Handrücken und an den Fingerstreckseiten. Bei der zu spät vorgenommenen Spalthautdeckung wurde die Granulationsgewebsschicht nicht entfernt, die neben den ungünstig verlaufenden Randnarben in den folgenden Monaten durch Schrumpfung die Kontrakturen verursachte

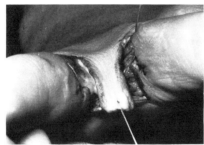
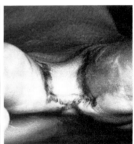

Abb. 10 Beseitigung einer Zwischenfingerfaltenkontraktur (partielle Syndaktylie) durch Schmetterlingsplastik

den Hautdefekte durch lokale Verschiebelappen oder freie Hauttransplantate verschlossen werden. Streckseitig am Handrücken führen schrumpfende Narben zu einer Krallenstellung der Finger mit Hyperextension der Grundgelenke (Abb. 9). An den Fingerseitenflächen führen sie zu störenden partiellen Syndaktylien. Nach Narbenexzision werden die Defekte durch Spalthaut oder Vollhaut gedeckt. Belastete Hautanteile an der Beugeseite sollen dabei möglichst mit dicker Spalthaut oder Vollhaut versorgt werden. Ebenso sind Vollhauttransplantate bei Kindern vorzuziehen. In den Zwischenfingerfalten verwenden wir neben freien Hauttransplantaten lokale Verschiebelappen (einfache Z-Plastik oder Butterfly-Plastik) (Abb. 10), wenn genügend verschiebliche Haut zur Verfügung steht. Bei der Anlage von Hauttransplantaten oder lokalen Verschiebelappen muß darauf geachtet werden, daß die randbegrenzenden Wundränder nicht geradlinig verlaufen und insbesondere nicht über Gelenke führen, da es sonst durch erneute Schrumpfung wieder zu Kontrakturen kommen kann. Diesen Gesichtspunkten muß besonders bei Kindern Beachtung geschenkt werden, da die Narben nicht entsprechend mitwachsen.

Längsverlaufende geschrumpfte Narben führen bei beugeseitigem Verlauf über den Fingergelenken zu Streckbehinderungen, an den Fingerseiten beim wachsenden Skelett zu Fehlwachstum und in der 1. Zwischenfingerfalte zu Adduktionskontraktur des Daumens. Steht genug unvernarbte, verschiebliche Haut an den Seiten der Narbe zur Verfügung, so kann die Narbe durch Anlegen einer Z-Plastik verlängert werden. Es bringen dabei mehrere kleine Z-Plastiken einen größeren Längengewinn als eine große.

Behandlungsdauer und Einschätzung der MdE

Hauttransplantate benötigen eine Zeit von drei bis vier Wochen, bis sie ausreichend belastungsfähig sind. Bei hautbelastenden manuellen Tätigkeiten in feuchtem Milieu wird man noch etwa zwei Wochen länger bis zur Aufnahme der Arbeit warten, da dünne transplantierte Haut durch Mazeration besonders leicht verletzlich ist. Tätigkeiten, die eine mechanische Beanspruchung der Haut bedingen, können erst nach längerer Pause, wenn die Haut und die Narben stärker belastbar sind, ausgeführt werden. Bei der Einschätzung der MdE wird neben der Beweglichkeit der Finger, der Belastungsfähigkeit und Sensibilität der Transplantate sowie der Durchblutung auch der kosmetische Eindruck der Narben berücksichtigt. Kosmetisch entstellende Narben können, auch wenn sie keine Funktionsminderung der Finger hinterlassen, eine Minderung der Erwerbsfähigkeit bedeuten, da der Verletzte in seiner Vermittlungsfähigkeit durch entstellende Narben eingeschränkt ist.

XXII Komplexe Handverletzungen

Die Osteosynthese komplizierter Frakturen, Nähte durchtrennter Sehnen, Nerven und Gefäße, die Deckung größerer Hautdefekte sind für sich genommen oft schwierig zu bewältigende Probleme. Treten nun alle oder mehrere dieser Schädigungen gemeinsam auf, erfordert die Primärversorgung derart komplexer Verletzungen besondere Kenntnisse und Erfahrung. Einige spezielle Techniken (primäre Knochenspaninterposition, primäre Sehnenumlagerung oder Brückentransplantationen, mikrochirurgische Nähte von Nerven und Blutgefäßen, Lappenplastiken) dienen dem Ziel, möglichst viel primär wiederherzustellen, damit die Hand so früh wie möglich beübt werden kann. Eine solch definitive Versorgung kann natürlich nicht immer erreicht werden. Beim Ersteingriff können jedoch Voraussetzungen geschaffen werden, die eine spätere Rekonstruktion erleichtern oder aber überhaupt erst ermöglichen. Der Arzt, der die Versorgung durchführt, soll daher über gute Kenntnisse der wiederherstellenden Handchirurgie verfügen. Der Op-Bericht muß detailliert abgefaßt werden; auch Strukturen, die unversorgt bleiben oder nur provisorisch fixiert werden, sollen beschrieben werden, damit später die Orientierung einfacher ist.

Ist wegen Begleitverletzungen eine Verlegung in eine handchirurgische Abteilung nicht möglich, haben Knochenstabilisierung und Weichteildeckung Priorität. Großzügige Amputationen sind auf jeden Fall zu vermeiden.

Aufklärung

Eine detaillierte Aufklärung über Risiken und Komplikationsmöglichkeiten ist bei komplexen Handverletzungen in der Regel nicht durchzuführen. Der Patient soll aber über die Grundzüge der geplanten Operationstaktik unterrichtet werden, insbesondere dann, wenn größere Lappenplastiken, Knochenentnahmen oder weitreichende Amputationen vorgesehen sind.

Für diese Maßnahmen muß der Patient bei klarem Bewußtsein ausdrücklich sein Einverständnis geben.

Spezielle Behandlung

Quetschungen

Grobe Quetschungen der Hand führen durch Hämatom- und Ödembildung zu erheblichen, manchmal monströsen Schwellungen (Tatzenhand). Diese Schwellung muß nicht unbedingt sofort vorhanden sein, so daß die Schwere der Verletzung zunächst verkannt werden kann. Eine Gefahr besteht darin, daß es durch Kompression der arteriellen Blutzufuhr zu ischämischen Kontrakturen, durch Kompression der Nerven zu Ausfallssymptomen kommen kann. Die frühzeitige Spaltung des Retinaculum flexorum (cave motorischer Medianusast mit seinen topographischen Varianten!) und eventuell die Dekompression der Mm. interossei von bogenförmigen Inzisionen der Zwischenknochenräume aus schaffen Abhilfe (Abb. 1). Bei einer Unterarmquetschung muß eine komplette Fasziotomie einschließlich der tieferen Muskellogen durchgeführt werden. Frakturen (häufig Serienfrakturen der Mittelhandknochen) sollen nach Möglichkeit übungsstabil durch Plattenosteosynthese versorgt werden. Danach kann frühzeitig mit aktiven Übungen die Schwellung bekämpft werden. Nach mehrwöchiger Ruhigstellung (wobei besonders auf die korrekte Immobilisierung in Intrinsic-plus-Stellung zu achten ist) sind Atrophie und Fibrosierung meist erheblich, so daß auch intensive physiotherapeutische Bemühungen nur langsam funktionelle Verbesserung erreichen können.

Walzenverletzungen

Diese Verletzung erleiden besonders häufig Beschäftigte der Druck- und Gummi-Industrie

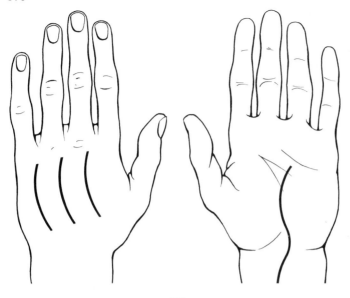

Abb. 1 Inzisionen zur Dekompression bei Quetschungen der Hand

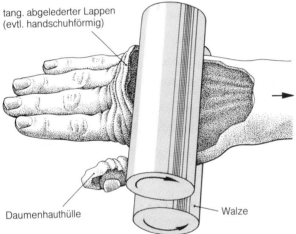

tang. abgelederter Lappen (evtl. handschuhförmig)

Daumenhauthülle

Walze

Abb. 2 Mechanismus der Walzenquetschverletzung der Hand

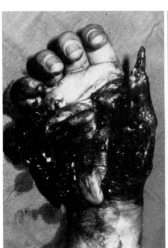 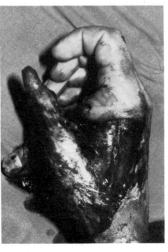

Abb. 3 Hautablederung durch Walze bei einem Druckereiarbeiter (vgl. Abb. 5 und 7)

Spezielle Behandlung

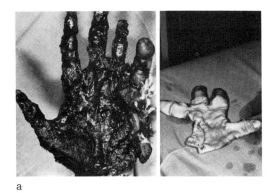

a

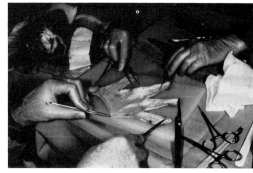

b

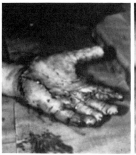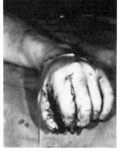

c

Abb. 4 Vollständige Hautablederung der linken Hand in einer Walze (a). Die nur wenig gequetschte Haut kann nach Abtragung allen subkutanen Gewebes (b) als Vollhauttransplantat wieder zur Deckung verwandt werden; die Endglieder mußten wegen Fehlens der Durchblutung amputiert werden (c); Ergebnis 15 Monate später nach Drehosteotomie des 5. Mittelhandknochens (d und e)

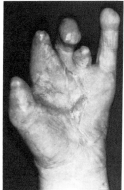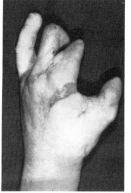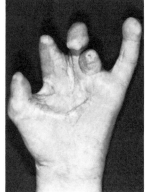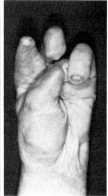

d
e

sowie Heißmangelpersonal (Abb. 2). Die Quetschung kann kombiniert sein mit einer thermischen Schädigung und/oder Ablederung des Hautweichteilmantels. Die Gewalteinwirkung trifft in erster Linie die Weichteile; Knochen und Sehnen sind meist erstaunlich wenig verletzt. Es kann auch vorkommen, daß die Haut in situ verbleibt, jedoch durch tangentiale Ablederung mit Zerreißung der sie ernährenden kleinen Blutgefäße irreversibel geschädigt ist. Die Vitalität verbliebener Haut erkennt man vor allem an der Blutung aus dem Wund- oder Schnittrand. Auch bei mangelhaft durchbluteter Haut kommt es nach Fingerdruck zum kapillären Reflux. Die Ausbreitung reaktiver Hyperämie nach kurzfristig angelegter Druckmanschette am Oberarm läßt ebenfalls Aufschluß über den Durchblutungszustand der Haut zu.

Im Mittelpunkt der Therapie steht die Frage der plastischen Deckung der skelettierten Handan-

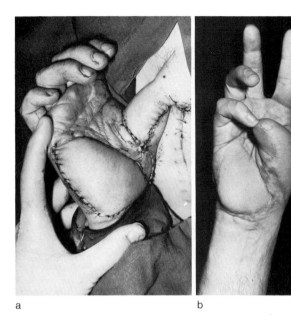

a b

Abb. 5 Versorgung des Patienten von Abb. 3. Am Unfalltag Weichteildeckung durch gestielten Leistenlappen im Bereich der ellenseitigen Hohlhand und Refixation des noch durchbluteten Hautmantels des Daumens. Nach Lappenstieldurchtrennung Ersatz der nun weitgehend nekrotischen Daumenhaut durch erneuten Leistenlappen mit dem verbliebenen Lappenstiel (a). Ergebnis nach Lappenentfettung (b; vergl. auch Abb. 6)

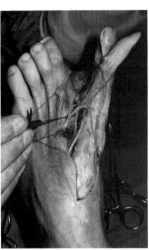 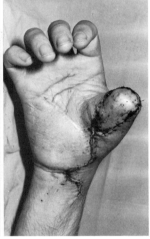

Abb. 6 Sensibilitätsersatz am Daumen durch freie Übertragung eines neurovaskulären Insellappens aus der Zwischenzehenfalte (derselbe Patient wie in Abb. 3 und 5). Beachte unauffälligen Aspekt des Leistenlappens im Hohlhandbereich 8 Monate nach dem Unfall

teile (Abb. 3). Ist die ausgehülste Haut nicht zu stark geschädigt, ergibt sich die Möglichkeit der sorgfältigen Entfettung und Wiederannähung als Vollhauttransplantat (Abb. 4). Bei Ringablederung einzelner Langfinger kann in günstigen Fällen eine Replantation der Weichteilhülle erfolgreich sein; anderenfalls ist die Amputation indiziert. Bei Beteiligung mehrerer Langfinger bietet sich eine Cross-arm-Plastik an, während im übrigen die gestielten Fernlappen (Bauchhautlappen, Leistenlappen, Deltopektorallappen) verwendet werden (Abb. 5). Neuerdings ist auch ein an der A. radialis gestielter Lappen vom Unterarm der verletzten Seite angegeben worden (vergl. Abb. 5 Kap. XIX, S. 155). Mikrochirurgische Techniken machen auch eine freie Lappenübertragung möglich, die bisher jedoch bei der Primärversorgung nur vereinzelt Anwendung gefunden hat. Die meisten Patienten mit Weichteilablederungen haben mit Sekundäreingriffen zu rechnen (Lappenentfettung, sensible Ersatzoperationen) (Abb. 6).

Spezielle Behandlung

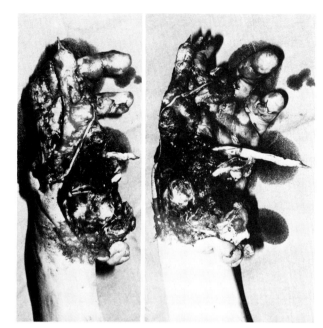

Abb. 7 Explosionsverletzung durch Militärmunition mit schwerster Schädigung der linken Hand einer 8jährigen Schülerin

Explosionsverletzungen

Bei Explosionsverletzten ist neben der Versorgung der Extremitäten vordringlich eine perforierende Augenverletzung auszuschließen. Auch ein HNO-Konsil sollte frühzeitig veranlaßt werden. Als Lokalbefund an der Hand findet sich oft ein Zustand, den man ohne Zynismus als „Kraut und Rüben" bezeichnen kann (Abb. 7). Die klinische Untersuchung ist nur begrenzt möglich und läßt keine endgültigen Schlüsse zu. Erst nach gründlicher Säuberung kann intraoperativ eine Einschätzung vorgenommen werden. Zunächst prüft man ohne Blutleere, welche Haut- und Muskelanteile durchblutet sind (s. o.). Vitale Muskulatur blutet und kontrahiert sich bei leichtem Kneifen mit der Pinzette. Avitales Gewebe wird radikal exzidiert. Nach Anlegen der Blutleere werden Fremdkörper und freie Knochenteilchen entfernt. Ist dieses erste Débridement beendet, wird über das weitere Vorgehen entschieden. Bei Beteiligung mehrerer Finger sollen möglichst alle Fingerreste erhalten werden, sofern sie sich zwanglos mit Haut decken lassen. Auch aktiv unbewegliche Grundgliedstümpfe können bei einer späteren Rekonstruktion von großem Nutzen sein (z. B. Pollizisation). Bei der Fixation ausgerissener Strahlen ist oft nur eine Adaptationsosteosynthese möglich, doch sollte dabei auf eine funktionell günstige Rotation geachtet werden (Zangengriff zwischen Daumen und verbliebenem Langfinger). Unter Umständen ist es auch funktionell günstig, primär eine Strahlentransposition vorzunehmen (z. B. Zeigefinger auf Daumenstrahl oder randständiger Strahl nach zentral). Risikoreiche Manöver haben jedoch zu unterbleiben. Die verbliebene durchblutete und sensible Haut wird so verschoben, daß vorzugsweise die palmaren Flächen damit bedeckt werden und ein möglichst kleiner Defekt zur plastischen Deckung übrig bleibt (Abb. 8). Eine geringfügige Kürzung von Langfingerstrahlen ist erlaubt, wenn dadurch ein primärer Hautverschluß mit Sensibilität erleichtert wird oder überhaupt erst gelingt. Drainage und hochdosierte antibiotische Behandlung sind zusätzliche wichtige Maßnahmen.

Schußverletzungen werden in analoger Weise versorgt.

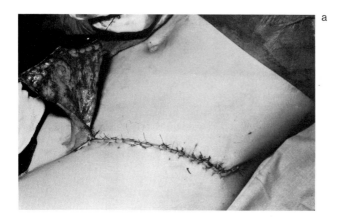

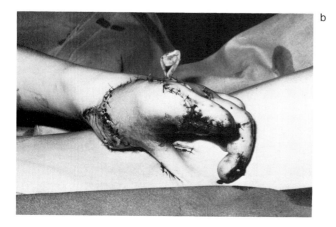

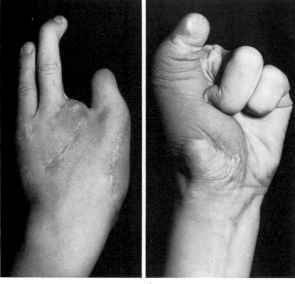

Abb. 8 Deckung des verbliebenen Defektes durch gestielten Leistenlappen (beachte direkten spannungsfreien Wundverschluß) (a und b) und vorläufiges Ergebnis 10 Monate nach dem Unfall (c und d) (Patientin von Abb. 7)

Spezielle Behandlung

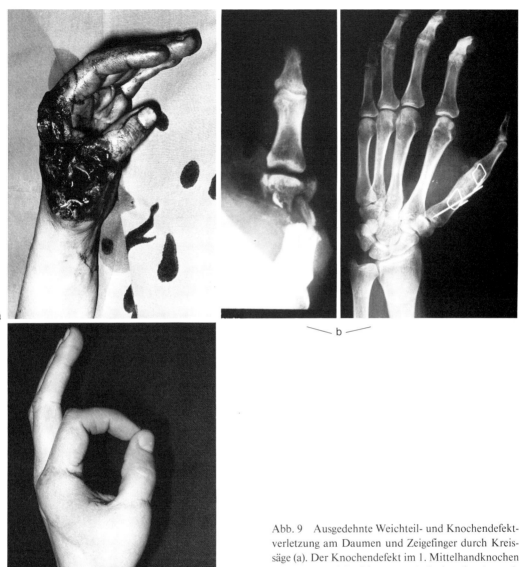

Abb. 9 Ausgedehnte Weichteil- und Knochendefektverletzung am Daumen und Zeigefinger durch Kreissäge (a). Der Knochendefekt im 1. Mittelhandknochen wird unter gleichzeitiger Grundgelenksarthrodese primär durch einen Darmbeinspan überbrückt, der durch intraossäre Drahtnähte und *Kirschner*draht fixiert wird (b). Die Deckung des Weichteildefektes erfolgte durch einen Bauchhautlappen. Ergebnis nach Strecksehnenersatz durch Extensor indicis-Transposition und Hautlappenentfettung (c)

Sägeverletzungen

Durch Kreis-, Band- oder Kettensägen, aber auch durch Fräsen und Abrichter werden der Hand oft sehr grobe Verletzungen zugefügt (Abb. 9). Breite Defekte von Knochen, Sehnen, Nerven und Gefäßen sind keine Seltenheit. Während defektdurchtrennte Nerven und Sehnen problemlos der Sekundärversorgung überlassen werden, haben wir mit der primären Knochenspanüberbrückung von Defektfrakturen gute Erfahrungen gemacht. Der Span ist rasch aus dem Darmbein entnommen und läßt sich in der Regel stabil einpassen, so daß die Hand frühzeitig aktiv und passiv beübt werden kann (Abb. 9b). Diese primäre Beckenkammspan-osteosynthese erfordert allerdings eine spannungsfreie Hautdeckung, wie sie oft nur durch plastisch-chirurgische Maßnahmen gelingt (Abb. 9c). Auch zur Versorgung derartiger Verletzungen eignet sich der Unterarmlappen (siehe S. 154), der dann mit einem Stück Radiusknochen entnommen wird. So vaskularisierte Knochentransplantate heilen meist schneller ein (Kap. XIX, S. 155).

XXIII Infektionen

Diagnose

Es sind die klassischen Zeichen Schmerz, Rötung, Schwellung, Erwärmung und Funktionseinschränkung, die zur Diagnose einer Infektion im Handbereich führen. Schwieriger ist es jedoch, die Ausdehnung in die Tiefe und den Befall von Sehnenscheiden, Gelenken oder Knochen abzuschätzen.

Bei Beteiligung der Sehnenscheiden wird der betroffene, stark geschwollene Finger in einer leichten Beugestellung stehen; der gesamte Verlauf der Sehnenscheiden ist druckempfindlich. Bei Streckung des Fingers treten starke Schmerzen auf (Abb. 1).

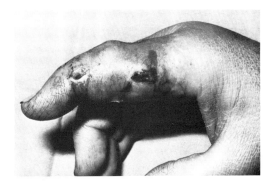

Abb. 1 Tiefe Infektion mit Beteiligung der Sehnenscheide

Ein stark geschwollenes und gerötetes Gelenk unter einer offenen Wunde, das bei allen Bewegungen schmerzhaft ist, muß den Verdacht auf einen Einbruch der Infektion in das Gelenk aufkommen lassen. Ohne bestehende offene Wunde muß differenziert werden, ob andere Ursachen wie Gicht, rheumatische Erkrankungen oder spezifische, hämatogen fortgeleitete Gelenkaffektionen wie bei Gonorrhoe oder Tuberkulose ursächlich sind.

Über die Beteiligung des Knochens geben wiederholte Röntgenkontrollen Auskunft (Abb. 2).

Aufklärung

Durch die erschwerte Übersicht bei Eiterungen in einem Gebiet wie der Hand, in dem wichtige Strukturen wie Nerven, Gefäße und Sehnen nahe beieinander liegen, kann es leicht zu ungewollten Verletzungen dieser Strukturen kommen. Bei unvollständiger Ausräumung muß der Eingriff wiederholt werden. Es bleiben häufig derbe Narben zurück, die zu Kontrakturen führen können. Diese müssen später nach Abheilung der Infektion beseitigt werden. Auch Schäden an Nerven und Sehnen sowie an Gelenken können sekundäre Operationen erforderlich machen.

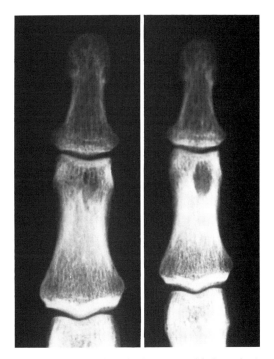

Abb. 2 Langsam fortschreitende Osteitis im Mittelgliedköpfchen II; der zeitliche Abstand beider Röntgenbilder beträgt 2 Monate

Behandlungsvoraussetzungen

Eingriffe bei Infektionen an der Hand dürfen nicht in Lokalanästhesie durchgeführt werden, da durch eine lokale Infiltration die Infektion in die Tiefe verschleppt werden kann. Bei Panaritien am Fingerendglied ist eine *Oberst*-Anästhesie erlaubt, für weiter proximal gelegene Herde eine Leitungsblockade der Nervenstämme am Handgelenk erforderlich. Infektionen an der Hohlhand oder im Handgelenksbereich werden durch hohe Leitungsblockaden wie supraklavikuläre oder subaxilläre Plexusanästhesie oder Allgemeinnarkose versorgt. Eine Blutsperre ist zur besseren Übersicht unbedingt nötig. Falls eine Blutleere angelegt wird, darf der infizierte Bereich nicht ausgewickelt werden, da durch Kompressionen des Eiterherdes die Infektion durch die Gewebsspalten in die Tiefe gedrückt wird.

Behandlungsgrundsätze

1. Die vollständige Ausräumung des Infektionsherdes soll möglichst frühzeitig, noch vor Einschmelzung des Herdes erfolgen. Spätestens nach „einer gestörten Nachtruhe" durch pochenden Schmerz ist der Zeitpunkt zur operativen Eröffnung des Herdes gekommen.
2. Der Hautschnitt liegt im Bereich des stärksten Schmerzpunktes.
3. Durch korrekte Schnittführung muß eine Verletzung von Nerven und Gefäßen vermieden werden. Dabei ist auch die Ausbildung von Kontrakturen durch spätere Narbenschrumpfung zu berücksichtigen.
4. Der Infektionsherd muß gesäubert und sämtliches nekrotisches Gewebe entfernt werden.
5. Es soll immer ein intraoperativer Abstrich zur Bestimmung der infektionsverursachenden Keime und deren Empfindlichkeit auf Antibiotika abgenommen werden.
6. Die Wunde muß ausreichend drainiert werden.
7. Eine postoperative Ruhigstellung in Funktionsstellung der Finger ist unbedingt erforderlich.
8. Neben den operativen Maßnahmen wird eine gezielte systemische (keine lokale) Antibiotikabehandlung durchgeführt.
9. Es müssen frühzeitig (erster und zweiter postoperativer Tag) und bei starker Sekretion mehrmals täglich Verbandswechsel vorgenommen werden.
10. Nach Abklingen der akuten Entzündungszeichen ist eine krankengymnastische Behandlung im Zusammenhang mit Verbandswechseln nötig.

Spezielle Behandlung

Nagelwallinfektionen (Paronychie) und Nagelbettinfektionen (Panaritium subunguale)

Sie entstehen durch kleine, häufig nicht beachtete Verletzungen, zum Beispiel bei der Maniküre. Bei der akuten Infektion zeigen sich eine umschriebene Rötung und eine schmerzhafte Schwellung des Nagelwalles. Auf Druck entleert sich häufig ein Eitertropfen. Bei Beginn der Infektion ist die Therapie zunächst konservativ: Zweimal täglich Handbäder in Seifenwasser oder antiseptischer Lösung und eine konsequente Ruhigstellung auf einer kleinen Fingergipsschiene führen in der Regel zur Ausheilung. Bei fortschreitender Infektion wird in *Oberst*-Anästhesie und Fingerblutsperre der Infektionsherd am Nagelwall eröffnet. Die Schnittführung erfolgt je nach Lage des Herdes (Abb. 3). Nagel-

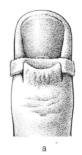

Abb. 3 Nagelwallinfektion, Schnittführung mit zwei Längsschnitten (a) oder einem bogenförmigen Schnitt parallel zum Nagelwall (b)

Spezielle Behandlung

anteile werden entfernt, wenn es zur Erzielung eines ungehinderten Eiterabflusses notwendig ist. Die Wunde wird anschließend durch eine Gummilasche oder eine kleine Salbentüllrolle drainiert und der Finger auf einer Gipsschiene ruhiggestellt.

Schwielenabszeß (Panaritium cutaneum)

Bei der intrakutanen Abszeßbildung wird die Eiterblase mit dem Skalpell tangential eröffnet und abgetragen. Eine besondere Anästhesie und eine postoperative Ruhigstellung sind nicht notwendig. Der Wundgrund muß sorgfältig nach einer Fistelöffnung in die Tiefe abgesucht werden.

Kragenknopfpanaritium (Panaritium subcutaneum)

Setzt sich ein Fistelgang vom Wundgrund fort entlang den bindegewebigen Septen in die Tiefe der Fingerbeere, so ist eine Abszeßhöhle im Subkutangewebe zu erwarten. Es muß dann in *Oberst*-Anästhesie und Blutsperre von einem Mediolateral-Schnitt dorsal von den Gefäßnervenbündeln eine Entlastung erfolgen. Auf die korrekte Lage des Schnittes und die Schonung der Nervenäste muß unbedingt geachtet werden, da zurückbleibende schmerzhafte Neurome eine erhebliche Behinderung beim Greifen darstellen. Zum Teil muß zur ausreichenden Drainage eine Gegeninzision angelegt werden. Ein Froschmaulschnitt soll jedoch vermieden werden, da zurückbleibende derbe Narben an der Fingerkuppe die taktile Gnosis empfindlich stören. Eine Drainage durch eine Gummilasche wird eingelegt und der Finger auf einer Finger-Unterarm-Gipsschiene fixiert. Es wird ein Breitspektrum-Antibiotikum für fünf Tage verabreicht. Bei fortbestehender Infektion wird das Antibiotikum dem Antibiogramm nach Abstrich angepaßt.

Oberflächliche Hohlhandinfekte

Wegen der vertikal angeordneten, kammerartigen Bindegewebssepten kann sich eine starke Schwellung im Bereich der Hohlhand nicht entwickeln. Eine Hohlhandinfektion kann jedoch zu einer erheblichen Ödembildung im Bereich des Handrückens führen. Die Lokalisation des Infektes wird daher leicht mißgedeutet. Der Infektionsherd wird in Plexusanästhesie oder Allgemeinnarkose bei Blutsperre eröffnet. Die Schnittführung orientiert sich an dem Verlauf der Hautlinien. Nach Ausräumung wird eine sorgfältige Inspektion des Wundgrundes vorgenommen, um abzuklären, ob ein Fistelgang durch die Palmaraponeurose hindurch in die Tiefe besteht. Die Wunde wird ausreichend drainiert. Die Ruhigstellung erfolgt auf einer Hand-Unterarm-Gipsschiene. Zunächst wird ein Breitspektrum-Antibiotikum gegeben, nach Resistenzprüfung ein gezieltes Antibiotikum.

Tiefe Hohlhandinfekte

Bei Durchbruch der Infektion in die Tiefe des Hohlhandbereiches kommt es zu einer Eiteransammlung in einer der drei anatomisch vorgebildeten Kammern, die durch bindegewebige Septen begrenzt sind: eine über dem Daumenballen, eine über den Langfingern und eine über dem Kleinfingerballen. Da eine Eiterung sich aufgrund der Septen nicht nach den Seiten ausdehnen kann, tritt die Infektion leicht an den Sehnenscheiden entlang auf den Unterarm über.

Das klinische Bild einer tiefen Hohlhandinfektion ist geprägt von einer erheblichen Schwellung der Hand, einer schmerzhaften Bewegungseinschränkung der Finger, einer starken Druckschmerzhaftigkeit und einem allgemeinen Krankheitsgefühl mit Auftreten von Fieberschüben.

Eine möglichst frühzeitige Eröffnung und vollständige Ausräumung vor Übertritt der Infektion auf den Unterarm, Drainage sowie Antibiotika-Gabe und Ruhigstellung sind erforderlich.

Infektion der Sehnenscheiden

Direkte, sekundär-infizierte Verletzungen der Sehnenscheiden oder verschleppte Behandlung von Panaritien können zur Infektion der Sehnenscheiden und nachfolgenden Nekrose der Sehnen führen. Die Folgen einer solchen Infektion sind für die Funktion der betroffenen Finger

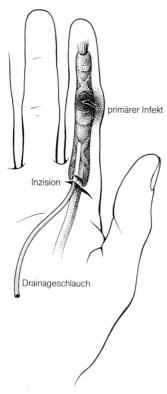

Abb. 4 Beugesehnenscheidenpanaritium: Inzision am proximalen Ende der Beugesehnenscheide, um von hier aus die Sehnenscheide revidieren und spülen zu können

so schwerwiegend, daß sie auch heute noch häufig zur Amputation der Finger führen, wenn nicht eine konsequente Behandlung sehr frühzeitig einsetzt. Der Verdacht der Beteiligung einer Sehnenscheide bei einer Infektion an den Fingern und an der Hand muß aufkommen bei Druckschmerz über dem Verlauf der Sehnenscheide und Schmerzangabe bei passiver Streckung der Finger. Eine möglichst frühzeitige Intervention bestimmt das Schicksal des Fingers. Zunächst wird der Eiterherd am betroffenen Finger steril abgedeckt. Dann wird in Allgemeinnarkose oder Plexusanästhesie und Blutleere die Sehnenscheide, entfernt von dem vermuteten Eiterherd proximal in der Hohlhand in Höhe der queren Hohlhandbeugefalte, eröffnet. Das weitere Vorgehen ist dann abhängig davon, ob sich ein eitriges Exsudat in der Sehnenscheide vorfindet (Abb. 4).

1. Es findet sich kein eitriges Exsudat in der Sehnenscheide. Die Sehnenscheide und die Operationswunde werden wieder verschlossen und der Eiterherd am Finger ausgeräumt und drainiert. Das weitere Vorgehen entspricht der Behandlung wie bei den Panaritien
2. Es entleert sich eitriges, trübes Exsudat. Jetzt wird eine Spüldrainage in die Sehnenscheide eingelegt und mit Ringer-Lösung nach Ausräumung des Herdes am Finger durchgespült. Der mechanische Spüleffekt ist wichtiger als eine lokale Antibiotika-Einwirkung.

Zeigen sich bei der Inspektion die Sehnen noch glänzend oder etwas gelblich, werden sie belassen. Aufgefaserte, bröckelige, grünliche Sehnen sind nekrotisch und müssen unter Erhaltung der Ringbänder reseziert werden. Bezüglich Verbandsanordnung und Verbandswechsel, Ruhigstellung und Antibiotika-Gabe gilt das gleiche wie bei den sonstigen eitrigen Handinfektionen.

Bei Übertritt der Infektion in den Karpaltunnel kann es wegen der räumlichen Nähe der Sehnenscheidensäcke und der nur dünnen seitlichen Begrenzung zu einem Durchtreten in die Nachbarsehnenscheidensäcke kommen. Auf diesem Wege kommt die heute sehr seltene V-Phlegmone, eine Infektion über dem I. und V. Strahl unter Auslassung der anderen Finger, zustande.

Infektionen der Gelenke (Panaritium articulare, Gelenkempyem)

Eine Infektion der Fingergelenke entsteht meistens durch Stichverletzungen oder Bißverletzungen von der Streckseite der Gelenke oder fortgeleitet aus der Umgebung. An klinischer Symptomatik finden sich eine umschriebene schmerzhafte Schwellung und eine schmerzhaft eingeschränkte Beweglichkeit. Im Röntgenbild auf der seitlichen Aufnahme zeigt sich zunächst eine vermehrte Weichteilverdickung, später eine Verschmälerung des Gelenkspaltes, eine Entkalkung der benachbarten Knochenanteile und Erosionen an den Knochen.

Die Behandlung wird zunächst konservativ mit Punktion des Gelenkes, Instillation eines Breitbandantibiotikums, systemischer Antibiotika-

Gabe und Ruhigstellung durchgeführt. Führt diese Behandlung nicht zu einer schnellen Besserung, wird das Gelenk in Blutsperre und Leitungsblockade von einem dorsal bogenförmigen Hautschnitt aus eröffnet. Die infizierten Knorpel und Knochenanteile werden entfernt. Bei großen Knochen- und Knorpeldefekten werden kleine PMMA-Kugeln eingelegt (Abb. 5). Ruhigstellung und Antibiotika-Behandlung entsprechen den vorher beschriebenen Prinzipien. Nach Abklingen der Entzündungszeichen werden die PMMA-Kugeln entfernt und bei großen Gelenkdefekten eine Arthrodese in Funktionsstellung vorgenommen. An den Grundgelenken können auch Arthroplastiken versucht werden.

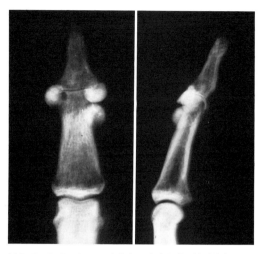

Abb. 5 PMMA-Kugeleinlage bei Gelenkinfektion

Infektion der Knochen (Panaritium ossale, Osteitis)

Die Infektion des Knochens entsteht durch Ausbreitung eines Infektes bei unzureichender Behandlung eines Panaritium subcutaneum, articulare oder einer Sehnenscheidenphlegmone sowie durch direkte Stich- oder Bißverletzungen (Abb. 6). Vom klinischen Befund läßt sich eine Osteomyelitis nicht sicher von den anderen tiefen Infektionen der Hand und Finger abgrenzen. Durch wiederholte Röntgenaufnahmen kann eine Beteiligung des Knochens jedoch nachgewiesen werden. Es zeigt sich zunächst eine Entkalkung und Auflösung der Konturen, danach entstehen Defekte, so daß der Knochen wie angefressen aussieht (Abb. 7). Erst später zeigen sich einzelne Knochensequester. In diesem Stadium sind alleinige konservative Maßnahmen nicht mehr ausreichend. In hoher Leitungsanästhesie und Blutsperre wird von einem Mediolateral-Schnitt oder einem dorsalen bogenförmigen Zugang der Herd vollständig ausgeräumt. PMMA-Kugeln werden eingelegt, die nach Abklingen der Infektion wieder entfernt werden. Neben der wichtigsten Maßnahme, der radikalen Ausräumung, wird zusätzlich wie bei allen tiefen Infekten an der Hand vorgegangen.
Sind große Knochenanteile und umgebende Strukturen betroffen, ist vielfach eine Amputation einer langdauernden, oft vergeblichen Sanierung vorzuziehen.

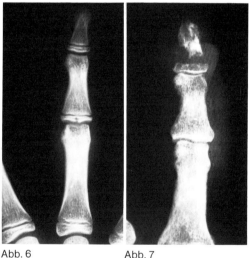

Abb. 6   Abb. 7

Abb. 6 Umschriebener Knocheninfekt in der Epiphyse des Mittelgliedes nach Pflanzendornverletzung

Abb. 7 Ausgedehnte Knochenzerstörung bei Infektion am Fingerendglied

Ruhigstellung

Eine wesentliche Maßnahme bei der Behandlung von Infekten ist eine korrekte, ausreichend lange Ruhigstellung. Infektionen am Fingerend- und Mittelglied benötigen eine Gipsschiene, die bis in die Hohlhand hineinreicht, während bei

Beteiligung des Grundgliedes oder der Hohlhand eine Unterarm-Hand-Gipsschiene erforderlich ist. Bei Ausbildung einer Lymphangitis sollte der Oberarm mit in die Ruhigstellung einbezogen werden. Ist nur ein Finger betroffen, werden auch nur die Gelenke dieses Fingers fixiert, damit die Gelenke der Nachbarfinger zwischenzeitlich zur Vermeidung von Verklebungen beübt werden können. Wegen der häufig langen Ruhigstellung muß auf eine korrekte Position der Gelenke (Handgelenk 30 Grad Streckung, Grundgelenke II bis V in maximaler Beugung 70 bis 90 Grad, Mittel- und Endgelenke II bis V 10 bis 20 Grad Beugung, Daumen in mittlerer Opposition) besonders geachtet werden.

Physikalische Nachbehandlung

Während die nicht betroffenen Fingerstrahlen sofort täglich durchbewegt werden, beginnt die krankengymnastische Nachbehandlung an den betroffenen Fingern nach Rückgang der akuten Entzündungszeichen, etwa zwei bis drei Tage nach Ausräumung des Defektes, zunächst beim Verbandswechsel. Nach Abnahme der Gipsschiene wird die Übungsbehandlung intensiviert durch Beschäftigungstherapie, Paraffinkneten und Schwimmen. Den sich ausbildenden Narbenkontrakturen wird durch individuell angepaßte Quengelschienen entgegengewirkt.

Sekundäreingriffe

Zweiteingriffe nach Beseitigung von Infekten an den Fingern oder der Hand betreffen neben Narbenkorrekturen in erster Linie Defekte, die die Infektion hinterlassen hat.

Narbenkorrekturen

Es wird auf die Ausführungen in den Kapiteln „Weichteilverletzungen" und „Thermische und chemische Hautschäden" hingewiesen. Die Hinweise dort gelten sinngemäß auch für Infektionen.

Sehnenersatz

Wurden bei der Sanierung eines Infektes nekrotische Sehnenanteile entfernt, muß durch tägliche passive Übungsbehandlung die Gelenkbeweglichkeit des betroffenen Fingers erhalten werden. Frühestens vier bis sechs Wochen nach Abheilung der Infektion wird zunächst ein Silastikstab eingelegt. Nach weiterem, mindestens sechs- bis achtwöchigem Abstand wird dann eine Sehnentransplantation vorgenommen (s. S. 94).

Nervenersatz

Sind durch die Infektion Nerven nekrotisch geworden oder haben sie durch starke Vernarbung ihre Leitfähigkeit eingebüßt, so muß auch hier nach einem mindestens vier- bis sechswöchigen infektfreien Intervall eine Nerventransplantation erfolgen (s. S. 114). Bei einer derben Narbenbildung ist ein längeres Abwarten bis zur Auflockerung der Narben zu empfehlen. Es sollte jedoch nicht länger als sechs Monate gewartet werden, da in dieser Zeit die Chancen einer Reneurotisation nach Nerventransplantation am günstigsten sind.

Dauer der Behandlung und Einschätzung der MdE

Anhaltspunkte für die Behandlungsdauer bei Infektionen sind nur sehr schwer zu geben, da sie abhängig sind vom Eintreten von Komplikationen. So ist bei notwendigem Sehnenersatz ein Zeitraum von ca. 20 bis 25 Wochen, bei Nervenersatz eine Zeit von etwa zehn Wochen zu veranschlagen. Abhängig ist die Dauer der Behandlung und der Arbeitsunfähigkeit auch von der beruflichen Tätigkeit des Verletzten. So steht eine nicht vollständig abgeschlossene Wundheilung besonders im Bereich der Nahrungsmittelindustrie oder im Gesundheitswesen einer frühzeitigen Wiederaufnahme der Tätigkeit entgegen.

Die Einschätzung der MdE muß die verbliebene Sensibilität und Beweglichkeit der Finger berücksichtigen. Ein durchblutungs- und sensibilitätsgestörter, bewegungseingeschränkter Finger ist in der Höhe der MdE dem Verlust des Fingers gleichzusetzen. Verbliebene Fistelungen mit der Notwendigkeit, ständig Verbände zu tragen, müssen nicht nur bei der MdE berücksichtigt werden, sondern sollten dazu führen, den Patienten einer sanierenden Behandlung in entsprechenden Zentren zuzuweisen.

XXIV Nachbehandlung

Krankengymnastik

Die meisten Handverletzungen bedürfen einer physiotherapeutischen Nachbehandlung, wobei die Krankengymnastik in der Regel an erster Stelle steht. Zu aktiven Übungen wird der Patient frühzeitig, oft schon ab dem ersten postoperativen Tag angehalten (s. S. 43). Sofern es sich nicht um Übungen handelt, die der Patient ohne Schwierigkeiten nach kurzer Instruktion selbst bewältigen kann, muß die Therapie von geschulten Krankengymnastinnen und Krankengymnasten durchgeführt werden. Gefürchtet wird mit Recht die Behandlung handchirurgischer Patienten in Badeabteilungen, weil dies meist zu passiven Maßnahmen wie „Heißluft und Massage" führt, Anwendungen, die sich auf die Funktion der Hand katastrophal auswirken können.
Die krankengymnastische Übungstherapie wird vom Arzt verordnet. Auf dem Rezept müssen Diagnose, Unfalltag, ggf. die Art der durchgeführten Operation, Art, Anzahl und Häufigkeit der gewünschten Behandlung vermerkt werden (Abb. 1). Ein mündlicher Kontakt zwischen Arzt und Therapeut, vor allem über den Verlauf, ist wünschenswert, bei Komplikationen dringlich. Der Fortschritt bei der Übungsbehandlung wird durch regelmäßige, genaue Messungen (Gelenkbeweglichkeit, Fingerkuppen-Hohlhandabstand) dokumentiert.

Aktive Bewegungstherapie

Aktive Übungen zur Kräftigung und Aktivierung der atrophischen bzw. inaktiven Muskeln, zur Besserung der Gleitfähigkeit der Sehnen und zur Mobilisierung von Gelenken sind Grundpfeiler der postoperativen Behandlung. Alle anderen Maßnahmen sind dem untergeordnet.
Sobald eine Fraktur, eine Sehnen- oder Nervennaht vom Arzt „freigegeben" wird, beginnt die Therapie. 15–20 Minuten lange Übungssitzungen sollten ein- oder mehrmals täglich – mit langen Pausen dazwischen – stattfinden. Es werden sowohl komplexe Bewegungsabläufe entsprechend den wichtigsten Greifformen der Hand (Grobgriff, Spitz- und Schlüsselgriff, Hakengriff) als auch gezielte Bewegungen einzelner Gelenke geübt. Der Therapeut unterstützt den Patienten durch Fixation benachbarter Gelenke (z. B. des Handgelenkes in Extension bei Fingerbeugung oder der Grundgelenke in Flexion bei Streckübungen der Mittel- und Endgelenke) oder indem er leichten manuellen Widerstand ausübt. Die Kraft, mit der geübt werden darf, richtet sich nach dem Zustand der verletzten Strukturen. Geübt werden sollte bis zur Schmerz-

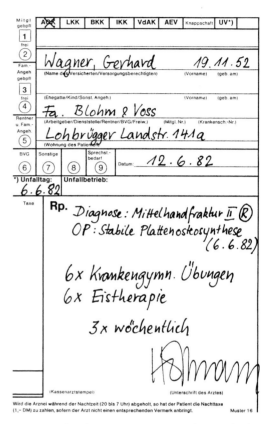

Abb. 1 Wie ein Rezept zur Verordnung physiotherapeutischer Behandlung aussehen sollte

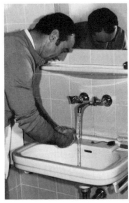
1. Waschen

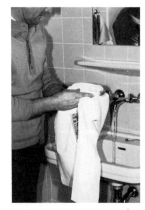
2. Sorgfältig abtrocknen

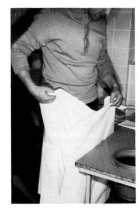
3. Kleidung abdecken

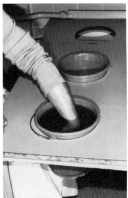
4. Mehrfach eintauchen   5. Antrocknen lassen
   im Wechsel 10 Min.

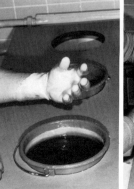
6. Abstreifen

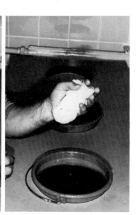
7. 10 Min. kneten

Abb. 2   Paraffinkneten

grenze, die nur gerade eben überschritten werden darf. Länger anhaltende Schmerzen, Schwellung und Überwärmung sind Zeichen, daß zuviel getan wurde – entweder an Intensität oder an Zeitdauer. Übungen des Ellenbogen- und Schultergelenkes sind Bestandteil jeder krankengymnastischen Therapie von Handpatienten, um einer Schonhaltung und damit einer schleichenden Bewegungseinschränkung dieser Gelenke vorzubeugen. Intensiv geübt werden diese Gelenke dann, wenn sie aufgrund spezieller Operationstechniken (z. B. Fernlappenplastiken) für längere Zeit in unphysiologischer Stellung ruhiggestellt werden mußten.

Wärmetherapie

Lokale Wärmeanwendung soll der Verbesserung der Durchblutung dienen. Unkontrolliert eingesetzt, kann Wärme äußerst schädlich sein (Schwellung, Überwärmung, Schmerzen); bei einem dystrophischen Syndrom (Morbus Sudeck) ist sie grundsätzlich kontraindiziert. Wir wenden lauwarme Handbäder, vor allem aber Paraffinbäder nur in Verbindung mit aktiven Übungen an. Der Patient wird angewiesen, die Hand im Bad zu bewegen, so daß die Venenpumpe in Aktion tritt und Störungen der Blutzirkulation vermieden werden. Das Paraffinbad ermöglicht diese Kombination in optimaler Weise. Der Patient taucht seine Hand in das flüssige, 42° warme Paraffin, so daß sie in ganz kurzer Zeit handschuhartig von dem flüssigen Wachs überzogen ist. Nach einigen Minuten wird das Wachs abgezogen und geknetet (Abb. 2). Durch die dabei erforderliche Kraftanwendung wird der Blutumlauf erheblich verbessert. Optimal ist es, wenn direkt im Anschluß an das Paraffinkneten die krankengymnastische Einzelbehandlung erfolgen kann.

Eistherapie

Die lokale Kälteanwendung, meist kurzzeitig appliziert, aber auch als Langzeiteisbehandlung möglich, hat heute ihren festen Platz in der Physiotherapie. Bei lokaler Überwärmung (Infektion, dystrophisches Syndrom) und ödematösen Schwellungen kann das Tauchbad die Wärmeabgabe beschleunigen. Für die aktive Mobilisation ist die Eisanwendung (Packungen, Abtupfen mit Eiswürfeln) vorteilhaft, da durch Abkühlung der Haut diese weniger, die Muskulatur dagegen mehr durchblutet wird. Während sich die Kontraktionsbereitschaft inaktiver Muskeln erhöht, wird die Spannung kontrakter Muskeln ebenso reduziert wie die Schmerzempfindung. Diese physiologischen Reaktionen können vom in dieser Technik erfahrenen Therapeuten optimal genutzt werden.

Passive Übungen

Auch Kontrakturen sollen in erster Linie durch aktive Bewegungstherapie behandelt werden. Meistens kommt man jedoch damit nicht aus. Vorsichtige Dehnungsübungen über die aktiv erreichte Gelenkstellung hinaus sind dann erlaubt (Entspannungstechnik). Schmerzen, Schwellung und Überwärmung sind dabei die Warnsignale. Das passive Durchbewegen betroffener Gelenke ist bei Lähmungen angezeigt.

Narbenauflockerung

Derbe Narben sind oft ein Hindernis auf dem Weg zur Erlangung freier Beweglichkeit. Deshalb wird der Narbenpflege und vor allem der Narbenauflockerung frühzeitig Beachtung geschenkt. Zu diesem Zweck wird eine geringe Menge Salbe mit nicht zu geringem Druck in die Narbe und umgebende Haut einmassiert, um die Haut von dem anhaftenden Subkutangewebe zu lösen.

Reizstromtherapie

Bei peripheren Lähmungen wird vielenorts eine Elektrotherapie durchgeführt. Der Wert dieses Verfahrens ist umstritten. Sicher ist jedoch, daß eine Reizstromtherapie nur dann sinnvoll ist, wenn sie täglich (also auch sonnabends und sonntags) mindestens zweimal durchgeführt wird und dabei alle gelähmten Muskeln einzeln mehrfach stimuliert werden. Kann diese mühevolle Aufgabe tatsächlich konsequent durchgeführt werden, läßt sich eine Inaktivitätsatrophie unter Umständen hinauszögern.

Spezielle Therapieformen

Über besondere krankengymnastische Therapieformen (Frühbehandlung von Beugesehnenverletzungen, Stumpfabhärtung nach Amputationen usw.) wird in den entsprechenden Kapiteln berichtet.

Ergotherapie

Ergotherapeuten (früher als Beschäftigungstherapeuten bezeichnet) haben in der Behandlung Handverletzter ein großes Aufgabengebiet. Der Patient soll nicht nur durch Anwendung verschiedenster Werkstoffe und Übungsgeräte angeleitet werden, die verletzte Hand aktiv zu mobilisieren, sondern auch darin unterstützt werden, das Vertrauen in die Gebrauchsfähigkeit seiner verletzten Hand wieder zu gewinnen. Dazu bedarf es geistiger Anregung und vielfältiger Motivierung der nicht immer kooperationsbereiten Patienten.

Mit Ausnahme von Bagatellschäden ist die Ergotherapie als Bestandteil der Nachbehandlung von Handverletzungen fast immer sinnvoll. Über den Zeitpunkt des Beginns und die Art der Ergotherapie sollten am besten Arzt und Therapeutin gemeinsam entscheiden. Die durch regelmäßige Krankengymnastik wieder erworbenen Funktionen können in der Ergotherapie einge-

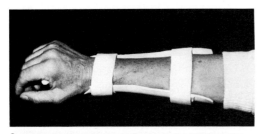

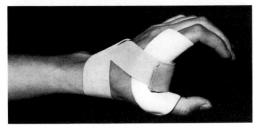

Abb. 3 Lagerungsschienen: (a) bei Radialislähmung oder (b) bei Medianuslähmung oder Daumenadduktionskontraktur

setzt werden. Krankengymnastik und Ergotherapie sind einander ergänzende Maßnahmen.
Innerhalb der Ergotherapie gibt es verschiedene Therapieformen:
1. Gezielte funktionelle Ergotherapie im Sinne von Gebrauchsübungen. Hierbei handelt es sich um funktionelle Übungen für einzelne Muskeln, Muskelgruppen oder Massenbewegungen mit dem Ziel der Muskelkräftigung, ferner um das Training einfacher Greifformen oder auch komplexer Bewegungsabläufe. Dazu gehören auch Gelenkmobilisation, Koordinationsübungen, Stumpfabhärtung, Sensibilitätstraining und Belastungserprobung.
2. Überwindung des psychischen und physischen Krankheitseffektes durch Aktivität und Kreativität des Patienten. Die Aufmerksamkeit richtet sich mehr auf das Produkt seiner Arbeit als auf die eigentliche Übungstätigkeit. In der Gemeinschaft mit anderen erfährt trotzdem jeder Patient eine individuelle Behandlung. Durch Ablenkung von der eigenen Behinderung durch eine sinnvolle Tätigkeit werden Erfolgserlebnisse vermittelt. Im Verlauf der Therapie werden der Bewegungsra-

dius und die Belastung gesteigert bis hin zum Einsatz größter Widerstände und letztlich berufsbezogener Therapie.
3. Schienenanpassung, Hilfsmittelversorgung, Selbsthilfetraining.

Schienenversorgung

Eine wichtige Aufgabe der Ergotherapie in der Handchirurgie ist die Herstellung von Hand-Arm-Schienen, die entsprechend der Verordnung des Arztes angefertigt werden. Muß der Patient eine Schiene über eine längere Zeit tragen, wird er vom Orthopädiemechaniker nach Absprache mit Arzt und Ergotherapeutin mit einer entsprechenden belastbaren Schiene versorgt. Die häufigsten Materialien sind synthetische Kunststoffe (Polyform, Orthoplast, Prothera), Gips, Velcroverschlüsse, Polstermaterial (Polycushon, Schaumstoff, Lammfell), Fingerschlaufe mit Gummibändern, Cramerschienen, Nieten.

1. Statische Schienen
a) Lagerungsschienen: Sie dienen der Lagerung der Hand bzw. des Handgelenkes in Funktionsstellung und sollen eine Überdehnung von gelähmten Muskeln sowie das Auftreten von Kontrakturen verhindern (Abb. 3).
b) Übungsschienen: Die Funktionsstellung der Hand ist Voraussetzung zur Übung bestimmter Greifformen. Ist zum Beispiel ein Spitzgriff nicht möglich, so soll eine Schiene die gezielte Übung dieser Greifform ermöglichen (Abb. 4).

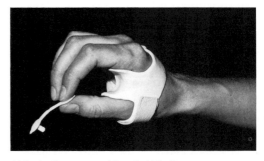

Abb. 4 Opponensschiene bei Medianusparese

Ergotherapie

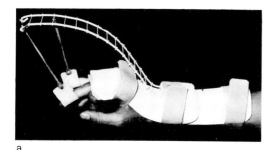

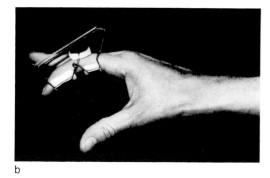

2. Dynamische Schienen

a) Quengelschienen: Um eine Redression von Kontrakturen, d. h. die passive Dehnung der Sehnen und des Kapselbandapparates von Gelenken zu erreichen, muß gequengelt werden. Voraussetzung dafür ist, daß die Dehnung durch eigene Muskelkraft nicht erlangt wird und genähte Sehnen belastbar sind. Quengelschienen können aus Kunststoff oder Gips selbst angefertigt werden (Abb. 5) oder aber als Standardquengel in verschiedenen Größen für Hand- und Fingergelenke im Fachhandel bezogen werden (z. B. Fa. Orthopedia, Kiel) (s. a. Abb. 9, S. 91).

b) Dynamische Übungsschienen: Die Aktion gelähmter Muskeln wird bei diesen Schienen von Gummibändern übernommen (Abb. 6).

Abb. 5 (a und b)   Streckquengelschienen

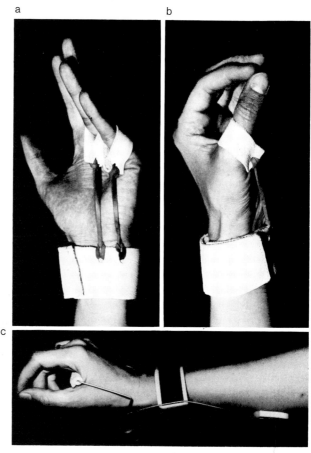

Abb. 6 Dynamische Übungsschienen bei Lähmung des N. ulnaris (a), des N. medianus (b) und des N. radialis (c)

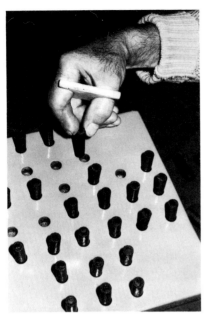

Abb. 7 *Bunnell*-Brett zwischen Daumen und Zeigefinger zur Fixation der Grundglieder und verbesserten Beugung der Mittel- und Endglieder

Sehnenverletzungen

Die Ergotherapeutin muß für die Therapie mit folgenden Fakten vertraut sein: Datum des Unfalls und der Operation, Art der Sehnennaht, Durchtrennungshöhe, Nebenverletzungen und Kontrakturen.
Das Ziel der Behandlung ist die Mobilisierung der Sehnen und Gelenke sowie ein Koordinations- und Krafttraining.
a) Beugesehnennähte
Drei Wochen nach der Operation darf der Patient mit ersten aktiven Fingerbeugeübungen beginnen. Die Ergotherapie beginnt fünf Wochen postoperativ mit gezielten Übungen zur Wiederherstellung der verlorenen Funktion. Es eignen sich einfache Steckspiele, wobei der Spitzgriff zwischen Daumen und verletztem Finger geübt wird. Steigerungsmöglichkeiten sind Steckspiele mit Velcroverschluß (Widerstand beim Greifen der Stecker), Beugen über das *Bunnell*-Brett (Abb. 7) und Peddigrohrflechten. Mit dem *Bunnell*-Brett wird die Grundgelenksbeugung ausgeschaltet, so daß sich der Zug der Beugesehnen ausschließlich auf Mittel- und Endgelenk überträgt. Es muß beachtet werden, daß das Brett keine Hebelwirkung auf etwaige noch nicht voll belastbare Frakturen ausübt.

Der Übung des Faustschlusses dienen:
Drucktechniken: Der Patient umschließt mit der Faust einen Druckstempel und bringt beim Aufdrücken des Stempels mäßige Kraft auf.
Weben am Dorsal-palmar-Webrahmen: Hierbei führt der Patient eine Art Schraubbewegung durch, indem er einen Holzgriff umfaßt und unter Extension und Flexion des Handgelenkes diesen Griff dreht (Abb. 8). Diese Übung kann rechts wie links gut ausgeführt werden. Steigerungsmöglichkeiten bestehen in der Verkleinerung des Griffdurchmessers bzw. Steigerung des Widerstandes bei der Schraubbewegung oder Verstärkung der Webfadenspannung.
Holzarbeiten: Die Faustschlußübung hierbei besteht im Halten von Werkzeug, z. B. Laubsäge, Schmirgelklotz, Feile, Hobel, Stemmwerkzeug (Abb. 9).
Metallarbeiten: Durch Einsatz von großen Zangen und Metalltreibwerkzeugen werden große Anforderungen an den Faustschluß gestellt.
Schienen: Industriell hergestellte Quengel für Mittel- und Endgelenke einzelner Finger werden ab der siebenten postoperativen Woche eingesetzt.
b) Strecksehnennähte
Die isolierten Streckübungen der Ergotherapie ab der fünften Woche bestehen im Greifen von Steckern mit der Spreizschere, Spannen von verschieden starken Gummibändern auf ein Nagelbrett, Schraubbewegungen am Webrahmen, die durch Umgreifen einer Scheibe mit einem Durchmesser von 15 cm erreicht werden müssen.
Eine passive Dehnung der Finger wird beim Schmirgeln mit großem Klotz, beim Tonausrollen oder Drucken mit einem handtellergroßen Linostempel, auf den die Finger in Extension fixiert werden, erzielt.
Bei guter Streckfähigkeit werden die bereits beschriebenen Faustschlußübungen durchgeführt.
Bei Strecksehnenverletzungen im Fingerbereich wird zumeist eine temporäre Fixation der Mittel- bzw. Endgelenke über fünf bis sechs Wochen vorgenommen. Deshalb wird hier nach Entfer-

Ergotherapie

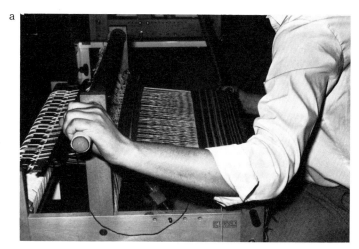

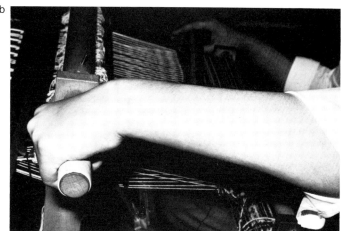

Abb. 8   Webrahmen dorsal/palmar
zum Üben von Faustschluß und
Handgelenksbeweglichkeit

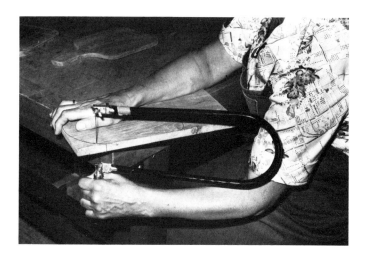

Abb. 9   Faustschlußübung durch
Laubsägearbeiten

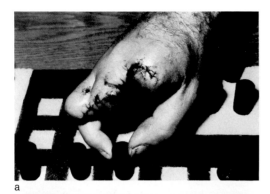

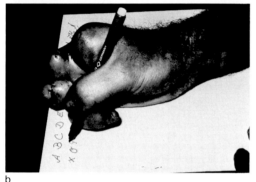

Abb. 10 Frühzeitiger Übungsbeginn nach Amputationsverletzungen mit Steckspiel (a) und Schreibübungen (b). (Beachte die noch liegenden Fäden!)

nung der *Kirschner*-Drähte schon frühzeitig mit intensiven Beugeübungen begonnen, da meist eine erhebliche Einsteifung in Streckstellung vorliegt.

Amputationen

Die Abhärtung von Fingerstümpfen beginnt – primäre Heilung vorausgesetzt – drei bis fünf Tage nach der Operation (Abb. 4, S. 73). Besonders wichtig ist ein frühzeitiger Beginn bei Daumen- und Zeigefingerstümpfen, damit sich der Patient rasch an das Greifen mit verkürzten Fingern gewöhnt. Therapiemittel sind Steckspiele, Drücken des Stumpfes auf einen Schaumstoffblock und Peddigrohrflechten (Abb. 10). Nach Entfernen der Fäden (10. bis 12. Tag) wird massiver abgehärtet. Es folgen nun gezielte Übungen mit verschieden fester Reduc-Knete (Therapiekitt). Diese sterilisierbare Knete hat die Konsistenz eines festen Teiges, die sich unter dem Einfluß der Körperwärme nicht ändert. Faustschlußübungen mit Noppengummigriff, Holz- und Metallarbeiten vervollständigen das Programm. Besonders geeignete Techniken bei Daumen- bzw. Zeigefingeramputationen sind Makramée- und Knüpfarbeiten, Silberdraht- und Lederarbeiten. Liegt die Zeigefingeramputation proximal des Mittelgelenkes, werden alle Spitzgrifftechniken zur Übung des Griffes zwischen I. und III. Finger angewandt. Bei komplettem Daumen- oder Kleinfingerverlust folgen der üblichen Abhärtung Übungen für den Hakengriff (Holz-, Metallarbeit, Baumstammsägen, Weben) (Abb.11).

Prothetische Versorgung

Bei Daumenverlust oder Verlust aller Langfinger wird ein Gegengriff durch Kunststoffsteg hergestellt, um dem Patienten einen Spitzgriff (Zangengriff) zu ermöglichen (s. Abb. 5, S. 73). Nach Erprobung der optimalen Stellung des Gegengriffs in der Therapie wird vom Orthopädiemechaniker eine endgültige Handteilprothese hergestellt.

Bei Amputation im Hand- oder Unterarmbereich führt der Patient schon früh nach der Operation ein erstes Informationsgespräch in der Ergotherapie, an das sich dann zunächst ein Selbsthilfetraining und eine Hilfsmittelversorgung (z. B. Handwaschbürste mit Saugnäpfen, spezielle Nagelknipser, Einhänderfrühstücksbrett usw.) anschließen. Bei Verlust der dominanten Hand findet sofort ein Schreibtraining statt.

Der Prothesenschaft wird angefertigt, wenn die Ödembildung rückläufig und der Stumpf möglichst konisch geformt ist. Dies wird unterstützt und beschleunigt durch eine Stumpfwickeltechnik mit elastischen Bandagen. In dieser Zeit wird auch die gezielte Stumpfabhärtung vorgenommen.

Etwa sechs Wochen nach der Operation setzt dann das Prothesentraining ein mit dem Erlernen der Prothesenfunktionen, Reaktions- und Geschicklichkeitsübungen, Protheseneinsatz im lebenspraktischen Bereich (Haushalts- und Küchentraining) sowie einem handwerklichen und berufsbezogenen Training. Die Trainingsdauer

Ergotherapie

bei Verlust der nicht dominanten Hand beträgt ca. zwei Wochen.

Im wesentlichen stehen zwei Prothesenarten zur Verfügung:

1. Die mechanische oder Eigenkraftprothese, bei der die eigene Körperkraft (z. B. Schultergürtelmuskulatur) auf eine Kraftzugbandage (Baudenzug) übertragen wird. Als Greiforgan dient der Hook, die Berliner Hand oder die *Otto-Bock*-Systemhand (Abb. 12).
2. Die myoelektrische Prothese, in deren Prothesenschaft Kontaktelektroden eingebaut sind, die körpereigene Muskelaktionspotentiale bei Kontraktion der Muskulatur (Agonisten bzw. Antagonisten) aufnehmen, umwandeln und an einen in der Kunsthand befindlichen Motor weiterleiten. Dadurch öffnet und schließt sich die Hand (Spitzgriff). Der Versorgung geht ein Training für das isolierte Anspannen der Muskeln durch die Krankengymnastik voran.

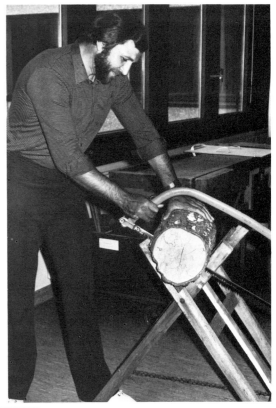

Abb. 11 Kräftigungsübung (Faustschluß, Hakengriff) durch Baumstammsägen

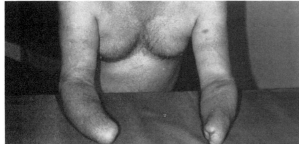

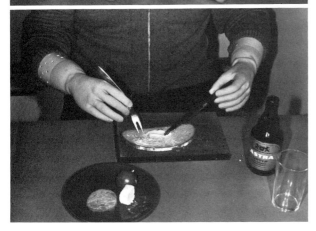

Abb. 12 Versorgung einer beidseitigen Handamputation durch *Otto-Bock*-Systemhand (im dargestellten Fall myoelektrische Prothesen)

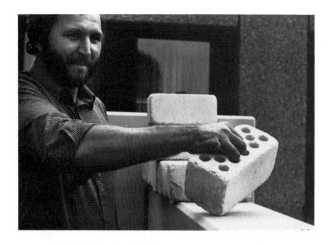

Abb. 13 Krafttraining durch Stapeln von Steinen

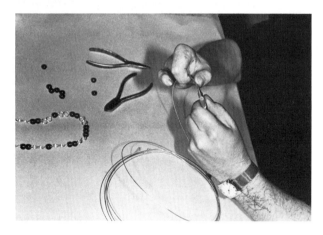

Abb. 14 Drahtbiegearbeit zur Übung feinerer Greifformen

Die Versorgung mit der myoelektrischen Prothese ist auf Patienten, die wirklich zum Prothesentragen motiviert sind, zu beschränken. In erster Linie kommen Verletzte mit Schreibtischberufen oder Ohnhänder in Betracht. Nachteile der myoelektrischen Prothese sind ihre Reparaturanfälligkeit, die Abhängigkeit von einer Kraftquelle (Batterie), das Gewicht und das Motorengeräusch der Prothese.

Periphere Lähmungen

Patienten mit Nervenverletzungen sollten zum frühestmöglichen Zeitpunkt in der Ergotherapie behandelt werden. Je nach Umfang der Lähmungen und somit der Kraft der Hand werden statische oder dynamische Übungsschienen angepaßt. Diese Schienenversorgung soll Dehnungsschäden, aber auch Kontrakturen der nicht innervierten Muskeln bzw. von Gelenken verhindern und die Voraussetzung für eine funktionelle Übungsbehandlung schaffen. Der Patient wird angehalten, die Schiene ständig zu tragen und nur bei der krankengymnastischen Behandlung abzulegen. Wichtig bei Nervenverletzungen ist der richtige Umgang mit der fehlenden Sensibilität. Der Patient wird bei den Übungen zur ständigen Blickkontrolle aufgefordert und auf Verletzungsmöglichkeiten, insbesondere thermischer Ursache, hingewiesen (Zigaretten!). Ist eine Schutzsensibilität erreicht, beginnt das Training zur Verbesserung der Stereognosis, bei dem Ertasten und Wiedererkennen von Gegenständen und verschiedenen Oberflächen ohne Augenkontrolle geübt wird.

Radialisparese

Die Radialisschiene (Polyform) bei kompletter Radialislähmung ermöglicht dem Patienten einen Spitzgriff und stabilisiert das Handgelenk in 30 Grad Extension, so daß Steckspiele, Flecht- und Knüpfarbeiten bewältigt werden können. Bei voranschreitender Reneurotisation und beginnender Funktion der Handgelenksstrecker kann die dynamische Radialisschiene nach *Oppenheimer* getragen werden, die die Handgelenksextension unterstützt und eine aktive Flexion zuläßt. In diesem Stadium beginnen die Faustschlußübungen (siehe oben) und, bei guter Funktionsrückkehr des Speichennerven, schließlich das Krafttraining (Holzsägen, Steine stapeln, Abb. 13).

Ulnarisparese

In den meisten Fällen einer Ulnarisparese liegt eine Überstreckung der Grundgelenke des Ring- und Kleinfingers vor. In leichten Fällen reicht eine dynamische Ulnarisschiene, sonst eine statische Ulnarisschiene, die die Überstreckstellung verhindert. Durch Lähmung des dritten palmaren Interosseus kommt es oft zu einer hinderlichen Abspreizstellung des Kleinfingers. In solchen Fällen schafft eine Mitnehmerschlaufe aus Leder (die den IV. mit dem V. Finger koppelt) Abhilfe.

Medianusparese

Bei fehlender Opposition ermöglicht eine Opponensschiene (Abb. 4) die Durchführung eines kräftigen Spitzgriffs zu den Langfingern. Der Ausfall der palmaren Sensibilität der radialen drei Finger verlangt beim Greifen eine ständige Augenkontrolle. Die Übungen umfassen Steckspiele, Aufleseübungen, Flecht-, Knüpf- und Drahtbiegearbeiten (Abb. 14). Ist die dominante Hand betroffen, wird ein Schreibtraining mit adaptiertem Stift durchgeführt. Trotz intensiver krankengymnastischer Behandlung kommt es gelegentlich zur Adduktionskontraktur des Daumens, die mit einem Abduktionsschwamm (Abb. 15) oder einem C-Splint (Abb. 3b) zur Quengelung versorgt wird.

Kombinierte Medianus-Ulnarisparese

In diesem Fall hält die Medianus-Ulnarisschiene die Grundgelenke in leichter Beugung und ermöglicht so die aktive Streckung der Mittel- und Endgelenke. Der Daumen wird durch die Schiene in mittlere Abduktions- und Oppositionsstellung gebracht. Spitzgriff- und später Faustschlußübungen mit der Schiene und eventuell adaptiertem Werkzeug folgen (Abb. 16).

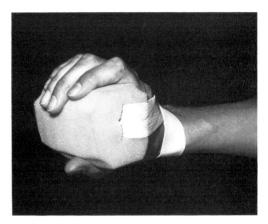

Abb. 15 Abduktionsschwamm aus Schaumstoff zur Verhinderung bzw. Behandlung von Adduktionskontrakturen des Daumens

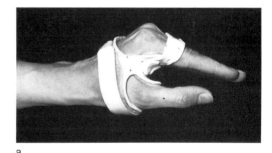
a

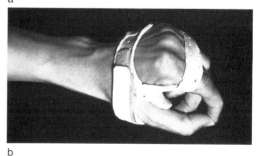
b

Abb. 16 Medianus-Ulnaris-Schiene, die durch Verhinderung der Grundgelenksüberstreckung eine aktive Mittel- und Endgelenksstreckung erlaubt (a) und durch palmare Abduktion des Daumens Spitzgriffübungen ermöglicht (b)

Frakturen

Die Frage der Belastbarkeit von Frakturen muß mit dem Operateur bzw. behandelnden Arzt genau abgesprochen werden. Danach wird die Belastbarkeit dosiert und eventuell gesteigert. Alle bisher bereits erwähnten Übungen zur Gelenksmobilisation und Muskelkräftigung kommen zur Anwendung.

Einverständniserklärung

Berufsgenossenschaftliches Unfallkrankenhaus Hamburg
Abteilung für Handchirurgie und Plastische Chirurgie

Einverständniserklärung
für Operationen und diagnostische Eingriffe

Sehr geehrte(r)

Sie wissen sicherlich, daß jeder Patient vor einer Operation sein Einverständnis geben muß. Diese Erklärung können Sie rechtsgültig nur abgeben, wenn Sie über die Gefahren und Erfolgsaussichten des geplanten Eingriffes informiert sind.

Wir, die Ärzte des Berufsgenossenschaftlichen Unfallkrankenhauses, möchten Sie daher bitten, diese Einverständniserklärung mit ihren Anlagen über die speziellen Risiken bei Ihrer Operation genau durchzulesen und zu unterschreiben.

Sollten noch Fragen offen geblieben sein, unterschreiben Sie diese Einverständniserklärung erst nach Rücksprache mit Ihrem Arzt und Ausräumung aller Unklarheiten.

Sie können versichert sein, daß wir Ihnen nur zu Operationen und diagnostischen Eingriffen raten, von deren Sinn und Erfolgsaussichten wir überzeugt sind. Zu weiteren mündlichen Aufklärungen sind wir gern bereit.

Mit Ihrer Unterschrift bestätigen Sie, daß Sie mit der vorgesehenen Operation einverstanden sind, daß Sie über alle wesentlichen Risiken aufgeklärt wurden, diese Aufklärung verstanden haben und keine weiteren Erklärungen wünschen.

Jeder von uns wird sich bemühen, größte Sorgfalt walten zu lassen; naturgemäß kann Ihnen jedoch niemand eine Garantie für den Erfolg einer Operation geben.

Ich habe die vorstehende Erklärung sowie die Anlagen 1 (Allgemeine Risiken) und 2 (Spezielle Risiken) gelesen und verstanden.
Eine weitere Aufklärung wünsche ich nicht. Nach Abwägung aller Risiken bin ich mit der vorgeschlagenen Operation (bzw. diagnostischen Eingriff)

einverstanden.

Datum: _____

Unterschrift: _____

Die mündliche Aufklärung wurde von Dr. _____ vorgenommen.

Unterschrift: _____

HV 597

Berufsgenossenschaftliches Unfallkrankenhaus Hamburg
Abteilung für Handchirurgie und Plastische Chirurgie

Anlage 1 zur Einverständniserklärung für Operationen und diagnostische Eingriffe

    Allgemeine Risiken

Bei jeder Narkose oder Plexusbetäubung besteht ein Risiko durch eine bisher nicht bekannte Unverträglichkeitsreaktion auf die Betäubungsmittel oder aufgrund bisher nicht bekannter Erkrankungen oder Mißbildungen des Patienten.
Über die weiteren Risiken der Narkose wird Sie bei der Vorbereitungsuntersuchung der Narkosearzt aufklären.

Bei der Plexusbetäubung kann es zu Herz-Kreislaufstörungen oder zu Lufteintritt in den Rippenfellspalt mit nachfolgendem Lungenkollaps sowie zu schmerzhaften Reizungen des Nervengeflechts bis hin zu Ausfällen kommen.

Die Blutleere-Manschette bei Operationen in Blutleere kann trotz Eichung der Manometer bei unkontrolliertem Druckanstieg trotz ständiger Überwachung zu Druckschädigungen an den Nerven führen.

Bei jeder Operation bestehen trotz peinlicher Sorgfalt und Beachtung der Regeln der Asepsis ein Infektionsrisiko sowie Risiken durch verzögerte Wundheilungen, Durchblutungsstörungen, ungewollte Verletzung von Blutgefäßen, Nerven und Sehnen.

Unvorhersehbare Situationen während der Operation können eine Änderung des besprochenen Vorgehens nötig werden lassen. Falls wir Ihr Einverständnis nicht einholen können (z. B. weil Sie narkotisiert sind), werden wir unser Verhalten nach unserem ärztlichen Gewissen richten.

Ihr Operateur wird bemüht sein, diese Risiken so gering wie möglich zu halten. Wir machen Sie jedoch darauf aufmerksam, daß diese Auflistung keinen Anspruch auf Vollständigkeit erhebt.
Bei Unklarheiten fragen Sie bitte Ihren Arzt.

Datum: _____

Unterschrift: _____

HV 598

Berufsgenossenschaftliches Unfallkrankenhaus Hamburg
Abteilung für Handchirurgie und Plastische Chirurgie

Anlage 2 zur Einverständniserklärung für Operationen und diagnostische Eingriffe

    Komplikationen bei Operationen an Gelenken

Arthrolyse: (Gelenklösung)	1) keine volle Beweglichkeit des operierten Gelenkes. 2) Gefahr der Infektion (Entzündung).
Synovektomie: (Gelenkinnenhautentfernung)	1) Einschränkung der vorher bestehenden Beweglichkeit. 2) „Wackel-Gelenk" durch Verlust der Seitenstabilität. 3) Gefahr der Infektion.
Einsetzen von künstlichen Gelenken	1) Verminderung der Beweglichkeit. 2) Evtl. nachfolgend Versteifungsoperation im Gelenk erforderlich. 3) Bruch des künstlichen Gelenkes.
Arthrodesen: (Gelenkversteifung)	1) Bruch des Knochens während der Operation. 2) Kein knöcherner Durchbau der Arthrodese. 3) Nachfolge-Operation mit erneuter Arthrodese.
Bandersatz zur Stabilisierung von Gelenken	1) Nach der Operation: Lockerung des eingesetzten Bandersatzes. 2) Ungenügende Stabilität nach der Operation.

Datum: _____

Unterschrift: _____

HV 599

Berufsgenossenschaftliches Unfallkrankenhaus Hamburg
Abteilung für Handchirurgie und Plastische Chirurgie

Komplikationen bei Sehnenoperationen

1. Allgemeine Operationsrisiken:

Entzündungen,
verzögerte Wundheilung,
Blutungen,
Durchblutungsstörungen,
ungewollte Verletzungen von Arterien, Venen, Nerven und Sehnen,
Druckschäden durch Manschette.

2. Spezielle Risiken:

a) narbige Verwachsungen, die eine ausreichende Gleitamplitude verhindern,

b) Beeinträchtigung von benachbarten Strukturen
(Bewegungseinschränkungen, Druckschädigungen),

c) Reißen der genähten oder umgelagerten Sehnen,

d) Unverträglichkeitsreaktion auf Kunststoffimplantate (bei Silastikstabeinlagen).

Datum: _____

Unterschrift: _____

HV 603

Berufsgenossenschaftliches Unfallkrankenhaus Hamburg
Abteilung für Handchirurgie und Plastische Chirurgie

Komplikationen bei Nervenoperationen

Allgemeine Feststellungen:

Eine Wundinfektion kann jegliche Nervenheilung zunichte machen. Zugspannung auf zusammengenähte Nervenenden kann die Nervenheilung erschweren. Klafft die Nahtstelle, so bleibt die Heilung aus. Der operierte Körperteil wird deshalb, zum Schutz vor Spannungsbelastung, auf einer Gipsschiene für 2 bis 3 Wochen ruhiggestellt. Nach Abnahme des Gipsverbandes sollte für weitere 4 bis 6 Wochen jegliche Überdehnung der Gliedmaße vermieden werden.

An Nahtstellen der Nerven wie an Nervenstümpfen können sogenannte Neurombeschwerden auftreten. Dabei lassen sich auf Druck in diesem Bereich elektrisierende Mißempfindungen auslösen.

Selbst bei gut heilender Nervennaht wachsen nicht alle Nervenfasern bis in das ursprüngliche Gebiet der Haut oder Muskulatur aus. Daher ist auch im günstigsten Fall – zumindest bei Erwachsenen – nicht mit einer vollen Wiederkehr des Hautgefühls oder der Muskeltätigkeit zu rechnen. Bei unvollständiger Nervenheilung fehlt u. a. das Warm-/Kalt-Unterscheidungsvermögen. Es besteht deshalb in solchen Fällen erhöhte Gefahr für Brandverletzungen und Erfrierungen.
Selbst bei guter Nervenheilung kann nach einer Operation anfangs, aber auch bleibend, eine Berührungsüberempfindlichkeit der Haut auftreten.

Jede Durchtrennung von Hautnerven hat ein Trockenwerden und leichtere Verletzlichkeit der Haut zur Folge. Sind Fingernerven betroffen, so kommt es außerdem zu Nagelwachstumsstörungen.

Nach durchgeführter Nervennaht wächst eine Nervenfaser im günstigsten Fall 1 mm pro Tag in Richtung des ursprünglichen Versorgungsgebietes von Haut oder Muskulatur aus. Je weiter die Nahtstelle von diesem Versorgungsgebiet entfernt ist, desto länger dauert es bis zur Wiederkehr von – stets unvollständiger – Hautberührungsempfindung oder Muskeltätigkeit. Erfahrungsgemäß ist die Nervenheilung am Ellennerven ungünstiger als am Speichennerven und Mittelnerven.

Eingriffe am Nerven

1) Sekundärnaht:
   (Naht des Nerven)

Nervenstämme können – falls nicht gleich bei der Unfallversorgung genäht – häufig nicht mehr direkt zusammengenäht werden. Eine Sekundärnaht bedarf besonders guter Ruhigstellung, da sie häufig unter leichter Spannung steht. Am Ende der 3-wöchigen Ruhigstellung muß eine Überstreckung und Dehnung des Narbengebietes vermieden werden, da sonst die Nervenenden wieder auseinanderweichen können und damit die Nervenregeneration ausbleibt!

2) Nerventransplantation:

Dafür werden Spendernerven aus dem Unterarm oder dem Unterschenkel entnommen. Dabei bleibt am Unterarm ellenbeugeseitig ein Hautgebiet mit verringertem Gefühl oder Taubheit zurück, am Unterschenkel entsprechende Folgen an der Fußaußenseite. Am Empfängernerv, der mit den verpflanzten Nerven überbrückt wird, treten zwei Nahtstellen auf, die völlig spannungsfrei im Gewebe liegen. Deshalb braucht nach einer Transplantation nur 14 Tage mit Gips ruhiggestellt zu werden.

Eine Wundinfektion nach Nerventransplantation kann nicht nur die Nervenregeneration (Nervenheilung) erheblich stören, sondern auch zum völligen Absterben der verpflanzten Nerven führen.

3) Neurolyse:
(Herauslösen des Nerven aus den Narben)

Eine Neurolyse hat die operative Narbenentfernung und damit verbundene Druckentlastung der Nerven zum Ziel. Trotz sorgfältiger Schonung der Nervenfaserbündel durch die Operation unter dem Mikroskop kann beim Herauslösen der Narben eine vorübergehende Beeinträchtigung der Nerven auftreten, die sich in **vorübergehender Verschlechterung** der bisher wiedergewonnenen Hautberührungsempfindung oder Muskelkraft bemerkbar macht. Auch eine Wundinfektion kann diese Folgen haben.

Eine Neurolyse kann Restschäden am Nerven aufdecken, die nur durch eine Nerventransplantation oder direkte, erneute Nervennaht behandelt werden können.

4) Druckentlastende Operationen am Nerven:

Trotz Herauslösen der unter Druck stehenden Nerven aus ihrer einengenden Umgebung können bei bereits längerem Bestehen der Erkrankung eine restliche Störung des Hautgefühls, evtl. ausstrahlende Schmerzen und außerdem evtl. eine Muskelschwäche zurückbleiben. Eine Wundinfektion kann den Behandlungserfolg durch erneute, sogar stärkere Narbenbildung zunichte machen.

5) Neuromoperationen:

Ziel ist die Neuromentfernung. Eine erneute Nervennaht oder anstelle dessen eine Nervenverpflanzung kann danach notwendig werden. Bei der Neuromverlagerung wird das Neurom an Nervenstümpfen in Gewebsteile versenkt, die keiner Druckbelastung ausgesetzt sind, wie Knochen oder Muskulatur. Es gibt keine absolut sichere Operation, die erneute Neurombeschwerden verhindert.

Eine Wundinfektion kann den Behandlungserfolg zunichte machen. Sogenannte Phantomschmerzen an amputierten Gliedern werden durch die Neuromoperation **nicht** beeinflußt.

Wichtiger und wesentlicher Teil der Behandlung gegen Neurombeschwerden ist die sich an die Operation nach 4 bis 5 Tagen anschließende abhärtende Übungsbehandlung. Wird diese Behandlung nicht sorgfältig mitgemacht und durch eigentätiges, vorsichtig zunehmendes Beklopfen des empfindlichen Bezirkes in übungsfreier Zeit unterstützt, so kann ebenfalls der Behandlungserfolg ausbleiben.

Datum: _____

Unterschrift: _____

Berufsgenossenschaftliches Unfallkrankenhaus Hamburg
Abteilung für Handchirurgie und Plastische Chirurgie

Komplikationen bei Knochenoperationen

A Bruchbehandlung

Neben den allgemeinen Operationsrisiken gibt es bei der operativen Knochenbruchbehandlung spezielle Risiken, wie ein erhöhtes Infektionsrisiko durch das Freilegen der Fraktur sowie ein Unverträglichkeitsrisiko durch die Metallimplantate. Diesen Gefahren stehen die Vorteile einer weitgehend anatomischen Wiederherstellung der Knochen sowie einer sicheren Fixation und damit größerer und schnellerer Heilungschancen gegenüber.

Besonders bei älteren Brüchen gelingt jedoch eine exakte Reposition nicht immer. Durch Mikrobewegungen kann es zur Lockerung der eingebrachten Schrauben, Drähte und Platten kommen. Entkalkte Knochen können weiterhin bei der Bearbeitung einbrechen und dem Fixationsmaterial keinen optimalen Halt geben. Durch Narbenbildung kann es zu Verwachsungen der den Knochen benachbarten Sehnen kommen, die dann zu einer Bewegungseinschränkung der Gelenke führen. Eine entsprechende krankengymnastische Nachbehandlung unter Mitarbeit des Patienten ist daher von großer Wichtigkeit.

B Behandlung von Knochentumoren, Entzündungen und anderen Knochenveränderungen

Bei der Entfernung von Knochengeschwülsten, entzündlichen oder anderen Knochenveränderungen kann trotz sorgfältigster Arbeit eine Gewährleistung für eine sicher vollständige Ausräumung nicht übernommen werden, da eine Abgrenzung der erkrankten Regionen nicht immer möglich ist.

C Korrektur von Fehlstellungen

Knochen, die nicht in einer anatomisch gerechten Achsenstellung stehen, können eine Ursache für einen vorzeitigen Verschleiß der benachbarten Gelenke darstellen. Eine möglichst vollständige Wiederherstellung der anatomischen Form wird daher angestrebt, kann jedoch nicht immer wegen ausgedehnter Vernarbungen oder fehlender Fixationsmöglichkeit bei anatomisch ungünstigen Lokalisationen erreicht werden. Resorptionsvorgänge oder Wachstumsschübe besonders bei Kindern können eine einmal erreichte Stellung wieder verändern.

D Übertragung von körpereigenem Knochenmaterial

Die Übertragung von eigener Knochensubstanz vergrößert die Heilungschance von verzögert heilenden oder zu einem Falschgelenk neigenden Knochenbrüchen. Im Bereich der Entnahmestellen kann es jedoch zu einer vorübergehenden Stabilitätsminderung des Knochens kommen.

Datum: _____

Unterschrift: _____

HV 604

Literaturangaben

Dem interessierten Leser empfohlene, weiterführende Literatur, bei deren Auswahl auf die Anführung von Einzelarbeiten verzichtet wurde:

Bücher:

Boyes, J. H.: Bunnell's Surgery of the Hand. Fourth Edition. J. B. Lippincott Co., Philadelphia 1964

Eaton, R. G.: Joint Injuries of the Hand. Charles C. Thomas, Publ., Springfield, Illinois 1971

Flynn, J. E.: Hand Surgery. Third Edition. Williams and Wilkins, Baltimore and London 1982

Green, D. P.: Operative Hand Surgery. Two volumes. Churchill Livingstone, New York – Edinburgh – London – Melbourne 1982

Kaplan, E. B.: Functional and Surgical Anatomy of the Hand. Second Edition. J. B. Lippincott Co., Philadelphia – London – Montreal 1965

Lister, G.: The Hand: Diagnosis and Indications. Churchill Livingstone, Edinburgh – London – New York 1977

Nigst, H., Buck-Gramcko, D., und Millesi, H.: Handchirurgie. In 2 Bänden. Thieme, Stuttgart – New York 1981 und 1983

Spinner, M.: Injuries to the Major Branches of Peripheral Nerves of the Forearm. Second Edition. W. B. Saunders, Philadelphia – London – Toronto 1978

Tubiana, R.: The Hand. In 3 Volumes. W. B. Saunders, Philadelphia – London – Toronto 1981

Zancolli, E.: Structural and Dynamic Basis of Hand Surgery. Second Edition. J. B. Lippincott Co., Philadelphia and Toronto 1979

Zeitschriften:

Handchirurgie (seit 1969; erweitert zu „Handchirurgie – Mikrochirurgie – Plastische Chirurgie" seit 1982)

Journal of Hand Surgery (seit 1976)

The Hand (seit 1969)

Sachverzeichnis

Abdeckung des Patienten 17
Abläderung der Haut 176, 177
Allen-Test 117, 119
– digitaler 120
Amputationen 67 ff., 75 ff., 170, 186, 187
– Indikationen 67, 77
– Neuromverlagerung 74
– Stumpfabhärtung 73, 196
– Technik der Stumpfbildung 71
Anamnese 9
Anästhesie 18 ff.
– Infiltrationsanästhesie 19
– Leitungsanästhesie
– – Fingerbasis (Oberst) 19
– – bei Infektionen 184 ff.
– – Medianus-Blockade 20
– – Mittelhand 20
– – Plexusanästhesie 22
– – – subaxillär 23
– – – supraklavikulär 24
– – Radialis-Blockade 21
– – Ulnaris-Blockade 22
Anastomose, mikrovaskuläre 82
Anatomie
– Arterien der Hand 117, 118
– Fingernagel 63
– Streckapparat des Daumens 97, 98
– Streckapparat der Finger 97
Anoxämiezeit 10, 81
Antibiotika 44, 162, 179, 184 ff.
Arteriennaht 81
Arthrodese 149
– des Fingerendgelenkes bei isolierter Profundussehnendurchtrennung 94
– primäre bei Knochendefekt 181
Arthrolyse 147
Arthrose, sekundäre 134, 139, 149
Aufklärung 45, 51, 63, 69, 79, 85, 97, 110, 124, 139, 151, 161, 167, 175, 183
– Formulare 201 ff.
Augenverletzung, perforierende 179
Ausziehnaht, transossär 88
Bandverletzung der Gelenke 137 ff.
– Handwurzel 143
– – karpale Instabilität 138
– – skapholunäre Dissoziation 138, 144, 148

– Knöcherne Bandausrisse 140, 142
– Ligamentrekonstruktion (Bandplastik)
– – Daumengrundgelenk 148
– – Daumensattelgelenk 148
– – Handgelenk 148
– Ruptur der palmaren Platte 137
– Seitenbandruptur
– – Daumengrundgelenk 142
– – Fingergelenke 137, 140
– – Handgelenk 139
– – Karpometakarpalgelenk I 143
Begleitverletzungen 10, 79, 179
Behandlungsfehler 47
*Bennett*scher Verrenkungsbruch 128 ff., 143
Beschäftigungstherapie s. Ergotherapie
Beugekontraktur, narbige 165
s. a. Narbenkontraktur
Beugesehnenverletzungen 84 ff.
– Funktionsprüfung 12, 84
– Nachbehandlung 90
– – sofortige kontrollierte Mobilisation nach *Kleinert* 89, 93
– Operative Versorgung 85 ff.
– Sekundäreingriffe 91 ff.
– – Einzeitige Sehnentransplantation 92
– – Sekundäre Sehnennaht 91
– – Tenolyse 95
– – Zweizeitige Sehnentransplantation 94, 164, 188
Bleihand 26
Blutleere 16, 28, 184
– am Fingergrundglied 28
Blutsperre 28, 162, 184
Blutstillung 33
Bohrmaschine 30
Brandverletzungen 166 ff.
Dekompression der Mm. interossei 175
Dekompression des N. medianus
– bei Hochdruckeinspritzverletzungen 162
– bei Quetschungen 159, 175
Denervation des Handgelenkes 134
Durchflechtungsnaht 93, 94, 108
Einverständnis-Erklärung zu operativen Eingriffen 201 ff.

Erfrierungen 170
Ergotherapie 191 ff.
– bei Amputationen 196
– bei Nervenverletzungen 198, 199
– bei Sehnenverletzungen 194
Esmarch-Binde 28
Explosionsverletzungen 179
Finger
– Funktionelle Wertigkeit 69
– Wertigkeit der Gliedabschnitte 70
Fingernagel
– anatomischer Aufbau 63
– Verletzungen 63 ff.
– – Nagelbettwunden 64
– – – Korrekturoperationen 65
Fingerspitzenverletzungen 51 ff.
– Cross-finger-Plastik 58, 59, 60
– Neurovaskuläre Lappen 55, 56, 57
– Thenarlappen 61
– Vollhautdeckung 53
– V-Y-Plastiken 54
Flußsäureverätzung 171
Frakturen 123 ff.
– Fehlstellungen nach 133, 134
– der Fingerknochen 64, 125 ff.
– der Handwurzelknochen 130, 146
– kindliche 130
– Luxationsfrakturen s. Verrenkungsbrüche
– der Mittelhandknochen 128
– Röntgenuntersuchung 123
Funktionelle Wertigkeit der Finger 69
Funktionsprüfungen
– bei Gelenkverletzungen 13, 137 ff.
– bei Nervenverletzungen 12, 111, 112
– bei Sehnenverletzungen 12
– – Beugesehnen 84
– – Strecksehnen 99 ff.
Gefäßnaht 81
Gefäßverletzungen 117 ff.
– *Allen*-Test 117, 119, 120
– Anatomie der Handarterien 117, 118
– operative Versorgung 120
– Thrombose der A. ulnaris 121

Sachverzeichnis

Gelenkinfektionen (Empyem) 186
Gelenkverletzungen 137 ff.
- Arthrodesen 149
- Arthrolysen 147
- Röntgenuntersuchung 137, 138
  s. a. Bandverletzungen
  s. a. Verrenkungen
  s. a. Verrenkungsbrüche
Gipsschienen 40 ff.
*Guyon*sche Loge 120
Hämatom
- subunguales 63
Hammerfinger 103
Hamulus ossis hamati
- Fraktur 123, 124
- Röntgenologische Darstellung 124
Handverschmälerung 70, 72
Hautablederung 176, 177
Hautdesinfektion 15
Hautnaht 33
Hautplastiken
- Fernlappen 152, 170, 178
- freie Hautlappen 154
- freie Hauttransplantate 34, 151, 167
- - Spalthaut 34, 151, 152, 155, 158, 169, 173
- - Vollhaut 34, 53, 151, 152, 155, 173, 178
- gestielte Hautlappen 152, 153, 170
- - Bauchhautlappen 153, 156, 181
- - cross-arm-Lappen 61, 156, 157, 158, 178
- - cross-finger-Lappen 58, 59, 60, 156
- - Leistenlappen 153, 154, 156, 159, 178
- - Thenarlappen 61
- - Unterarmlappen 154, 155, 156, 178, 182
- lokale Verschiebelappen 152, 173
- - Dehnungslappen 56, 57, 152
- - Rotationslappen 152
- - Schmetterlings- (Butterfly-) Plastik 173
- - Transpositionslappen 152, 153, 158
- neurovaskulärer Insellappen
- - frei 155, 178
- - gestielt 55, 56, 57, 154
- sensibler Lappen 154, 155, 178
- V-Y-Plastik 54
- - nach *Kutler* 54, 55
- - nach *Tranquilli-Leali* 54
- Z-Plastik 32, 160, 165, 173

Heugabelschiene 171
Hochdruckeinspritzverletzungen 10, 161 ff.
Hochlagerung des Armes (postoperativ) 43
Immobilisierung s. Ruhigstellung
Indikationen
- für Hautlappen und -transplantate 151 ff.
- zur Replantation 77
- zur Stumpfbildung bei Amputationsverletzungen 67
Infektionen 183 ff.
- Gelenkinfektionen 186
- Knocheninfektionen 135, 187
- Sehnenscheideninfektionen 185, 186
- Weichteilinfektionen 164, 184 ff.
Infiltrationsanästhesie 19
Instabilität, karpale 138, 144, 148
Instrumentarium 29
Intraossäre Drahtnaht 81, 125, 126, 134, 136, 181
Inzisionen 31, 95, 160, 184 ff.
- zur Dekompression bei Quetschungen 176
- bei Kindern 160
Kahnbein
- Fraktur 130, 131, 132, 146
- Gips 132, 133
- Pseudarthrose 134, 135
- skapholunäre Dissoziation 138, 144, 148
- Verrenkung 143, 144
Kapitolunärer Winkel 138, 144
Karpaltunnelspaltung
  s. Retinaculum flexorum
Kindliche Frakturen und Epiphysenlösungen 130
Kirchmayr-Naht 81, 87, 88, 99
Kirschner-Drahtfixation 30, 49, 156
- bei Frakturen 125, 128, 130, 131, 135, 136
- bei Gelenkverletzungen 141, 143, 144, 149
- bei Strecksehnenverletzungen 103, 104, 105, 106
Knocheninfektionen 135, 187
Knochenspanübertragung 134, 135, 136, 154, 155, 181, 182
Knopflochdeformität 102, 106
Krankengymnastische Übungsbehandlung 43, 189 ff.
- bei Amputationen (Stumpfabhärtung) 73, 196
- bei Beugesehnenverletzungen 90
- bei Brandverletzungen 167, 171, 172

Kunstfehler 47
Lagerung des Unfallverletzten 15
Leitungsanästhesie 18 ff.
Lokalanästhesie 19
Lokalanästhetika 18
Lupenbrille 26
Luxationen
  s. Verrenkungen
Luxationsfrakturen
  s. Verrenkungsbrüche
Martin-Gruber-„Anastomose" 112
Matti-Russe-Operation 135
MdE (Minderung der Erwerbsfähigkeit) 62, 74, 83, 95, 109, 116, 136, 150, 160, 165, 174, 188
Mondbein
- radiologische Darstellung 138, 139, 144
- Verrenkung 139, 144, 145
Nagelbett
- Infektionen 184
- Korrekturoperationen 65
- Verletzungen 64
Nahtmaterial 30
Narben
- Kompression (*Jobst*-Bandagen) 159, 167, 172
- Kontraktur 49, 160, 165, 167, 173
- Korrektur 62, 160, 165, 172, 188
- Pflege 159, 191
- Verlauf 173
Nervenverletzungen 110 ff.
- Axonotmesis 111
- *Hoffmann-Tinel*sches Zeichen 115
- *Martin-Gruber*-„Anastomose" 112
- Nervennaht
- - epineurale 112
- - epi-perineurale 112
- - perineurale 113
- Nerventransplantation 36, 114, 116, 164, 188
- Nervenwiederherstellung
- - früh-sekundäre 113
- - primäre 112
- Neurapraxie 111
- Neurolyse 116, 164
- Neurotmesis 111
Neuromverlagerung 74
Neurovaskulärer Lappen 154, 155, 178
- bei Fingerspitzenverletzungen 55 ff.
Operationstechnik
- allgemeine 26

Operationstechnik
- atraumatische 32
- Hautnaht 33
- Inzisionen 31
- Transplantatentnahme 33
Operationsvorbereitung 15
Osteosynthese
- Drahtcerclage 49, 127
- intraossäre Drahtnaht 81, 125, 126, 134, 136, 181
- *Kirschner*-Draht s. *Kirschner*-Drahtfixation
- Plattenfixation 128
- Schraubenfixation 127, 128, 130, 131, 146
Paraffinkneten 133, 190
Plexusanästhesie 22
- Subaxillärer Zugang 23
- Supraklavikulärer Zugang 24
PMMA-Kugeln bzw. Ketten 136, 164, 187
Prothetische Versorgung 73, 196, 197
Pseudarthrosen 134
- Fingerglied 134, 136
- Kahnbein 134, 135
Radiolunärer Winkel 138, 144
Replantationen 75 ff.
- Kühlung des Amputates 81
- Operative Technik 81
- Postoperative Behandlung 82
- Primärbehandlung 80
- Transport des Amputates 80
- Verlegung des Verletzten 80
Retinaculum flexorum, Spaltung
- bei Hochdruckeinspritzverletzungen 162
- bei Quetschungen 159, 175
- unvollständige 49
Röntgenuntersuchung 14, 49, 123, 137 ff., 161, 183
- Spezialaufnahmen
- - nach *Brewerton* 123
- - gehaltene Aufnahmen 137
- - Handgelenk axial 123, 124
Ruhigstellung 38 ff., 50
- bei Beugesehnenverletzungen 90
- bei Frakturen und Gelenkverletzungen 132, 147
- Funktionsstellung 39
- bei Infektionen 187
- Intrinsic-plus-Stellung 40
- bei Quetschungen 175
- „safety position" 40
- bei Strecksehnenverletzungen 100, 103

Saugdrainage 33
Schienenversorgung 115, 192, 193
Schmerzen (postoperativ) 44
Schnittführungen 31, 95, 160, 184 ff.
- zur Dekompression bei Quetschungen 176
- bei Kindern 160
Sehnennaht
- primäre 85 ff., 99 ff.
- sekundäre 91
Sehnennaht-Methoden
- Ausziehnaht, transossär 88
- Durchflechtungsnaht 93, 94, 108
- Entlastende Naht
- - *Lengemann*-Naht 100, 101
- - Naht auf Distanz (*Bunnell*) 100
- *Kirchmayr*-Naht (modifiziert) 81, 87, 88, 99
- Schnürsenkelnaht 99
Sehnentransplantation
- einzeitige 92
- zweizeitige 94, 164, 188
Sehnentransposition (Extensor indicis) 107, 108, 181
Skapholunäre Dissoziation 138, 144, 148
Skapholunärer Winkel 138, 144
Spalthauttransplantate 34, 151, 152, 155, 158, 169, 173
Spüldrainage 186
Stack'sche Schiene 104, 108, 125
Strecksehnen
- Anatomie 97, 98
Strecksehnenverletzungen 97 ff.
- Funktionsausfälle und operative Versorgung
- - der Daumenstrecksehnen 105
- - am Endgelenk 103
- - am Grundgelenk 100
- - am Grundglied 100
- - am Handgelenk 99
- - am Handrücken 100
- - am Mittelgelenk 102
- Hammerfinger 103
- knöcherner Ausriß am Endglied 103, 125
- Knopflochdeformität 102, 106
- Ruptur der langen Daumenstrecksehne 105
- - Extensor indicis-Umlagerung 107, 108, 181
Stumpfabhärtung 73, 196

Stumpfbildung bei Amputationsverletzungen 67, 69, 71
Suizidversuch 9
Tatzenhand 9, 175
Transplantate
- Entnahmetechnik 33 ff.
- Hauttransplantate 34, 53, 151, 152, 167
- Knochentransplantate 36, 134, 135, 154, 155, 182
- Nerventransplantate 36, 114, 116
- Sehnentransplantate 34, 92
Trapeziumfraktur 130, 131
Überknüpfverband 52, 53, 171
Unfallart 9, 10
Untersuchung 10
Verätzungen 171
Verbandstechnik 37
Verbandswechsel 44
Verletzungsarten
- Amputationen 67 ff.
- Explosionsverletzungen 179
- Hochdruckeinspritzverletzungen 10, 161 ff.
- Quetschverletzungen 9, 63, 156, 175
- Sägeverletzungen 182
- Schnittverletzungen 9, 86
- Schußverletzungen 179
- Walzenverletzungen 175 ff.
Verrenkungen
- Fingergelenke 140 ff.
- Handwurzel 143 ff.
- Kahnbein 143, 144
- Karpometakarpalgelenke 143
- Mondbein 139, 144, 145
- perilunäre 139, 145
Verrenkungsbrüche
- *Bennett*scher 128 ff., 143
- Fingerendgelenke 125
- de *Quervain*scher 146
Vollhauttransplantate 34, 53, 151, 152, 155, 173, 178
Weichteilverletzungen 151 ff.
  s. a. Hautplastiken
Wertigkeit der Finger 69
- der Gliedabschnitte 70
Wundbehandlung 15
Wundrandverlauf 173
  s. a. Narbenkontraktur
  s. a. Schnittführungen
Wundverband 37
Z-Plastik 32, 160, 165, 173